◎中共山东省委党校（山东行政学院）科研支撑项目成果（编号 2023CX114）

临床心肺疾病的中西医结合治疗

刘昕烨　巩雅欣　朱鹏飞　著

山东大学出版社
SHANDONG UNIVERSITY PRESS
·济南·

图书在版编目(CIP)数据

临床心肺疾病的中西医结合治疗/刘昕烨，巩雅欣，朱鹏飞著.—济南:山东大学出版社,2024.2
ISBN 978-7-5607-8030-6

Ⅰ.①临… Ⅱ.①刘… ②巩… ③朱… Ⅲ.①心脏血管疾病－中西医结合疗法 ②肺疾病－中西医结合疗法
Ⅳ.①R540.5 ②R563.05

中国国家版本馆 CIP 数据核字(2024)第 034090 号

策划编辑　唐　棣
责任编辑　唐　棣
封面设计　王秋忆

临床心肺疾病的中西医结合治疗
LINCHUANG XINFEI JIBING DE ZHONGXIYI JIEHE ZHILIAO

出版发行	山东大学出版社
社　　址	山东省济南市山大南路 20 号
邮政编码	250100
发行热线	(0531)88363008
经　　销	新华书店
印　　刷	济南巨丰印刷有限公司
规　　格	720 毫米×1000 毫米　1/16
	15.5 印张　283 千字
版　　次	2024 年 2 月第 1 版
印　　次	2024 年 2 月第 1 次印刷
定　　价	68.00 元

前　言

　　心肺疾病是当今危害人们健康的常见疾病之一,有较高的发病率,给患者乃至社会造成了极大的负担。因此,对心肺疾病的诊断、治疗和护理技术亟待提高。为此,我们组织部分中青年骨干医生在参考国内外最新观点和资料的基础上,结合自身的临床经验编写了《临床心肺疾病的中西医结合治疗》一书。

　　本书共分为七章,在分析心肺疾病病因重要性的基础上,从中医和西医角度分别对心肺疾病的理论基础、评估及治疗技术进行了详细介绍。内容主要包括冠心病、高血压、心力衰竭、支气管扩张症、慢性阻塞性肺疾病、病毒性肺炎、新型冠状病毒肺炎及后遗症,对广大临床一线工作者具有较好的指导意义。本书既突出中医的特色,又体现西医医学的优势,力求高效、规范。希望通过本书的编写,能为中西医结合心肺疾病诊疗事业的发展尽我们的微薄之力。书中的内容均出自临床一线工作者,重点突出、实用高效,是长期临床实践的经验总结。在传统中医治疗的基础上,我们对完善常见心肺疾病的治疗体系进行了有益的探索,对于提高临床疗效具有重要的意义。

　　由于时间仓促,加之水平有限,本书疏漏之处在所难免,诚挚欢迎广大读者批评指正。

刘昕烨

2023 年 9 月

目 录

第一章　冠心病

冠心病又称为冠状动脉性心脏病（coronary artery disease,CAD），有时也叫"缺血性心脏病"，是指冠状动脉粥样硬化导致心肌缺血、缺氧而引起的心脏病。世界卫生组织（WHO）将冠心病分为五种临床类型：无症状心肌缺血（隐匿性冠心病）、心绞痛、心肌梗死、缺血性心力衰竭（缺血性心脏病）和猝死。其中，心绞痛包括稳定型心绞痛、不稳定型心绞痛和变异型心绞痛三类。

第一节　稳定型心绞痛

稳定型心绞痛是由于劳作、情绪激动等因素引起的心肌缺血，导致胸部及附近部位的不适，可伴心功能障碍，但没有心肌坏死。

一、病因病机

（一）西医病因机制

当心肌中氧气供需不匹配时，即可发生心绞痛。典型心绞痛的最常见原因是心外膜冠状动脉粥样硬化。其他较少见的原因包括心外膜冠状动脉血管痉挛、川崎病、冠状动脉微血管疾病、主动脉瓣狭窄、肥厚型心肌病、冠状动脉瘘、冠状动脉起源异常和心外膜冠状动脉的心肌内走行（肌桥）。任何原因引起冠状动脉供血与心肌需血之间发生矛盾，冠状动脉血流量不能满足心肌代谢的需要，引起心肌急剧的、暂时的缺血缺氧时，即可发生心绞痛。心肌氧耗的多少由心肌张力、心肌收缩强度和心率决定，常以"心率×收缩压"（二重乘积）来估计。心肌能量的产生需要强大的氧供，心肌平时对血液中氧的摄取已接近最大值，再需增加氧供时只能依靠增加冠状动脉血流量来提供。在动脉粥样硬化引起冠状动脉狭窄或部分分支闭塞时，其扩张性减弱，对心肌的供血量相对比较固定。如供血尚能应付心脏的平时需要,则休息时可无症状。当心脏负荷突然增加,如劳累、激动、左心衰竭、收缩压增高、心率加快时,心肌需血量增加;或当冠状动脉发生痉挛时,血流进一步减少;或在循环血流量突然减少的情况下,心肌血氧供需矛盾加深,引起心绞痛。

(二)中医病因病机

本病的发生与寒邪内侵、饮食不节、情志失调、年老体衰等因素有关,多种因素交互为患,引起心脉痹阻而发为本病。主要病机如下。

1.心血瘀阻

心血瘀阻是本病病机的根本,各种病因最终导致血行瘀滞,心脉不畅,发为本病。病程日久,瘀血不去,新血不生,心气痹阻,心阳不振,可向心肾阳虚转化。

2.痰浊内阻

饮食不节、情志失调均可导致痰浊内生,胸阳失展,气机痹阻,脉络阻滞,发为本病。病延日久,每可耗气伤阳,向气虚血瘀、气阴两虚或心肾阳虚证转化。

3.阴寒凝滞

素体阳虚,胸阳不展,阴寒之邪乘虚侵袭,阴寒凝滞,气血痹阻,心阳不振,发为本病。多因气候骤冷或感寒而发病或加重,日久寒邪伤人阳气,也可向心肾阳虚转化。

4.气虚血瘀

气虚血瘀是本病的基本病机。五脏之气虚,在气虚的基础上,气血运行不畅,心脉阻滞,发为本病。

5.气阴两虚

年老体衰或久病者,心气不足,阴血耗伤,导致血行瘀滞,发为本病。

6.心肾阳虚

中老年人及病程迁延者,肾气渐衰,肾阳虚不能鼓舞五脏之阳,心阳、脾阳随之而虚,胸阳不振,气机痹阻,血行瘀滞,发为本病。

本病核心病机为心脉痹阻。病位在心,涉及肝、脾、胃、肾等脏。病性总属本虚标实,虚为气虚、阴虚、阳虚而心脉失养,以心气虚为常见;实为寒凝、气滞、痰浊、血瘀痹阻心脉,而以血瘀为多见。若病情进一步发展,瘀血痹阻心脉,则心胸猝然大痛,痛不可自止,而发为真心痛。如心阳阻遏,心气不足,鼓动无力,可发为心悸、脉参伍不调;若心肾阳虚,水邪泛滥,可出现心力衰竭;若心阴阳之气不相顺接,可发生厥脱,乃至猝死。

二、诊断

（一）临床表现

典型稳定型心绞痛的临床表现有三个特征。

（1）胸骨后不适感。

（2）常由劳累或情绪紧张引起。

（3）在休息或含服硝酸甘油（nitroglycerin，NTG）后可缓解。

非典型性心绞痛符合其中两个，非心源性胸痛至多表现一个上述特征。

典型心绞痛的性质表现为紧缩、挤压、灼热或沉重感。不适可位于胸骨后或肩胛骨间，并可扩散到颈部、下颌、肩膀及手臂。典型的不适持续时间为 2～10 min。持续时间少于 1 min 的不适不太可能是心绞痛。持续时间超过 10 min 的疼痛可提示不稳定型心绞痛、心肌梗死（myocardial infarction，MI）或非心源性胸痛。部分稳定型心绞痛患者主要表现为呼吸困难。典型的心绞痛可由体力劳动、情绪紧张、天气寒冷或饱食后而诱发。

老年人和女性常表现为不典型症状。冠状动脉造影可能显示轻度病变，冠状动脉血流储备减少可能是诱发缺血的原因。糖尿病患者更易出现无症状缺血发作，需要进行积极的护理和评估。加拿大心血管协会（Canadian Cardiovascular Society，CCS）分类系统被用于对心绞痛进行分级。病史符合慢性 CAD 心绞痛的患者静息时的体格检查结果通常是正常的。主动脉狭窄或肥厚型心肌病所致的心绞痛患者常具有特征性的收缩期喷射性杂音。胸痛时听诊偶可闻及继发于乳头肌功能障碍的 S_3 奔马律或二尖瓣关闭不全的收缩期杂音。

稳定型心绞痛可对患者的生活质量产生显著的不良影响，主要包括对个体的运动能力和功能独立性的影响。此外，胸痛的评估对住院患者和门诊患者的医疗路径均有重大影响。稳定型冠心病的临床并发症主要为继发于冠状动脉粥样硬化性心脏病的疾病，例如，进展为不稳定型心绞痛、心肌梗死、缺血性心肌病、充血性心力衰竭、房性和室性心律失常，以及发生猝死等。

（二）辅助检查

1.美国心脏病学会/美国心脏协会指南分级

美国心脏病学会/美国心脏协会（American College of Cardiology/American Heart Association，ACC/AHA）和美国医师学会/美国内科学会

(American College of Physicians/American Society of Internal Medicine，ACP/ASIM)于 1999 年共同发布了治疗慢性稳定型心绞痛患者的指南，并在 2012 年对其进行更新。诊断和治疗建议分为Ⅰ类、Ⅱ类或Ⅲ类：Ⅰ类建议为有证据或共识指出该措施或治疗是实用且有效的。Ⅱ类建议则表明对于该治疗方案的实用性或有效性存在相悖的证据或意见，Ⅱa 类建议偏重于有确切实用性或有效性，Ⅱb 类建议倾向于有效性还不确切。Ⅲ类建议提示有证据或共识表明该措施或治疗不实用或无效，且在某些情况下可能是有害的。

无创性检查和冠状动脉造影的推荐适应证分为两类：对疑似心绞痛的患者进行诊断和对慢性稳定型心绞痛的患者进行风险分层。左心室（LV）功能、是否存在可诱导的局部缺血（表 1-1），以及 CAD 的解剖范围和严重程度是预测慢性稳定型心绞痛患者长期生存率的关键指标，可指导血运重建的决策。上述指标可通过超声心动图、放射性核素技术、心脏磁共振成像（MRI）和心脏 CT 血管造影进行无创评估，或行心导管检查术进行有创评估。运动测试也可提供其他预后信息。结合运动能力、症状和局部缺血的参数 Duke 评分，可预测大多数受试患者的 4 年生存率。该指南建议对静息状态下 ST 段压低、左束支传导阻滞、心室起搏节律、心室预激或因地高辛治疗而出现复极化改变的患者采用超声心动图或放射性核素成像技术等检查。此外，对于患有严重的肺部疾病、关节炎或周围血管疾病等的活动受限者，应考虑采用药物负荷试验。

表 1-1　无创性检查风险分层

分级	诊断
高风险 （年死亡率＞3％）	休息或运动时 LVEF＜35％ Duke 评分≤－11 负荷状态下，有大范围或多处灌注不足 负荷状态下，左心室扩张或肺部^{201}Tl 摄取增高
中风险 （年死亡率 1％～3％）	LVEF 35％～49％ －11＜Duke 评分＜5 负荷状态下，无左心室扩张或肺部^{201}Tl 摄取增高的中度灌注不足 多巴酚丁胺输注＞10 μg/(kg·min) 时，超声心动图可视，以及≤2 处缺血表现

分级	诊断
低风险 (年死亡率＜1%)	休息或负荷下无或有小范围灌注不足 Duke 评分≥5 负荷状态下无室壁运动异常

注:LVEF 为左心室射血分数。

2.心电图

怀疑存在心绞痛症状的患者均应完善静息状态下 12 导联心电图(electrocardiogram,ECG)。大约50%的慢性稳定型心绞痛患者的静息心电图正常。ST-T 改变通常是非特异性的。Q 波可提示有陈旧性 MI。左心室肥大可由高血压、主动脉瓣狭窄或肥厚型心肌病引起。应对疑有血管痉挛性心绞痛的患者进行动态心电图监测,因其可出现有症状或无症状的发作性缺血,动态心电图检查更具意义。

3.超声心动图

静息超声心动图可用于评估整体和区域左心室收缩功能及局部室壁运动(表 1-2),也可识别潜在的心脏结构病变,如主动脉瓣狭窄或肥厚型心肌病。

表 1-2 根据 CCS 分级系统制订超声心动图或放射性核素心室造影指导诊断并危险分层的适应证

分级	适应证
Ⅰ类证据	收缩期杂音提示二尖瓣反流、主动脉瓣狭窄或肥厚型心肌病的患者应行超声心动图检查
Ⅱa类证据	有 MI 病史、存在 Q 波、复杂室性心律失常或症状提示充血性心力衰竭的患者应通过超声心动图或放射性核素心室造影来评估 LV 功能
Ⅱb类证据	超声心动图可用于诊断伴有咔嗒音或其他杂音的二尖瓣脱垂患者
Ⅲ类证据	超声心动图可用于 ECG 正常,无 MI 病史,无心力衰竭、心脏瓣膜病或肥厚型心肌病症状或体征的患者

注:ECG 为心电图;MI 为心肌梗死;LV 为左心室。

4.电子束计算机断层扫描

电子束计算机断层扫描(electron beam computed tomography,EBCT)是一种检测冠状动脉钙化的高敏技术,而冠状动脉钙化可见于存在动脉粥样硬化的血管中。这在 ACC/AHA 专家共识文件中有总结。

(1)EBCT 在典型的 CAD 患者群体中具有高敏感性和相对较低的特异性,总体预测准确率为 70%。

(2)EBCT 的预测准确率与其他 CAD 的诊断方法相近。

(3)EBCT 由于其低特异性在诊断 CAD 上并不理想。

综合来自既往文献的证据,除标准危险因素以外,冠状动脉钙化总量可以预测部分冠脉事件。钙化评分可以用于明确中度 CAD 风险患者,即弗雷明汉(Framingham)风险评分(FRS)10 年内风险为 10%～20% 的患者的临床事件风险(Ⅱb 级,证据水平 B)。此外,动脉粥样硬化多种族研究(MESA)考察患者 10 年内 CAD 的风险时,除了传统的风险因素外,也使用钙化评分,并提出了可供使用的风险计算器。在最新分类标准中,钙化评分较高的患者有更为严格的降血脂目标值。冠状动脉钙化评估在以下情况中为合理选择。

(1)负荷试验可疑阳性且有症状的患者。

(2)病因不明的心肌病患者。

(3)胸痛、心肌酶阴性且心电图阴性或可疑阳性的患者(均为Ⅱb 级,证据水平 B)。无症状且常规风险评分为低风险的患者可能无法从冠状动脉钙化评估中获益(Ⅲ级,证据水平 B)。目前的数据不支持连续 EBCT 检查来评估冠状动脉钙化的进展(Ⅲ类,证据水平 C)。

鉴于心导管检查术具有有创性,同时有大量无或轻度心外膜冠状动脉疾病的患者被转诊接受介入治疗,故有必要探索检测冠状动脉血管腔及血管壁的其他无创方法。因此,多层螺旋心脏 CT 造影(multi-detector cardiac CT angiography,MDCT)的研究和应用在过去几年中显著增加。CT 血管造影(CT angiography,CTA)可用于检查存在症状但合并阻塞性心外膜冠状动脉疾病的可能性较低的患者(Ⅱa 级,证据等级 B)。目前,并不推荐在无症状人群中使用 CTA 进行筛查(Ⅲa 级,证据等级 C)。CTA 效能受限主要是由于运动伪影(心跳、呼吸)、肥胖和钙化造成的图像质量的不稳定性。另一个问题是检查相关的高辐射剂量,但是,随着前瞻性选控技术的发展,冠状动脉 CTA 相关的辐射剂量已接近于诊断性心导管检查术,且远低于放射性核素负荷试验。

5.无创负荷试验

无创负荷试验的预测准确性(表 1-3)取决于该试验的敏感性和特异性,以及所诊断疾病在被研究人群中的患病率,即 CAD 的验前概率。运动心电图在静息心电图正常和 CAD 验前概率中等的患者中是有意义的,而在静息心电图异常和(或)CAD 验前概率低或高的患者中则意义不大。影像学技术(如超声心动图或心肌灌注成像)的加入增加了无创负荷试验的敏感性和特异性。对于因肺部疾病、周围血管疾病或肌肉骨骼疾病而无法充分运动的患者,应进行药物负荷试验(如多巴酚丁胺超声心动图和腺苷或双嘧达莫心肌灌注成像)。

表 1-3 CCS 分级系统规定无创负荷试验指导明确诊断及风险分层的适应证

分级	适应证
Ⅰ类证据	• 在中等 CAD 验前概率的患者中采用运动心电图检查(见Ⅱ类和Ⅲ类的例外情况) • 在中等 CAD 验前概率并有以下一种基线心电图异常的: ①患者中采用运动心肌灌注显像或超声心动图 ②预激综合征(Wolff-Parkinson-White syndrome) ③静息态 ST 段压低>1 mm ④在有 PCI 或 CABG 手术史的患者中采用运动心肌灌注显像或超声心动图 • 在中等 CAD 验前概率和具备以下基线特征之一的患者中采用腺苷或双嘧达莫心肌灌注成像: ①心电图异常: 　a.起搏器室性节律 　b.左束支传导阻滞(left bundLe branch block,LBBB) ②采用负荷心肌灌注显像或超声心动图来确定无 LBBB 或起搏器室性节律患者缺血的范围、严重程度和位置,或评估择期 PCI 的冠状动脉病变的功能学特征
Ⅱa 类证据	• 怀疑为血管痉挛性心绞痛的患者
Ⅱb 类证据	• 在有高或低 CAD 验前概率的患者中采用运动心电图检查 • 在服用洋地黄或左心室肥大且 ST 段压低<1 mm 的患者中采用运动心电图检查 • 在 LBBB 患者中采用运动心电图或多巴酚丁胺超声心动图检查

分级	适应证
Ⅲ类证据	·在基线心电图存在以下异常的患者中采用运动心电图而不行影像学检查： ①预激综合征 ②起搏器室性节律 ③静息态 ST 段压低＞1 mm ④完全性 LBBB ·患者存在严重并发症可能缩短其预期寿命或妨碍血运重建

注：CABG 为冠状动脉旁路移植术；CAD 为冠心病；ECG 为心电图；PCI 为经皮冠状动脉介入治疗。

6.心导管检查术及冠状动脉造影

直接转诊冠状动脉造影者可能包括胸痛、高 CAD 验前概率或存在无创检查禁忌证的患者（表 1-4）。冠状动脉造影通常同时行左心室造影以排除主动脉狭窄，并通过增强心室造影来评估局部和整体左心室功能。冠状动脉造影可显示 CAD 的范围和严重程度，并可明确较少见的非动脉粥样硬化性心绞痛病因，如川崎病、心肌桥、血管痉挛、冠状动脉夹层、冠状动脉瘘或冠状动脉畸形等。冠状动脉内超声研究表明冠脉造影可不显示弥漫性冠状动脉粥样硬化，即"假阴性"。冠状动脉狭窄的血流动力学特征可以通过多普勒导管或压力传感导管测量冠状动脉血流储备分数（fractional flow reserve，FFR）来评估。

表 1-4 CCS 分级系统规定通过冠状动脉造影指导明确诊断
并风险分层的适应证

分级	适应证
Ⅰ类证据	·已知或可能患有心绞痛的猝死后生存患者 ·接受药物治疗的 CCSⅢ级或Ⅳ级心绞痛患者 ·不考虑心绞痛的严重程度，无创检查提示高危风险的患者 ·具有心绞痛和充血性心力衰竭的症状或体征的患者

续表

分级	适应证
Ⅱa 类证据	· 无创检查后诊断不确定的患者,明确诊断的受益大于风险和成本 · 因残疾、疾病或肥胖而不能接受无创检查的患者 · 因职业要求需要确诊的患者 · 有较高左主干或三支病变 CAD 验前概率的患者 · LVEF＜45％,CCSⅠ级或Ⅱ级心绞痛,但无创检查未提示高缺血风险的患者
Ⅱb 类证据	· 因胸痛反复住院的患者 · 有不低的患 CAD 概率且迫切希望明确诊断的患者 · LVEF＜45％,CCSⅠ级或Ⅱ级心绞痛,无创检查未提示高缺血风险
Ⅲ类证据	· 有明显并发症,其风险超过受益的患者 · 对药物治疗有反应且无创检查后无缺血证据的 CCSⅠ类或Ⅱ类心绞痛患者 · 倾向于避免血运重建的患者 · 有明确诊断意愿,但 CAD 可能性较低的患者

注:LVEF 为左心室射血分数。

（三）鉴别诊断

胸痛的鉴别诊断包括许多心源性和非心源性病因。非心肌缺血引起的胸痛的常见心脏原因是心包炎和主动脉夹层。肺部原因包括肺栓塞、肺动脉高压、气胸、肺炎和胸膜炎。胃肠道原因包括食管炎、食管痉挛或反流、食管撕裂、消化性溃疡、胰腺炎和胆道疾病。肌肉骨骼方面引起胸痛的原因有肌肉劳损或痉挛、肋软骨炎、纤维肌痛、肋骨骨折、颈神经根病和带状疱疹。最后,胸痛也可能发生在各种精神状况异常的患者中,如焦虑症患者和情感障碍患者等。

三、西医治疗

对于稳定型心绞痛患者,治疗的目标是减轻症状,降低发病(如心肌梗死)和死亡的风险。理想治疗情况下可使患者维持心功能 CCS 分级Ⅰ级。应尽早识别贫血、甲状腺功能亢进和血压控制不良等促进疾病进展的因素并及时治疗。初始治疗方案包括以下内容:

（1）阿司匹林,血管紧张素转化酶抑制药,抗心绞痛治疗(硝酸酯类、钙通道阻滞药、雷诺嗪等)。

(2)β受体拮抗药。

(3)戒烟和调血脂治疗。

(4)饮食控制及糖尿病治疗。

(5)宣教和运动。

(一)药物治疗

1.抗心绞痛药

(1)硝酸酯类:舌下含服硝酸甘油和硝酸甘油喷雾剂对治疗心绞痛发作和预防劳力性心绞痛发作均有疗效。多种长效硝酸酯制剂,包括皮下硝酸甘油、口服硝酸异山梨酯和口服单硝酸异山梨酯,已被证明可以延缓运动负荷试验中缺血的发生时间。使用硝酸酯治疗的主要限制因素——耐药性,可以通过间歇用药方案来避免。此外,研究表明抗氧化维生素,如维生素 C和维生素 E,可抵消硝酸酯耐药性。目前,没有公开证据表明硝酸酯可改善慢性稳定型心绞痛患者的死亡或心肌梗死发生率。

(2)β受体拮抗药:阿替洛尔无症状缺血研究(ASIST)是一项双盲、安慰剂对照、随机研究,306 例Ⅰ级或Ⅱ级心绞痛患者被分入阿替洛尔 100 mg/d组与安慰剂对照组。入选标准包括运动测试和动态心电图监测期间缺血的证据。阿替洛尔治疗减少了 48 h 动态心电图监测中记录的缺血发作次数和平均持续时间。此外,阿替洛尔组的 1 年无事件生存率高于安慰剂组。虽然 ASIST 研究规模较小,但其结果仍可提示 β受体拮抗药能改善慢性稳定型心绞痛患者的预后。β受体拮抗药相对禁忌用于血管痉挛型心绞痛患者,因为 α肾上腺素能受体活性相对亢进会诱发或加重冠状动脉痉挛。

(3)钙通道阻滞药:钙通道阻滞药用于 CAD 患者的大规模安慰剂对照试验是氨氯地平前瞻性随机评估研究(PREVENT)。该试验旨在确定氨氯地平是否能延缓 CAD 患者的动脉粥样硬化进展。825 例患者在基线期和3 年后接受了冠状动脉造影和颈动脉超声检查。这些患者中,约 69% 有稳定型心绞痛病史。3 年随访中,氨氯地平治疗组因不稳定型心绞痛和血运重建需求而住院的人数较少,但在死亡率和心肌梗死发生率方面没有差异。超声检查显示安慰剂组颈动脉粥样硬化有进展,而氨氯地平组没有进展。冠状动脉造影显示氨氯地平对冠状动脉粥样硬化的进展没有影响(表 1-5)。

表 1-5　CCS 分类系统规定的药物治疗建议

分级	适应证
Ⅰ类证据	· 阿司匹林 · 有心肌梗死病史的患者服用 β 受体拮抗药 · 当存在 β 受体拮抗药禁忌证或引起严重不良反应时服用钙通道阻滞药或长效硝酸酯 · 舌下 NTG 或 NTG 喷雾剂,可即刻缓解心绞痛 · 调血脂治疗至 LDL<100 mg/dL
Ⅱa类证据	· 当存在阿司匹林禁忌证时服用氯吡格雷 · 选用长效非二氢吡啶类钙通道阻滞药代替 β 受体拮抗药
Ⅱb类证据	· 在阿司匹林的基础上加用华法林进行低强度抗凝血
Ⅲ类证据	· 双嘧达莫 · 螯合治疗

注:LDL 为低密度脂蛋白;NTG 为硝酸甘油。

斯德哥尔摩心绞痛预后研究(Angina Prognosis Study in Stockholm,APSIS)是一项纳入 809 例使用美托洛尔或维拉帕米的稳定型心绞痛患者的长期研究。采用双盲法随机分配患者接受美托洛尔每日 1 次,每次 200 mg;或维拉帕米每日 2 次,每次 240 mg 治疗。中位随访 3.4 年后,上述两组总死亡率、心血管病因死亡率、非致死性心血管事件和合并心血管事件无差异。

总缺血负担欧洲试验(Total Ischaemic Burden European Trial,TIBET)是一项在 682 名慢性稳定型心绞痛患者中使用阿替洛尔、硝苯地平以及两者结合的长期研究。患者被随机分配接受阿替洛尔每日 2 次,每次 50 mg;硝苯地平每日 2 次,每次 20 mg 或 40 mg;或两者组合。各组的运动参数改善,动态缺血减少及临床事件发生的频率均没有显著差异。

海登里希(P. A. Heidenreich)等对 β 受体拮抗药、钙通道阻滞药和硝酸酯治疗稳定型心绞痛的试验进行荟萃(Meta)分析。对比硝酸酯与 β 受体拮抗药或钙通道阻滞药的试验过少,尚无法确定它们的相对疗效。尽管有 72 项研究比较了 β 受体拮抗药和钙通道阻滞药,但其中仅有前述 APSIS 和 TIBET 试验随访时间超过 6 个月,在所有试验中共发生 116 例心脏事件,两者仅包含 103 例。结果显示,短效二氢吡啶类钙通道阻滞药应避免应用于心绞痛患者。

2004 年进行的一项前瞻性双盲随机研究 CAMELOT 试验比较了依那普利、氨氯地平和安慰剂对患有 CAD 但血压正常的患者的心血管事件的影响。与安慰剂相比,氨氯地平显著降低了心血管事件的发生率(HR＝0.69,$p＝0.003$)。

血管内超声(intra vascular ultra sound,IVUS)亚组研究显示血压高于平均值(即 129/78 mmHg,1 mmHg≈0.133 kPa)的患者动脉粥样硬化进展率显著降低($p＝0.02$)。

(4)雷诺拉嗪(雷诺嗪):雷诺拉嗪是一种最近被批准用于治疗难治性心绞痛和解剖学不宜行血运重建者的新药。该药物的作用机制包括以下两个方面。

①预防缺血心肌细胞钙超载,从而预防舒张期张力过高。

②改善心脏能量代谢,部分抑制脂肪酸氧化并转换为葡萄糖氧化,从而提高心脏代谢效率。几项大规模的临床试验证实了该药物作为单一治疗或联合其他抗心绞痛药,如 β 受体拮抗药、钙通道阻滞药和(或)硝酸酯等治疗的有效性。

在 ERICA 试验中,565 名接受氨氯地平治疗(10 mg/d,可使用长效硝酸酯类,避免应用 β 受体拮抗药)的稳定型心绞痛患者被随机分配至雷诺拉嗪组(1000 mg/d)或安慰剂组。结果显示,雷诺拉嗪组心绞痛发作次数显著降低,为 2.88 次/周,而安慰剂组为 3.31 次/周。在包含 823 例服用阿替洛尔或钙通道阻滞药受试者的 CARISA 试验中,雷诺拉嗪组较对照组显著增加了运动持续时间及 ST 段压低前时间。与安慰剂组相比,每日 2 次750 mg 雷诺拉嗪组心绞痛发作频率每周约减少 0.8 次,服用每日 2 次1000 mg雷诺拉嗪组的心绞痛发作频率每周减少 1.2 次。在 MARISA 试验中,191 名患者被随机分配到安慰剂及三种不同剂量(每次 500 mg、1000 mg 和1500 mg,每日 2 次)雷诺拉嗪单药治疗组。与安慰剂相比,雷诺拉嗪在三种剂量下均显著增加了运动时长。

雷诺嗪可引起 Q-T 间期延长。因此,Q-T 间期延长患者及同时使用其他可延长 Q-T 间期的药物的患者禁用。目前,尚未报道尖端扭转型室性心动过速等不良反应。雷诺拉嗪可能会抑制洋地黄类或辛伐他汀等药物代谢,应谨慎联合使用。对于其他病因(如心室功能障碍)等所致存在室性心律失常风险的患者,也应谨慎使用。

2.抗血小板药

(1)阿司匹林:已有临床试验证明阿司匹林可改善慢性稳定型心绞痛患者预后。内科医生健康研究是一项在 22071 名男性内科医生中进行的阿司匹林试验(每天 325 mg),其中包括 333 名入组时患有慢性稳定型心绞痛的男性。在平均 60 个月的随访后,服用阿司匹林的患者中心肌梗死的发生率为 7/178,而服用安慰剂的患者为 20/155[相对风险(relative risk,RR)= 0.30,95%CI:0.04~0.42;p<0.001]。瑞典心绞痛阿司匹林试验(Swedish Angina Pectoris Aspirin Trial,SAPAT)随机分配 2035 名慢性稳定型心绞痛患者接受阿司匹林(每日 75 mg)或安慰剂,所有患者均接受索他洛尔治疗以控制症状。在中位数为 50 个月的随访后,接受阿司匹林治疗的患者的猝死和非致死性心肌梗死的发生率降低了 34%(p=0.003)。两组在大出血方面无显著差异。指南建议,所有心绞痛且无禁忌证的患者都应服用阿司匹林(75~325 mg)。

(2)氯吡格雷:尽管氯吡格雷在慢性稳定型心绞痛患者中没有安慰剂对照试验,但在氯吡格雷对比阿司匹林治疗有缺血性事件风险的患者研究纳入的 CAD 患者中,氯吡格雷优于阿司匹林。因此,对阿司匹林不耐受或过敏的患者应使用氯吡格雷治疗。

3.调血脂药

(1)他汀类:北欧辛伐他汀生存研究(Scandinavian Simvastatin Survival Study,4S)是一项纳入 4444 名有心绞痛或心肌梗死病史患者的辛伐他汀应用随机试验。入组时患有心绞痛但没有心肌梗死病史的患者约占 21%,其主要冠状动脉事件(冠状动脉源性死亡、非致死性心肌梗死和心搏骤停复苏)的风险降低了 26%,但未对该亚组设定预先分析,差异没有达到统计学意义(p=0.08)。他汀类生长回归研究(Regression Growth Evaluation Statin Study,REGRESS)是一项关于普伐他汀对 CAD 进展和恢复影响的随机试验。研究对象包括 768 名血清胆固醇水平为 155~310 mg/dL 的稳定型心绞痛男性患者。随机分配接受普伐他汀(每日 40 mg)或安慰剂治疗前后 48 h 的动态心电图显示,普伐他汀显著降低了缺血发作的频率和持续时间。

积极调血脂以逆转动脉粥样硬化研究(Reversal of Atherosclerosis with Aggressive Lipid Lowering,REVERSAL)使用血管内超声测定动脉粥样硬化斑块负荷,对 80 mg 阿托伐他汀强化调血脂组和 40 mg 普伐他汀适度调血脂组的效果进行了比较。患者接受诊断性冠状动脉造影并通过 IVUS 评定是否入组并进行 18 个月的随访。随机分配的 654 人中有 502 人进行了两次 IVUS 检查。两组的 LDL 平均基线水平为 150.2 mg/dL,普伐他汀组降至 110 mg/dL,阿托伐他汀组降至 79 mg/dL。阿托伐他汀组的动脉粥样硬化负荷没有变化(−0.4%,p=0.98),提示无疾病进展;而普伐他汀组的动脉粥样硬化负荷增加($+2.7\%$, $p < 0.001$), 提示疾病进展。与基线相比, 高剂量他汀组 C-反应蛋白(CRP)显著降低, 为 36.4%, 而中剂量组仅降低 5.2%。这一发现提示, 动脉粥样硬化在某种程度上是一种炎症性疾病, 两组动脉粥样硬化负担的差异很大程度上来自于 CRP 降低的差异。

与 REVERSAL 研究相同的是, 新靶点治疗(Treating to New Targets, TNT)试验提供了进一步的证据, 表明稳定型 CAD 患者每日服用阿托伐他汀 80 mg 的强化调血脂效果优于每日服用阿托伐他汀 10 mg 的临床疗效。在这项研究中, 10001 名有临床症状且 LDL < 130 mg/dL 的 CAD 患者被随机分配给阿托伐他汀每日 10 mg 或 80 mg, 平均随访 4.9 年。80 mg 组的平均 LDL 为 77 mg/dL, 而 10 mg 组的平均 LDL 为 110 mg/L。尽管高剂量组转氨酶水平持续升高的发生率显著高于对照组(1.2% vs 0.2%, $p < 0.001$), 但 80 mg 组患者的主要心血管事件(死于 CAD、非致死性心肌梗死、心搏骤停复苏、致死性或非致死性卒中)的发生率降低了 22%($p < 0.001$)。两组全因死亡率无差异。

来自 PROVE-IT、REVERSAL、TNT 以及其他类似研究的数据也支持使用高剂量阿托伐他汀。2014 年发布的美国国家胆固醇教育计划指南建议, 应根据患者的风险因素给予起始中高剂量的他汀类治疗, 而不是按照实际的 LDL 值进行治疗。但这一建议仍存在争议。

(2)贝特类: 美国的退伍军人高密度脂蛋白胆固醇干预研究(Veterans Affairs High-density Lipoprotein Cholesterol Intervention Trial, VA-HIT)表明, 在 CAD 合并低水平高密度脂蛋白(high-density lipoprotein, HDL)(< 40 mg/dL)且接受吉非贝齐治疗的患者中, 非致死性心肌梗死或冠状动脉因性死亡的相对风险降低 22%。该研究排除了血清 LDL 胆固醇水平高于 140 mg/dL 的患者。39% 的患者在入组前没有心肌梗死病史, 但并未报道吉非贝齐在该亚组中对预后的影响。

4.血管紧张素转化酶抑制药

心室扩大与生存率研究(Study of Survival and Ventricular Enlargement, SAVE)和左心室功能障碍研究(Studies of Left Ventricular Dysfunction, SOLVD)的结果表明, 血管紧张素转化酶抑制药(ACEI)适用于有 CAD 病史和患有充血性心力衰竭或无症状左心室功能障碍的患者。心脏结局预防评估(Heart Outcomes Prevention Evaluation, HOPE)研究是一项双盲随机试验, 采用 2×2 因子设计。该研究评估了雷米普利(10 mg/d)和维生素 E 对 9541 例心血管事件高风险患者的临床疗效。80%

的受试者有 CAD 病史,56％有稳定型心绞痛病史。主要终点是心肌梗死、卒中和心源性死亡的复合终点。雷米普利组共有 651 例患者(14.0％)达到了主要终点,而安慰剂组有 826 例患者(17.8％)达到了主要终点(RR＝0.78,$p<0.001$)。使用雷米普利治疗稳定型心绞痛可降低全因死亡率(RR＝0.84,$p=0.005$)、心源性死亡率(RR＝0.74,$p<0.001$)、心肌梗死率(RR＝0.80,$p<0.001$)、卒中率(RR＝0.68,$p<0.001$)和血运重建率(RR＝0.85,$p=0.002$)。在 4759 例 LVEF 正常的患者中,雷米普利治疗可使主要终点及其各部分发生率显著降低。

在血管紧张素转化酶抑制事件的预防(Prevention of Events with Angiotensin Converting Enzyme Inhibition,PEACE)研究中,8290 名有稳定型 CAD 记录且 LVEF＞40％的患者被随机分配到群多普利4 mg/d组与安慰剂组,随访 4.8 年。主要终点为死亡、非致死性心肌梗死或血运重建。两组治疗结果无显著差异。该试验尚存在缺陷,如在基线时服用 ACE 的患者中仅有 70％接受了降脂治疗;同时,在随访 3 年时治疗组仅有 51％仍接受群多普利 4 mg/d 的目标剂量。

在稳定型 CAD 患者应用培哚普利减少心脏事件欧洲研究(European Trial on Reduction of Cardiac Events with Perindopril in Stable CAD, EUROPA)中,12218 名确诊 CAD 且无临床心力衰竭表现的患者被随机分配到培哚普利 8 mg/d 组和安慰剂组,随访 4.2 年。主要终点为心源性死亡、心肌梗死或心搏骤停的复合终点。在使用 ACEI 的患者中,主要终点显著降低了 8％～10％,相对风险降低了 20％。

2002 年修订的 ACC/AHA 指南建议所有造影证实罹患 CAD 或合并糖尿病、左心室功能障碍或其他血管疾病的心肌梗死患者都应该服用 ACEI。

5.抗氧化剂

HOPE 试验中,随机分配 4761 名患者接受维生素 E 400 U/d,4780 名患者接受安慰剂。研究表明,维生素 E 治疗对心血管事件没有影响。2001 年,张(M. C. Cheung)等报道了一项纳入低 HDL 水平 CAD 患者的小型临床研究结果。该研究随访了 153 名患者 12 个月的脂蛋白变化,他们被随机分配到 4 个治疗组。

(1)抗氧化剂组(维生素 E 和维生素 C、胡萝卜素和硒)。

(2)辛伐他汀和烟酸组。

(3)辛伐他汀、烟酸和抗氧化剂组。

(4)安慰剂组。

研究表明，辛伐他汀加烟酸可增加 HDL-C 和脂蛋白 α_1，而联合补充抗氧化剂可抑制 HDL 对辛伐他汀加烟酸的反应。初步报告表示，通过冠状动脉造影定量检测，发现抗氧化剂组合对 CAD 的进展也有负面影响。因此，CAD 患者应该避免服用抗氧化维生素。

(二)血运重建

LVEF 是预测心肌血运重建术能否改善 CAD 患者长期生存率的关键因素。CAD 患者的冠脉造影结果决定其是采取单纯药物治疗、经皮冠状动脉介入治疗(percutaneous coronary intervention，PCI)还是外科血运重建术等治疗措施。左冠状动脉主干狭窄超过 50%，左冠状动脉前降支狭窄超过 70%或冠状动脉三支病变均为血运重建指征。血运重建的适当性和最优模式受病史(如症状的耐受性/严重程度和对药物治疗的反应)、负荷试验结果、冠状动脉病变严重程度、左心室收缩功能、糖尿病状态及合并的非心血管并发症等因素影响。表 1-6 列出了血运重建的Ⅰ类、Ⅱ类、Ⅲ类建议。

1.冠状动脉旁路移植术

在三个主要的临床试验，美国退伍军人管理局（Veterans Admininstration，VA)合作研究、冠状动脉外科手术研究(Coronary Artery Surgery Study，CASS)和欧洲冠状动脉外科手术研究(European Coronary Surgery Study，ECSS)中，慢性稳定型心绞痛患者被随机分配到冠状动脉旁路移植术(coronary artery bypass graft，CABG)治疗组和药物治疗组。综合结论为，冠状动脉旁路移植术延长了具有以下特点的稳定型心绞痛患者的生存期:左主干狭窄率超过 50%者;LVEF<50%的三支病变 CAD 者;或冠状动脉左前降支近端狭窄 75%以上的双支病变 CAD 者。一项关于 CABG 与药物治疗的 10 年随机试验得出结论，即 CABG 治疗延长了某些高危和中危 CAD 患者的生存期，但不延长低危患者的生存期。

由于手术死亡率已经大大降低，心导管术的使用率更高，20 世纪 70 年代进行的随机临床试验可能低估了冠状动脉旁路移植术所带来的生存益处。与选取大隐静脉行 CABG 相比，选用单侧乳内动脉(internal mammary artery，IMA)行左冠状动脉前降支 CABG 具有较低的手术死亡率、更高的移植物通畅率，并能降低 MI 率，减少心绞痛复发及再次干预;同时，在非随机患者队列中，IMA 也可增加长期生存率。IMA 移植比静脉移植物表现出更高的通畅率。有手术报告表明，IMA 移植物的长期通畅率为 96%。在 CASS 研究中，84%的桥血管为隐静脉，CABG 术后 18 个月和 5 年的累计移植物通畅率分别仅为 85%和 82%。一项包含 10 个临床报告的 Meta 分析指出,双侧 IMA 移植比单侧 IMA 移植提供更好的预后生存,但分析的 10 项研究都不是随机试验。

表 1-6 慢性稳定型心绞痛的血运重建建议

分级	适应证
Ⅰ类证据	CABG 治疗左主干狭窄 对于三支病变 CAD,可行 CABG 治疗 对于双支病变合并 LAD 近端明显狭窄且 LVEF<50% 或可诱发缺血的 CAD,可行 CABG 治疗 对于双支或三支病变合并 LAD 近端明显狭窄的 CAD,如果解剖结构适宜,LVEF 正常,无糖尿病,可行 PTCA 治疗 对无近端 LAD 狭窄的单支或双支病变的 CAD,如果存在大面积存活心肌且无创检查高风险,可行 PTCA 或 CABG 治疗 对无近端 LAD 狭窄的单支或双支病变的 CAD,如果存在持续性室性心动过速或为猝死幸存者,可行 CABG 治疗 如果药物治疗不成功且可接受血运重建术风险,可行 PTCA 或 CABG 治疗
Ⅱa类证据	如多处移植发生狭窄则再次行 CABG 治疗 对于无近端 LAD 狭窄的单支或双支 CAD,如果存活心肌面积适中且有诱导性心肌缺血,可行 PTCA 或 CABG 治疗 对于单支病变伴 LAD 近端明显狭窄的 CAD,可行 PTCA 或 CABG 治疗
Ⅱb类证据	对于双支或三支病变的 CAD,如果存在 LAD 近端明显狭窄合并糖尿病或 LVEF 异常,可行 PTCA 治疗 对于左主干明显狭窄的 CAD,如果患者不适合行 CABG 治疗,可行 PTCA 治疗 对于单支或双支病变的 CAD 合并持续室性心动过速或猝死生还但无明显 LAD 近端狭窄,可行 PTCA 治疗
Ⅲ类证据	对于无近端 LAD 狭窄的单支或双支病变 CAD,如果症状轻微或药物治疗试验不足,且存活心肌面积小或无诱导性心肌缺血,可行 PTCA 或 CABG 治疗 对于无诱导性缺血的 50%~60% 冠状动脉狭窄(左主干除外),可行 PTCA 或 CABG 治疗 对于<50% 的狭窄,可行 PTCA 或 CABG 治疗 对于左主干明显狭窄且预计行 CABG 治疗的患者,行 PTCA 治疗

注:LAD 为左前降支;LVEF 为左心室射血分数;PTCA 为经皮冠状动脉腔内成形术。

既往一些关于对比 CABG 和药物治疗的随机试验实施时间早于使用他汀类进行调血脂治疗,最近的研究结果表明他汀类和其他调血脂药可以改善大隐静脉旁路移植物的长期通畅率,其中最大规模的研究为美国国家心肺血液研究所的冠状动脉旁路移植术后临床试验。该研究招募了 1351 名有冠状动脉旁路移植术病史,至少一支为大隐静脉,LDL 水平为 130~175 mg/dL 的患者。这些患者被随机分为两组:一组进行高强度调血脂治疗,目标为将 LDL 水平降至 60~85 mg/dL;另一组进行中强度治疗,目标为将 LDL 水平降至 130~140 mg/dL。治疗包括洛伐他汀,必要时加考来烯胺。在治疗期间,高强度组的平均 LDL 胆固醇水平为 93~97 mg/dL,而中强度组的则为 132~136 mg/dL($p<0.001$)。随机分组之前和平均 4.3 年之后进行血管造影。高强度组的新移植物阻塞率为 6%,中强度组为 11%($p<0.001$)。移植物中新病灶的形成率在高强度组为 10%,中强度组为 21%。高强度组的血运重建率比中强度组低 29%($p=0.03$)。该结果强烈支持对接受冠状动脉旁路移植术的患者采取积极的调血脂治疗。

2.经皮冠状动脉介入

PCI 或药物治疗对慢性稳定型心绞痛患者的益处已在几个临床试验中得到检验。但由于样本量小、临床随访期不足、临床事件数量少、药物治疗定义不佳或使用不当及介入技术过时等不足,这些早期研究的相关性有限。血运重建和积极药物评估的临床结局试验在 2007 年发表,其对稳定型冠状动脉疾病的 PCI 和最佳药物治疗进行了比较。COURAGE 试验随机分配 2287 名慢性稳定型心绞痛患者单独接受最佳药物治疗或 PCI 结合最佳药物治疗。最佳的药物治疗包括:每日服用阿司匹林 81~325 mg,单独使用辛伐他汀或联合使用依折替米贝(LDL 在两者为 60~85 mg/dL),单独使用长效美托洛尔、氨氯地平和单硝酸异山梨酯,或联合使用赖诺普利或氯沙坦作为标准的二级预防。行 PCI 治疗的患者同时服用波利维。PCI 组以介入治疗为主。

3.经皮冠状动脉腔内成形术与冠状动脉旁路移植术比较

慢性稳定型心绞痛患者已被纳入大量 PTCA 与 CABG 的随机试验。波科克(S. J. Pocock)发表了一篇纳入 8 项随机试验的 Meta 分析,CABG 组 73 例死亡,PTCA 组 79 例死亡(RR=1.08,95%CI:0.79~1.50)。随机分组 1 年后,接受 PTCA 治疗的患者心绞痛的患病率更高(RR=1.56,95%CI:1.30~1.88),但此差异在随机分组 3 年后减小(RR=1.22,95%CI:0.99~1.54)。另一组调查人员进行了一项纳入 5 项随机研究的 Meta 分析,得出了相似的结论,即在 PTCA 或冠状动脉旁路移植术后 1~3

年的随访中,两者在全因死亡率和非致死性心肌梗死率没有明显不同,但CABG缓解心绞痛的效果更好,并减低再次血运重建率。

每一项 Meta 分析都是在大型随机 BARI 研究完成之前进行的。BARI试验研究人员随机分配914名患者进行CABG,915名患者进行PTCA。所有患者均为多支病变,其中41%为三支病变,入组患者的平均 LVEF 为57%。在接受CABG的患者中,82%至少接受了一次 IMA 移植。在随访的前5年,8%的CABG患者接受了再次血运重建;相比之下,54%的PTCA患者进行了再次血运重建。CABG患者5年生存率为89.3%,PTCA患者5年生存率为86.3%($p=0.19$)。2000年发表的 EAST 试验的8年结果和BARI试验的7年数据进一步支持了BARI试验5年后得出的结论,即在整个研究人群中没有生存差异。

4.支架与冠状动脉旁路移植术

一些随机试验比较了冠状动脉旁路移植术和支架植入术的疗效。在支架植入与乳内动脉(Stenting Versus Internal Mammary Artery,SIMA)研究中,123名单纯左冠状动脉前降支近端新发狭窄的患者被随机分配到冠状动脉支架植入组($n=62$)或冠状动脉旁路移植植入 IMA 血管组($n=59$)。1名接受支架治疗的患者在手术后4d出现亚急性支架内血栓形成,并在接受溶栓药物治疗后死于大量脑出血。冠状动脉旁路移植术组1例患者在冠状动脉旁路移植术后10d死于心肌梗死。在平均2.4年的随访期后,接受支架植入术的患者中有24%进行了再次血运重建,而接受冠状动脉旁路移植术的患者中则没有行再次血运重建者。

冠状动脉支架成形术与冠状动脉旁路移植术研究 Ⅱ(Coronary Angioplasty with Stenting Versus Coronary Bypass Surgery,ERACI Ⅱ)将450例多支病变 CAD 患者随机分为 PCI 组($n=225$)和 CABG 组($n=225$)。随机分配至 PCI 组并植入支架的患者的死亡率和未发生心肌梗死的概率低于 CABG 组。然而,ERACI Ⅱ 研究有很多的局限性,包括后续的随访时间相对较短(平均18.5个月),样本量小,CABG 术后死亡率高(5.7%),糖蛋白 Ⅱb/Ⅲa 抑制药使用率低(28%),并使用了次优的支架型号(Gianturco Roubin Ⅱ)而增加了支架内再狭窄率。此外,只有38例患者在随机分组前有稳定型心绞痛。

在 ARTS 研究中,1205名多支病变 CAD 患者被随机分配接受 CABG 或支架植入。600例接受支架植入术的患者中,57%为稳定型心绞痛,糖尿病发病率为19%;平均 LVEF 为61%;30%为三支病变的 CAD,68%为双支病变的 CAD。605例接受 CABG 的患者中,60%为稳定型心绞痛,糖尿病发病率 16%;平均 LVEF 为 60%;33% 为三支病变的 CAD,67% 为双支病变的 CAD。在接受冠状动脉旁路移植术的患者中,约 93% 接受过至少一次心导管检查。PCI 组术后有 6.2% 的患者的肌酸激酶值超过正常值上限的 5 倍,相比之下,CABG 组术后为 12.6%($p<0.001$)。在 1 年后的随访中,两组之间的死亡率、卒中率或心肌梗死率没有显著差异。PCI 组中,未发作卒中或心肌梗死的存活患者再次血运重建率为 16.8%,而 CABG 组为 3.5%。1 年后,接受 CABG 的患者中 90% 无心绞痛,而接受了 PCI 的患者为 79%。5 年后,两组在死亡率、卒中率或心肌梗死率方面没有显著差异,但支架组相较于 CABG 组仍有较高的主要心脑血管不良事件发生率(30.3% vs 8.8%)(RR=3.46,$p<0.001$)。

支架或手术(stent or surgery,SOS)试验随机分配 967 例多支病变 CAD 和药物治疗后的难治性严重心绞痛患者接受 CABG($n=487$)或 PCI($n=480$)。随访 1 年后,PCI 组的死亡率和再次 PCI 或 CABG 发生率高于 CABG 组。

PCI 的快速发展使得 PCI 对比 CABG 的随机试验结果很难应用到今天的临床决策中。早期试验结束后,由于冠状动脉支架的引入,PCI 术后再狭窄率显著降低。例如,对于孤立性左前降支近端狭窄,冠状动脉支架植入与血管成形术的比较显示支架植入后再狭窄率为 19%,而 PTCA 术后再狭窄率为 40%($p=0.02$)。支架植入后 1 年无事件生存率为 87%,PTCA 后为 70%($p=0.04$)。

近年来,随着药物洗脱支架(drug-eluting stent,DES)的出现,PCI 技术发生了一场革命,与 PTCA 或裸金属支架相比,DES 显著降低了临床再狭窄或靶病变再次血管重建的发生率。新一代抗增殖药(如西罗莫司、依维莫司、佐他莫司、他克莫司、紫杉醇)支架涂层可显著减少新发内膜增生。在某种程度上,CABG 对于 PCI 的历史优势主要归因于更大程度的心绞痛缓解和减少临床再狭窄的重复干预次数,药物洗脱支架已经大大减少了 PCI 和 CABG 之间的这种差异。在 ARTS-Ⅱ注册试验中,607 例植入 Cypher 药物洗脱支架的患者的临床结果与最初的 ARTS 试验及 ARTS-Ⅰ的手术组内 605 例接受 CABG 的患者的临床结果进行了比较。尽管 Cypher 支架组糖尿病、冠状动脉病变、三支病变 CAD、高脂血症和高血压患者明显较多,但两组间 1 年内主要心脑血管不良事件发生率无显著差异,Cypher 支架组为 10.2%,CABG 组为 11.6%。在无死亡、心肌梗死或脑血管意外(cerebralvascular accident,CVA)发生的 1 年生存率方面,Cypher 支架组的结局明显优于 CABG 组(97.1% vs 92.0%,$p<0.001$)。

SYNTAX研究纳入了在多个国际中心招募的患者,是一项前瞻性随机试验,为多支病变患者的最佳血运重建策略提供了当代的见解。

近年对长期预后的观察表明,DES可能与晚期支架血栓形成的增加有关,但不一定导致死亡或心肌梗死。如果这些发现得到证实,干预策略选择可能会转回支持CABG,或使用更多的裸金属支架,或两者均支持。

（三）难治性心肌缺血

一些慢性稳定型心绞痛患者不适合PCI或CABG,尽管他们已经进行了最大限度的药物治疗,但仍有严重的心绞痛。研究者已经探索了各种方法来缓解这一人群的心绞痛。经皮心肌激光血运重建术曾被广泛提倡,但最终被放弃。强化体外反搏可降低心绞痛患者心绞痛发作的频率。脊髓刺激和心肌血管再生术也曾被报道,但临床效果尚不确切。

（四）宣教与锻炼

有规律的运动可以改善功能负荷、内皮功能并减少心绞痛发作。在一项比较稳定型冠状动脉疾病患者PCI治疗和运动治疗的随机试验中,汉布雷克特（R. Hambrecht）等报道了运动组在1年后发生的主要不良心脏事件较少,运动能力提高。冠状动脉疾病的治疗是一项终身治疗策略,需要对患者进行宣教,让患者主动参与来改变生活方式,以达到症状改善并提高生存率的目的。

四、中医辨证论治

（一）心血瘀阻证

1.临床表现

胸痛以固定性疼痛为特点,症见面色紫暗,肢体麻木,口唇紫暗或暗红,舌质暗红或紫暗,舌体有瘀斑或瘀点,舌下静脉紫暗,脉涩或结代。

2.治法

活血化瘀,通络止痛。

3.方药

冠心2号方。川芎10 g,赤芍10 g,红花10 g,降香10 g,丹参30 g。

4.加减

如果胸痛较为剧烈,同时伴有畏寒、脉沉细或迟,阳虚血瘀,可加蒲黄10 g、延胡索15 g、桂枝15 g或肉桂3 g、细辛3 g、高良姜10 g、薤白10~15 g等温通散寒之品。如果胸闷痰多,舌苔腻,脉滑,痰瘀互结,加涤痰汤豁痰除痹:胆南星5 g,法半夏9 g,枳实9 g,茯苓15 g,橘红9 g,石菖蒲6 g,人参

6 g,竹茹 6 g,甘草 6 g。如果舌苔黄腻,痰瘀热结,加温胆汤:枳实 10 g,竹茹 10 g,陈皮 10 g,法半夏 9 g,茯苓 15 g,甘草 6～10 g;或小陷胸汤:黄连 9 g,法半夏 9 g,瓜蒌 15 g。

(二)气滞血瘀证

1.临床表现

胸痛以胸闷胀痛、多因情志不遂诱发为特点,症见善太息,脘腹两胁胀闷,得嗳气或矢气则舒,舌紫或暗红,脉弦。

2.治法

行气活血,通络止痛。

3.方药

血府逐瘀汤。桃仁 12 g,红花 9 g,当归 9 g,生地黄 9 g,牛膝 9 g,川芎 5 g,桔梗 5 g,赤芍 6 g,枳壳 6 g,甘草 3 g,北柴胡 3 g。

4.加减

胀闷明显、气滞者,可加用沉香 3 g。胸痛明显者可加用失笑散:蒲黄 10 g,五灵脂 10 g,延胡索 10 g,姜黄 10 g,郁金 10 g。若伴有便秘、大肠积热,可加用枳实 10 g、厚朴 10 g、桃仁 10 g。

(三)寒凝心脉证

1.临床表现

胸痛以猝然心痛如绞、感寒痛甚为特点,症见形寒肢冷,冷汗自出,面色苍白,心悸气短,苔薄白,脉沉紧。

2.治法

温经散寒,活血通痹。

3.方药

宽胸丸。荜茇 3 g,高良姜 6 g,细辛 3 g,檀香 6 g,延胡索 10 g,冰片 0.3 g。

(四)气阴两虚证

1.临床表现

胸痛以胸闷隐痛、遇劳累痛甚为特点,症见口干气短,心悸倦怠,眩晕失眠,自汗盗汗,舌胖嫩红少津,脉细弱无力。

2.治法

益气养阴,活血通络。

3.方药

生脉散加味。党参 20 g,麦冬 10 g,五味子 2～6 g,黄芪 20 g,麸炒白术 10 g,茯苓15 g,甘草 6～10 g。

4.加减

伴有纳呆、失眠、心脾两虚者,可以加用茯神 15～20 g、半夏曲 6～8 g 健脾和胃,柏子仁 10～15 g,酸枣仁 20 g 养心安神。兼舌体瘀点瘀斑、舌下静脉紫暗,兼有血瘀者,加用冠心 2 号方。

(五)心肾阴虚证

1.临床表现

胸痛以疼痛时作时止为特点,症见腰膝酸软,心悸失眠,五心烦热,口燥咽干,潮热盗汗,舌红少苔,脉细数。

2.治法

滋阴清热,养心安神。

3.方药

左归饮。熟地黄 9～15 g,山药 15 g,枸杞 10 g,炙甘草 10 g,茯苓 10 g,山萸肉 6～12 g。

4.加减

若心烦不寐、舌尖少津,加用酸枣仁汤:酸枣仁 20 g,川芎 10 g,知母 10 g,茯苓 20 g,甘草 6～10 g。或黄连阿胶汤:黄连 6～10 g,阿胶 3～5 g,黄芩 6～10 g,白芍 10 g,鸡子黄 1 枚。若畏寒肢冷、自汗盗汗,阴阳两虚,可加二仙汤:仙茅 10 g,淫羊藿 10 g。舌体有瘀斑瘀点,舌下静脉紫暗,兼有血瘀,加用冠心 2 号方。

第二节　不稳定型心绞痛/非 ST 段抬高心肌梗死

不稳定型心绞痛(unstable angina,UA)和非 ST 段抬高心肌梗死(non-ST-segment elevation myocardial infarction,NSTEMI)是急性冠脉综合征(acute coronary syndromes,ACS)疾病谱的一部分,而 ACS 同时还包括急性 ST 段抬高心肌梗死(ST-segment elevation myocardial infarction,STEMI)。上述不同情况在病理生理学方面存在相关性,并可能以类似的临床表现出现。STEMI 通过心电图 ST 段抬高来识别,对于在心电图上未提示 ST 段抬高的 ACS,则使用心脏生物标志物来区分 NSTEMI(＋)还是 UA(－)。

一、病因病机

(一)西医病因机制

UA/NSTEMI 有多种病因,并可同时具备,包括已有斑块上的非阻塞性血栓、动态梗阻(冠状动脉痉挛或血管收缩)、进展的机械性阻塞、炎症和(或)感染、自发性或医源性夹层和继发性不稳定型心绞痛。常见病因是覆盖在动脉粥样硬化斑块上的内皮细胞层破裂,形成非闭塞性血栓。易破裂斑块的脂质核心较大,巨噬细胞和活化 T 细胞密度高,平滑肌细胞密度低,并具有以胶原蛋白紊乱为特征的薄纤维帽。从机械结构上讲,位于与动脉壁连接处的斑块肩部是最薄弱的部位,大多数破裂发生在这里,从而暴露出脂质核心,而脂质核心是血小板血栓形成的强力刺激因子。2/3 的斑块破裂病变处在破裂前管腔狭窄＜50％,97％的管腔狭窄＜70％。斑块破裂处发生的血栓是由暴露脂核、巨噬细胞、平滑肌细胞、胶原蛋白、循环血液产物和凝血因子之间一系列复杂的相互作用造成的。血小板表面受体识别血管基质成分(胶原蛋白、血管性血液病因子、玻连蛋白和纤维连接蛋白),刺激血小板活化和吸附。活化的血小板分泌促分裂、趋化和血管活性物质,并通过糖蛋白(glycoprotein,GP)Ⅱb/Ⅲa 受体的招募和激活发生构象变化。活化的 GPⅡb/Ⅲa 受体通过纤维蛋白原交联介导血小板聚集,在斑块表面形成富含血小板的白色血栓。组织因子与活化的凝血因子Ⅷ相互作用,启动凝血级联反应,产生纤维蛋白,从而捕获红细胞并形成覆盖的红色血栓。NSTEMI 中的心肌细胞坏死被认为是由于暂时的动脉阻塞或由于血小板血栓聚集和斑块内容物进入微循环形成的栓塞。

较不常见的 UA/NSTEMI 病因包括动态梗阻(如血管痉挛相关)、进行性动脉粥样硬化或再狭窄、动脉炎症、动脉夹层(自发或医源性)和继发性 UA/NSTEMI。缩血管物质作用于内皮功能不良的心外膜冠状动脉时,可能导致血管收缩或局灶性痉挛。进展性动脉粥样硬化阻塞可发生在稳定钙化病变或经皮冠状动脉介入治疗(percutaneous coronary intervention,PCI)后。斑块破裂部位通常表现为炎症特征。

非心脏事件可造成心肌氧供需不匹配,导致 UA/NSTEMI。其原因可能有三个方面:

(1)心肌氧需求增加(发热、甲状腺功能亢进)。

(2)心肌氧供给不足(贫血、低氧血症)。

(3)冠状动脉血流减少(心律失常、低血压)。

虽然有可能同时存在冠状动脉疾病,但其通常是稳定的,对加速病情的作用是有限的。当心肌梗死是由心肌供给和需求不匹配引起时,根据第3版心肌梗死通用定义,它被称为Ⅱ型心肌梗死。根据这种分类,传统的斑块破裂心肌梗死被认为是Ⅰ型心肌梗死。

Ⅰ型心肌梗死:与斑块破裂相关的自发性心肌梗死,导致腔内血栓形成。

Ⅱ型心肌梗死:与心肌氧供需失衡有关的继发性心肌缺血。

Ⅲ型心肌梗死:无生物标志物证据的心源性死亡。

Ⅳa型心肌梗死:PCI相关性心肌梗死。

Ⅳb型心肌梗死:与支架内血栓相关的心肌梗死。

Ⅴ型心肌梗死:与冠状动脉旁路移植术相关的心肌梗死。

(二)中医病因病机

本病与年老体衰、情志内伤、饮食不节、寒邪内侵等因素有关。

1.气滞血瘀

抑郁忧思,或恼怒伤肝,肝失条达,气机不利,津液失布,痰湿阻滞,血脉不畅,血停为瘀,痰瘀阻于心脉;或劳倦过度,损伤心脾,心血耗伤则心脉失养,脾气受损则健运失常,气血生化不足,久之则脉行涩滞,痰瘀阻于心脉,心脉突然闭塞,气血运行中断,发为本病。

2.寒凝心脉

素体阳虚,胸阳不展,阴寒之邪乘虚侵袭,阴寒凝滞,心阳不振,气血痹阻,遇气候骤冷或感寒使心脉突然闭塞,气血运行中断,发为本病。

3.痰瘀互结

恣食膏粱厚味,或饮食失节,损伤脾胃,或贪逸恶劳,终日伏案,多坐少动,气机不畅,痰湿积聚,瘀血内生,痰瘀互阻,心脉不畅,心脉突然闭塞,气血运行中断,发为本病。

4.气虚血瘀

气虚血瘀是本病的基本病机,气虚可仅为心气虚,也可为五脏之气虚。在本虚的基础上,气血运行不畅,血停为瘀;或气血生化不足,脉行涩滞,心脉突然闭塞,气血运行中断,发为本病。

5.气阴两虚

年老体衰或久病者,心气不足,阴血耗伤,气阴亏虚,气血生化不足,也可导致脉行涩滞,导致血行瘀滞,在诱因作用下,心脉突然闭塞,气血运行中断,发为本病。

6.阳虚水泛

年老久病或劳倦过度者,心肾阳虚,胸阳不展;气化不利,气血生化无源,脉络涩滞;心脉突然闭塞,气血运行中断,发为本病。阳不化气利水,常导致水饮凌心射肺。

7.心阳欲脱

寒凝心脉或气虚、气阴两虚,阴损及阳,心气心阳耗损至极,可出现心阳暴脱、阴阳离决之危证。

本病基本病机为心脉痹阻不通,心失所养。病位在心,与肝、脾、肾相关。病性本虚标实,本虚是气虚、阳虚、阴虚,以心气虚为主,标实为寒凝、气滞、血瘀、痰阻,以血瘀为主。疼痛剧烈者,多以实证为主,疼痛不典型或疼痛缓解后则多以虚证为主。本病心脉痹阻不通较一般胸痹为重,本虚、标实均较之更加突出,病情凶险,易生并发症、变症。若气虚血少,心失所养,可出现心悸、脉律紊乱;若心肾阳虚,水饮内停,凌心射肺,可出现心力衰竭;若心气心阳耗损至极,可出现心阳暴脱、阴阳离决之危证。

二、诊断

(一)临床表现

UA/NSTEMI患者的主要表现是新发的心绞痛,静息态或轻微活动即可诱发的心绞痛,或者已存在的心绞痛急剧恶化。通常,疼痛性质常为压榨性,并散射到左臂和颈部。与胸痛相关频次不定的症状有出汗、呼吸困难、恶心和呕吐,尤其在女性、糖尿病患者和老年人中,可不表现出明显胸痛症状;但是,此类患者可主诉手臂疼痛、颈部疼痛、上腹不适或运动阈值降低,运动时呼吸困难加重。若上述非胸痛症状与身体或情绪压力有关,经休息或使用硝酸甘油可缓解时,应等效视为心绞痛。因此,这些非典型症状在频率和强度上的进展应获得与胸痛同等程度的关注。

详细的病史采集可以明确非心源性胸痛综合征的特征。时间上持续数小时至数天的疼痛或仅有几秒钟的疼痛考虑心肌缺血性可能性较小。部位上典型的胸膜痛或确切位置的疼痛或指尖大小范围的疼痛考虑心源性疼痛的可能性也较小。接诊医生应在病历中记录冠状动脉疾病导致急性缺血的风险程度。

UA/NSTEMI患者的体格检查没有特异性。但尽管如此,按照一定顺序细致检查仍非常重要,可发现非心源性(胸膜炎、气胸)和非缺血性(瓣膜病、心包炎或心包积液、血管急性事件)胸痛的原因。此外,若怀疑急性冠脉综合征,应进行针对性检查,可查及严重体征,如低血压、心动过缓或过速、肺部啰音、第三心音、新发或恶化的提示乳头肌断裂的杂音。若明确高危特征,则可以区分出需要早期积极治疗的人群。

如果不及时治疗,UA 患者中有 5%～10% 可在 30 d 内死亡,10%～20% 可发生非致死性心肌梗死。1/4 的 NSTEMI 患者发展为 Q 波型 MI,其余为非 Q 波型 MI。心律失常、充血性心力衰竭和心源性休克是危及生命的并发症。反复心肌缺血可导致急诊 PCI。TIMI 风险评分和 GRACE 评分是预测死亡、心肌梗死和急诊血运重建必要性的工具,并能识别适宜进一步积极治疗的患者。

（二）辅助检查

1.心电图

心电图对诊断和危险分层均有重要意义。在急诊科就诊的患者,10 min内应对其进行 12 导联心电图检查。体征和症状提示可能继发于 CAD 的 ACS 如表 1-7所示。

表 1-7　体征和症状提示可能继发于 CAD 的 ACS

	高度怀疑	中度怀疑	低度怀疑
	出现下列情况之一	没有高度怀疑特征,并存在以下任何一种情况	不具备中高度怀疑特征但可能具备
病史	与既往的心绞痛相似的胸部或左臂疼痛或不适为主要症状,既往 CAD 病史(包括 MI)	胸部或左臂疼痛或不适为主要症状,年龄＞70 岁,男性,糖尿病	疑似缺血症状但不具备其他中等可能性特征,最近曾服用可卡因
查体	一过性 MR,低血压,大汗,肺水肿或啰音	外周血管疾病	触诊可引起胸部不适
ECG	新发或可疑新发的短暂 ST 段改变(≥0.5 mm)或 T 波倒置(≥2 mm)伴有症状	固定 Q 波 ST 段压低 0.5～1 mm 或 T 波倒置大于 1 mm	R 波为主波的导联中的 T 波变平或倒置
心肌标志物	心肌 TnI、TnT、CK-MB 升高	阴性	阴性

注:ACS 为急性冠脉综合征;CK-MB 为肌酸激酶-心肌同工酶;ECG 为心电图;MI 为心肌梗死;MR 为二尖瓣反流;TnI 为肌钙蛋白 I;TnT 为肌钙蛋白 T。

NSTEMI 患者最常见的心电图异常包括短暂性 ST 段抬高（<20 min）、ST 段压低、T 波倒置。确切地说，心电图改变的特征和程度提示 CAD 的不同可能性。新的或动态 ST 段压低（>0.5 mm）提示血栓相关的急性缺血。尽管倒置的 T 波风险低于 ST 段压低，但也提示缺血或 NSTEMI 可能。不典型 ST 段改变（≤0.5 mm）和 T 波改变（≤2 mm）的特异性较低，也可能与药物或与左心室肥大或传导障碍所致的复极异常相关。另外，有 1%～6% 的 NSTEMI 患者和超过 4% 的 UA 患者的心电图也可正常。

在 GUSTO-Ⅱb 试验中，T 波倒置患者 30 d 内死亡率或心肌梗死发生率为 5.5%，ST 段抬高者为 9.4%，ST 段压低者为 10.5%，ST 段抬高合并压低者为 12.4%。上述心电图表现都可能是短暂的现象，这表明尤其是在症状反复时，连续监测心电图极为重要。同时，连续的心电监测还可查及其他未诊断的缺血发作。

2.生物标志物

现存多种检测心肌坏死的标志物及其测定方法，但心肌肌钙蛋白（troponin，Tn）T 和 TnI 是最常用的，且已成为 ACS 的首选标志物。由于高度的敏感性、特异性及实用性，其在诊断、判断预后和治疗路径中发挥了重要作用。在适当的 ACS 临床背景下，24 h 内有≥1 次 TnT 或 TnI 的最大浓度超过上限（对照组的第 99 百分位）时，就可以诊断为心肌梗死。由于新的肌钙蛋白检测方法提高了敏感性，在未发生传统斑块破裂的心肌梗死患者中，也可检测到 Tn 升高，因此必须结合患者的临床表现等解释 Tn 水平。此外，连续的 Tn 监测可协助区分其他原因导致的 Tn 升高。例如，在充血性心力衰竭或肾衰竭患者中，Tn 也可能轻度升高，但趋势更加平缓，与 ACS 患者常见的急剧升高和下降不同。TnI 在肾功能不全的患者中更为准确。

TnT 和 TnI 均可在心肌损伤后 4～6 h 测出，并持续长达 2 周。其升高水平与死亡风险成正比，也可结合临床和心电图表现提供重要预后信息。连续监测（至少间隔 6 h）未发现心脏生物标志物升高证据的 ACS 被归类为 UA。

肌酸激酶-心肌同工酶（creatine kinase-myocardial band fraction isoenzyme，CK-MB）的特异性比 Tn 低，肌钙蛋白也存在于骨骼肌中，在健康人的血液中含量较低，敏感性也较低。与肌钙蛋白相比，CK-MB 的半衰期较短，可用于诊断复发性心肌梗死。CK-MB 的水平往往在升高后 36～48 h 内恢复正常。随着新的肌钙蛋白检测方法广泛应用，CK-MB 已不再用于诊断 ACS。

在 UA/NSTEMI 患者中，其他生物标志物的风险分层和预后能力也得到了评估。ACS患者的CRP水平可与长期死亡率相关,与血Tn水平呈独立且协同的关系。脑利尿钠肽是当心室肌受到壁应力增加时,以其前体proBNP的形式释放的一种神经激素。初诊或住院早期测得的血清中这类神经激素水平升高与较高的短期及长期死亡率相关。当前,多种生物标志物监测是否能够有效地指导治疗并改善UA/NSTEMI人群的预后是备受关注的热点。

3.无创检查

超声心动图可用于快速测定左心室功能和心室壁运动异常,应在出现不明原因活动性胸痛疑诊为心绞痛的情况下尽早使用。对于未达冠状动脉造影指征的低风险和中风险患者,应进行负荷试验进行风险分层(表1-8)。负荷试验类型的选择取决于静息心电图、运动能力和当地的专业技能水平。平板运动试验适用于心电图无ST段异常、束支传导阻滞、左心室肥大、心室内传导阻滞、起搏节律、预激综合征、地高辛效应且具有良好运动耐受能力的低危患者。对于ECG异常且无法准确解释的患者,应行超声心动图或核素负荷成像检查。在不能运动或不能通过运动达到目标心率的患者中可进行药物负荷试验。

表1-8 无创危险分层

分级	诊断
高风险 (年死亡率>3%)	严重的静息态LV功能障碍(LVEF<35%) 踏车评分高危(Duke评分≤-11) 运动状态严重LV功能障碍(运动态LVEF<35%) 负荷诱导的大面积灌注缺损(特别是前壁) 负荷诱导的多处中等面积灌注缺损 大面积固定的灌注缺损伴LV扩大或肺摄取增加(^{201}Tl) 负荷诱导的中度灌注缺损伴LV扩大或肺摄取增加(^{201}Tl) 使用低剂量多巴酚丁胺[≤10 mg/(kg·min)]或低心率(<120 min)时超声心动图提示壁运动异常(涉及>2段) 负荷超声心动图提示广泛缺血
中风险 (年死亡率1%~3%)	轻度/中度静息态LV功能障碍(LVEF 35%~49%) 踏车评分中危(Duke评分-11~5) 负荷诱导出中度灌注缺损,无LV扩大或肺摄取增加(^{201}Tl) 仅在使用高剂量多巴酚丁胺时负荷超声心动图出现有限的缺血伴壁运动异常,并涉及≤2节段

续表

分级	诊断
低风险 （年死亡率＜1％）	踏车评分中危（Duke 评分≥5） 静息或应激时正常或小范围心肌灌注缺损 负荷超声心动图的壁运动正常或应激状态下静息态的局限性壁运动异常无动态改变

注：LV 为左心室；LVEF 为左心室射血分数。

4.心脏导管检查

左心室造影与冠状动脉造影相结合，可明确左心室局部和整体功能、瓣膜功能及冠状动脉解剖，常在入院后 24～72 h 内作为"有创治疗"的一部分常规进行，目的是达到受累区域的血运重建。对于那些明显不适合进行血运重建术、拒绝心导管检查或者低风险的患者，不应该行冠状动脉造影。心脏导管检查适应证见表 1-9。

表 1-9　AHA/ACC2012 年发表的 UA/NSTEMI 有创治疗指南

优先策略	患者特征
有创治疗	复发性心绞痛或静息时缺血发作或在强化药物治疗后仍有轻微症状发作
	心脏生物标志物（TnT 或 TnI）升高
	新发或可能新发的 ST 段压低
	HF 体征/症状或新发/恶化的二尖瓣反流
	无创检测提示高危
	血流动力学不稳定
	持续室性心动过速
	6 个月内曾行 PCI 治疗
	CABG 史
	高危评分（如 TIMI、GRACE）
	轻至中度肾功能不全
	糖尿病
	LV 功能减退（LVEF＜40％）

优先策略	患者特征
保守治疗	低危评分（如 TIMI、GRACE）
	在无高风险特征时患者或医生的意向

注：CABG 为冠状动脉旁路移植术；GRACE 为全球急性冠脉事件注册研究；HF 为心力衰竭；LV 为左心室；LVEF 为左心室射血分数；PCI 为经皮冠状动脉介入治疗；TIMI 为心肌梗死的溶栓治疗；TnI 为肌钙蛋白 I；TnT 为肌钙蛋白 T。

（三）鉴别诊断

胸痛是 ACS 的主要表现，但也可能是许多非缺血性疾病导致。对 ACS 的快速评估和治疗措施不应在可能存在漏诊或有其他不同诊疗需求的疾患的情况下进行。

非缺血性胸部不适的原因包括以下几个方面：

（1）肌肉骨骼性胸痛。

（2）胃肠不适（胃食管反流病、消化性溃疡、胆道或胰腺疾病、食管痉挛）。

（3）心脏非缺血性疼痛（瓣膜病、肥厚型心肌病、肺动脉高压、心包炎、主动脉夹层）。

（4）肺部不适（肺栓塞、气胸、肺炎、慢性阻塞性肺疾病急性加重）。

（5）焦虑。

上述分类仅展示了部分非缺血性胸痛的疾病谱系，强调快速准确诊断的重要性。

三、西医治疗

每年有 200 多万例患者因 UA 住院，NSTEMI 占所有心肌梗死患者的 2/3 左右。有效的治疗目标是缓解缺血及预防进一步的心肌梗死、反复心肌梗死或死亡。这些目标可通过准确的危险分层，早期开始适当治疗和选择性的血运重建来实现。

（一）一般治疗

NSTEMI 患者应该接受入院治疗，持续缺血期建议卧床或坐位休息。对出现发绀、呼吸困难、高危特征和低氧血症（$SaO_2 < 90\%$）的患者应给予氧疗。出现心律失常的患者进行连续的心电图监测可及时发现和治疗潜在的致死性心律失常。持续 ST 段监测可识别不易发现的持续性心肌缺血。患

者均应接受抗血小板、抗凝血和抗心绞痛治疗。吗啡具有镇痛、抗焦虑和改善血流动力学紊乱的功效,可应用于含服硝酸甘油后症状仍持续的患者(表1-10)。

表 1-10　AHA/ACC 2012 年发表的 UA/NSTEMI 药物管理指南

治疗措施	Ⅰ类证据	ⅡA 类证据	ⅡB 类证据	Ⅲ类证据
抗缺血	·卧床休息 ·连续 ECG 监测 ·NTG 缓解症状 ·O_2 缓解低氧血症 ·吗啡缓解持续性疼痛、充血性心力衰竭、躁动;如果存在 β 受体拮抗药禁忌证,使用维拉帕米或地尔硫䓬治疗复发性疼痛 ·ACEI 治疗 CHF、HTN、DM	·NTG、β 受体拮抗药、ACEI 治疗后出现复发性疼痛时使用长效钙通道阻滞药	·维拉帕米或地尔硫䓬代替 β 受体拮抗药 ·硝苯地平＋β 受体拮抗药	·服用硝苯地平 24 h 内服用 NTG ·单用尼非地平而不服用 β 受体拮抗药
抗血小板	·终身口服阿司匹林 ·氯吡格雷、替格瑞洛或普拉格雷口服 12 个月 ·若曾口服 GPⅡb～Ⅲa 拮抗药亦可持续应用	·如出现持续性疼痛、TnI 阳性、高危但预计不行 PCI,可使用伊替巴肽或替罗非班 ·如果因 PCI 服用了比伐卢定,则不再使用 GPⅡb～Ⅲa 拮抗药	·如果没有高风险特征,预计不行 PCI,则使用伊替巴肽或替罗非班 ·进行血小板功能测定	·溶栓治疗 ·如不计划行 PCI,则使用阿昔单抗
抗凝血	·UFH 或 LMWH	·用依诺肝素代替 UFH		

续表

治疗措施	Ⅰ类证据	ⅡA类证据	ⅡB类证据	Ⅲ类证据
出院	·舌下 NTG ·如未行血运重建,使用住院期间用于控制症状的药物 ·阿司匹林 75~325 mg/d ·氯吡格雷 75 mg/d 口服 9 个月 ·β受体拮抗药 ·服用调血脂药至 LDL<100 mg/dL ·CHF、LVEF<40% 时服用 ACEI			

注:ACEI 为血管紧张素转化酶抑制药;ASA 为阿司匹林;CHF 为充血性心力衰竭;DM 为糖尿病;ECG 为心电图;GP 为糖蛋白;HTN 为高血压;LDL 为低密度脂蛋白;LMWH 为低分子肝素;NTG 为硝酸甘油;O_2 为氧气;PCI 为经皮冠状动脉介入治疗;UFH 为肝素。

(二)抗缺血药

抗缺血药的种类、各自的给药方式和剂量见表 1-11。

表 1-11 抗缺血药

药物	给药方式	剂量
硝酸酯类		
硝酸甘油(NTG)	舌下含服	0.3~0.6 mg,最高至 1.5 mg
	喷雾	如需要可 0.4 mg
	皮肤外用	0.2~0.8 mg/h,每 12 h 1 次
	静脉	10~200 mg/min
硝酸异山梨酯	口服	10~80 mg,每日 2 次或 3 次
单硝酸异山梨酯	口服	30~240 mg,每日 1 次
β受体拮抗药		
普萘洛尔	口服	20~80 mg,每日 4 次

续表

药物	给药方式	剂量
美托洛尔	静脉注射	5 mg,每 5 min 1 次,×3 次
	口服	50～200 mg,每日 2 次
阿替洛尔	静脉注射	5 mg,每 5 min 1 次,×2 次
	口服	50～200 mg,每日 2 次
艾司洛尔	静脉注射	在每次心率上升前 500 μg/kg 静脉注射 1 min 以上并滴定至目标心率 50 μg/kg 起,每 5 min 增加 50 μg/kg,至 200 μg/(kg·min)
钙通道阻滞药		
地尔硫䓬	口服	120～360 mg,每日 1 次
维拉帕米	口服	120～480 mg,每日 1 次

1.硝酸酯类

硝酸酯类药物可扩张静脉容量血管和外周小动脉,减低前后负荷,从而减轻心肌壁张力和氧气需求。此外,还可通过扩张心外膜冠状动脉和增加侧支血流增加心肌供氧。尽管缺乏足够有力的试验证明其可缓解症状或减少心脏事件,但硝酸甘油的生理作用和广泛的临床应用经验支持其在 UA/NSTEMI 患者中常规使用。对于舌下含服 3 片硝酸甘油仍有持续缺血症状和体征的患者,应以 10 μg/min 开始静脉滴注硝酸甘油,每 3～5 min 调整输注速度,直到缺血缓解或血压明显下降(收缩压<110 mmHg 或较最初下降>25%)。静脉滴注硝酸甘油也可用于合并心力衰竭或高血压的 NSTEMI 患者。由于硝酸酯具有耐药现象,其使用剂量可能需要定期增加。对于无顽固性症状的患者,静脉滴注硝酸甘油应在 24 h 内改为口服或外用形式,获得无硝酸酯期以避免耐药。24 h 内使用西地那非或 48 h 内使用他达拉非为任何形式硝酸酯应用的绝对禁忌证。低血压患者禁用硝酸甘油,右心室(right ventricle,RV)梗死患者也应避免使用。

2.β受体拮抗药

β受体拮抗药可降低心肌收缩力、收缩压和心率,其效果是降低心肌氧需求。一项对 3 项双盲随机试验的 Meta 分析表明,β受体拮抗药治疗可使 CAD 患者进展为 MI 的风险降低 13%。人们普遍认为,应避免使用具有内源性拟交感活性的β受体拮抗药。对于患有稳定型心力衰竭合并收缩功能障碍的患者,应使用3种已证实对降低死亡率有益的β受体拮抗药中的一种(缓释型琥珀酸美托洛尔、卡维地洛尔或比索洛尔),但尚无证据表明这类药物中的任何一种优于其他药物。

一般来说,患者应在入院后24 h内开始口服β受体拮抗药,若谨慎排除禁忌证后,对于存在持续性静息痛和高血压的患者,更宜静脉滴注β受体拮抗药。其禁忌证包括活动性哮喘、严重的传导阻滞(P-R间期>0.24 s、二度或三度房室传导阻滞)、充血性心力衰竭伴低输出量状态、心动过缓或低血压。当考虑使用β受体拮抗药治疗时,必须仔细注意心力衰竭的体征和症状,在临界患者中,上述症状可提示心源性休克。

3.钙通道阻滞药

这些药物不同程度地产生血管舒张、心肌收缩性降低、房室传导阻滞和窦房结减慢等效果。二氢吡啶类钙通道阻滞药硝苯地平、氨氯地平和非洛地平大多具有血管扩张特性,而维拉帕米和地尔硫䓬对收缩性和传导有更大的影响。Meta分析显示,在UA中使用这类药物的对死亡和非致死性MI无影响。低射血分数或充血性心力衰竭患者不应使用地尔硫䓬和维拉帕米,而硝苯地平在未应用β受体拮抗药的情况下可能会导致ACS患者死亡率增加,此时不建议使用。这些药物目前用于冠状动脉痉挛、使用硝酸酯和β受体拮抗药仍反复缺血或β受体拮抗药不耐受的患者。

(三)抗血小板治疗

抗血小板治疗药物见表1-12。

表1-12 抗血栓和抗凝血药

分类	药物	给药方式	剂量
环加氧酶抑制药	阿司匹林	口服	首剂325 mg,维持81 mg,每日1次
ADP受体抑制药	氯吡格雷	口服	首剂300~600 mg,维持75 mg,每日1次
	噻氯匹定	口服	首剂500 mg,维持250 mg,每日2次
	替格瑞洛	口服	首剂180 mg,维持90 mg,每日2次
	普拉格雷	口服	首剂60 mg,维持10 mg,每日1次

分类	药物	给药方式	剂量
GPⅡb/Ⅲa 拮抗药	阿昔单抗	静脉注射	0.25 mg/kg 团注，维持 0.125 $\mu g/(kg \cdot min)$（最多 10 $\mu g/min$）持续 12～24 h
	依替巴肽	静脉注射	180 $\mu g/kg$ 团注，维持 2 $\mu g/(kg \cdot min)$持续 72 h
	替罗非班	静脉注射	0.4 $\mu g/kg$ 注射 30 min，然后维持 0.1 $\mu g/(kg \cdot min)$持续 108 h
肝素	肝素	静脉注射	60～70 U/kg（最多 5000 U）团注，维持 12～15 U/(kg·h)[最多 1000 U/(kg·h)]滴定至 APTT 达到对照的 1.5～2.5 倍
	达肝素钠	皮下注射	120 U/kg（最多 10000 U），每日 2 次
	依诺肝素	皮下注射	1 mg/kg，每日 2 次（可以 30 mg 团注起始）
直接凝血酶抑制药	比伐卢定	静脉注射	0.1 mg/kg 团注，0.25 mg/(kg·h) 用于既往未治疗的 PCI；其余为 0.75 mg/kg 团注，1.75 mg/(kg·h)输注
Ⅹa因子拮抗药	磺达肝癸钠	皮下注射	2.5 mg，每日 1 次

注：APTT 为活化部分凝血活酶时间。

1.阿司匹林

阿司匹林，使用剂量范围为 75～325 mg/d，能不可逆地抑制血栓素 A_2 形成环加氧酶-1，以减少血小板聚集。当用于 UA 时，已多次证明其可降低约 50%的心源性死亡和非致死性心肌梗死风险。因此，阿司匹林在 ACS 患者中的初始剂量被建议为 162～365 mg。

患者除非有明显不良反应，否则应终身服用 81 mg/d 的维持剂量，因为高剂量阿司匹林（≥160 mg/d）可导致更高的出血风险，而不能额外获益。其使用禁忌证是过敏和活动性出血。对于有消化道出血病史的患者，推荐使用抑酸治疗（质子泵抑制药）以减少随后的出血事件。

2.腺苷二磷酸受体拮抗药

腺苷二磷酸（adenosine diphosphate，ADP）与其受体（P2Y12）的结合作用可介导血小板聚集。目前，已经研制出多种 P2Y12 受体拮抗药，它们分为噻吩吡啶类(噻氯匹定、氯吡格雷和普拉格雷)和非噻吩吡啶类(替格瑞洛)。噻氯匹定是第一个被广泛使用的 P2Y12 受体拮抗药,在一项研究中,它将致死性和非致死性 MI 的发生率降低了 46%。然而,嗜中性粒细胞减少、血小板减少和胃肠道不良反应的风险限制了它的广泛临床应用。与噻氯匹定相比,氯吡格雷起效更快,不良反应更少,已成为 UA/NSTEMI 最常用的噻吩吡啶类。在氯吡格雷用于不稳定型心绞痛以预防缺血事件研究(Clopidogrel in Unstable Angina to Prevent Ischemic Events,CURE)中,12562 名 UA/NSTEMI 患者被随机分为阿司匹林单药组或阿司匹林加氯吡格雷组。联合抗血小板治疗在轻微增加出血风险的基础上使心血管性死亡、心肌梗死或卒中的复合终点概率降低了 20%。初诊推荐的负荷剂量为 300~600 mg。与 300 mg 剂量相比,600 mg 剂量抑制血小板起效速度更快。对于 UA/NSTEMI 患者,建议氯吡格雷维持剂量为每天 75 mg,至少持续 1 个月;对于接受药物治疗或裸金属支架治疗的患者,理想情况下应维持 1 年;对于接受药物洗脱支架的患者,应连续使用氯吡格雷至少 1 年。上述推荐均在终身口服阿司匹林治疗的基础上进行。

最新的噻吩吡啶类药物是普拉格雷,它在所有 P2Y12 受体拮抗药中起效最快(30 min),并较少依赖于 CYP2C19 的生物转化——这一特征理论上使其可减少药效个体异质性。在 TRITON-TIMI38 研究中,13608 名 ACS 患者被随机分配到阿司匹林联合使用普拉格雷组(负荷剂量 60 mg,随后每日 10 mg)或氯吡格雷组(负荷剂量 300 mg,随后每日 75 mg)。在中位时间为 14.5 个月的随访中发现,普拉格雷组具有较低的非致死性心肌梗死和支架内血栓发生率,这使得组内包括心血管性死亡和卒中在内的复合终点发生率显著降低;但同时,这种良好效果以增加致死性出血为代价。既往脑卒中病史是出血事件的独立危险因素,所以普拉格雷在这一人群中禁忌使用。

替格瑞洛是临床上唯一可用的非噻吩吡啶类 P2Y12 受体拮抗药。它是一种可逆的 P2Y12 受体拮抗药,不需要转化为活性代谢产物,可较氯吡格雷或普拉格雷提供更快、更均匀的血小板抑制作用。研究显示,替格瑞洛可引起约 15% 的患者出现呼吸困难,但常可自行改善,较少需停药。同时,替格瑞洛也可引起心动过缓。当使用替格瑞洛时,仅建议使用阿司匹林 81 mg 每日 1 次,因为联用高剂量阿司匹林的收益并未超过氯吡格雷和阿司匹林联用方案。

对于择期行冠状动脉旁路移植术的患者,应至少在术前 5 d 停用氯吡格雷或替格瑞洛,至少 7 d 停用普拉格雷。对于接受氯吡格雷治疗,但停药超过 5 d 会使血栓风险显著升高的患者,也可在停用氯吡格雷后的第 1~4 d

内进行冠状动脉旁路移植术。虽然非致死性出血和具备输血指征的发生率较高,但尚未证实替格瑞洛可导致更高的致死性出血发生率。

3.糖蛋白Ⅱb/Ⅲa拮抗药

不同血小板上的糖蛋白(glycoprotein,GP)Ⅱb/Ⅲa受体与纤维蛋白原的结合是血小板聚集的最终步骤。GPⅡb/Ⅲa拮抗药可拮抗这些受体,阻止纤维蛋白原结合血小板,从而阻止血小板聚集。目前,批准临床使用的静脉注射药物有三种。

(1)阿昔单抗——单克隆抗体。

(2)依替巴肽——一种环七肽。

(3)替罗非班——一种非肽类药物。

这些药物已经被用作药物治疗和PCI辅助治疗。三项使用不同药物的早期大型研究均显示,在30 d内,该类药物均使死亡率和心肌梗死率显著降低。在一项共计12296例患者的多项研究Meta分析中,未行血运重建的24 h内应用GPⅡb/Ⅲa拮抗药的患者死亡率或心肌梗死发生率相对降低了34%(2.5% vs 3.5%,$p=0.001$)。这种益处在高危患者中最为显著,并在接受PCI治疗的患者中进一步扩大。

然而,大多数证实GPⅡb/Ⅲa拮抗药治疗UA/NSTEMI有效性的试验都是在口服ADP受体拮抗药证实疗效之前进行的。在经皮冠状动脉介入治疗前,常规使用阿司匹林、ADP受体拮抗药和GPⅡb/Ⅲa拮抗药的早期"三联疗法"可使出血风险增加,但却没有显著减少心肌梗死发生率和死亡率。因此,GPⅡb/Ⅲa拮抗药目前只用于某些突发性缺血和出血风险较低的患者。它们优先在导管室启用,对于没有预先双联抗血小板治疗的患者更有意义。在初始无创治疗中,ADP受体拮抗药优于GPⅡb/Ⅲa受体拮抗药。

(四)抗凝血治疗

对于NSTEMI患者,除抗血小板治疗外,无论采取哪种初始治疗策略选择,均应采取抗凝血治疗。

1.肝素

肝素是由多个不同长度的具有不同抗凝血活性的多糖链组成的糖胺聚糖。抗凝血酶Ⅲ在与肝素结合时发生构象变化,加速其对凝血酶和因子Ⅹa的抑制。肝素竞争性地与其他不同浓度的血浆蛋白(急性期反应物)、血细胞和内皮细胞结合,其生物利用度可受到上述因素影响。肝素的另一个局限性是它对不溶性纤维蛋白或富血小板血栓缺乏作用,并可被血小板因子4抑制。

2.低分子肝素

低分子肝素是通过肝素的多糖链解聚制备的。与同时抑制 Xa 因子和凝血酶（Ⅱa 因子）的长链相比，其大多数的多糖链长度小于 18 个糖单位，并且仅可高效失活 Xa 因子，因此可有效抑制凝血酶的产生。与肝素相比，低分子肝素具有较低的血浆蛋白结合力（因此不需常规监控）、较高的生物利用度、较好的抗血小板因子 4 中和能力、较好的促组织因子途径抑制物（tissue factor pathway inhibitor，TFPI）释放能力和较低的血小板减少症的发生率，缺点是在 PCI 时从依诺肝素切换到肝素时，可尤其增加轻度出血的风险，且在 PCI 过程中更难滴定和监测并真正清除。依诺肝素每 12 h 皮下注射 1 mg/kg（患者的肌酐清除率＞30 mL/min）。总体来说，与肝素相比，低分子肝素的疗效略有改善。

3.直接凝血酶抑制药

与肝素相比，直接凝血酶抑制药具有抑制不溶性纤维蛋白结合凝血酶的理论优势，且不受循环血浆蛋白和血小板因子 4 的抑制。APTT 可用于监测抗凝血活性，但通常不是必需的。水蛭素是一种强效直接凝血酶抑制药，几项试验显示水蛭素可轻度降低短期内死亡和心肌梗死发生率，但亦可引起出血风险增加。目前，新型凝血酶抑制药比伐卢定已投入临床应用。ACUITY 试验将 UA/NSTEMI 患者随机分为比伐卢定组和肝素联合GPⅡb/Ⅲa受体拮抗药组。单用比伐卢定具有相似水平的短期和长期缺血风险，但使得 30 d 内大出血的风险降低（3.0％ vs 5.7％）。比伐卢定被批准作为接受 PCI 的 UA/NSTEMI 患者的肝素的替代品，亦是肝素诱导的血小板减少症患者首选的替代肝素的药物。

4.凝血因子 Xa 抑制药

这类药物通过抑制凝血上游级联反应中的因子 Xa，减少凝血酶的生成。磺达肝癸钠的清除率与剂量无关，并且具有较长的半衰期，从而允许每日 1 次固定剂量（2.5 mg 皮下注射，每日 1 次），可达到并维持预期的抗凝血能力。在 NSTEMI 患者中，磺达肝癸钠与依诺肝素相比，短期复合缺血终点没有差异，但磺达肝癸钠出血风险更低。因此，它被批准用于初始采用保守策略的 UA/NSTEMI 患者，也是选择保守策略并具有较高出血风险的患者的首选药物。然而，已有研究证明其与导管血栓形成有关，如果拟接受PCI，应使用其他抗凝血药。磺达肝癸钠由肾脏排出，因此在肌酐清除率＜30 mL/min时禁忌使用。

(五)冠状动脉血运重建

对于出现 NSTEMI 的患者,通常分诊至两种初始路径。

(1)计划行冠状动脉造影的有创性策略。

(2)最初的"缺血指导策略"或"初始保守管理"。

最近的一些研究,包括一项 Meta 分析表明,中高危患者(肌钙蛋白升高、心电图 ST 压低、TIMI 或 Grace 评分升高)可从有创性治疗中获益。这些研究表明,经冠状动脉造影筛查并行血运重建术的患者死亡率和心肌梗死率降低,心绞痛发作和再住院率降低。其减少心肌梗死复发的效果尤为显著,尤其是在高危患者(GRACE 评分>140)中。

当尚未确定是否行有创性策略时,具体侵入时间在 24 h 内定义为"早期有创"策略,而在 25～72 h 内则为"延迟有创"血管造影。对于病情稳定但被评估为高风险的患者,应选择早期有创策略。然而,对于低风险到中风险的患者,特别是肾功能不全的患者,则应考虑延迟策略。对于无禁忌、有顽固性心绞痛或血流动力学或电生理不稳定的 NSTEMI 患者,建议采用"紧急/立即"(2 h 内)有创策略进行血运重建。

对于低危至中危患者,即 TIMI 评分 0～1,GRACE 评分<109,心电图无 ST 段压低,肌钙蛋白阴性,可采用缺血指导策略,这一策略尤其适用于女性。采取缺血指导策略时,为了检测缺血和评估预后,只要患者在 12～24 h 内未发作心绞痛,应在出院前完善无创负荷试验。对于心绞痛复发或强化药物治疗后仍存在缺血的患者,无创检查指标提示高风险或左心室功能障碍的患者,则应进行冠状动脉造影,以评估是否进行血运重建术。

PCI 与 CABG 的选择超出了本章的讨论范围。可由 CABG 获益的因素包括复杂的多支冠状动脉疾病、糖尿病和收缩功能障碍。然而,技术的进步、高成功率和相对较低的并发症发生率使 PCI 越来越多地成为血运重建的有效方案,特别是对于左心室功能保留、1～2 支血管病变或有手术禁忌证或高风险的患者。一个"心脏团队"的决策应当以患者意愿为中心,经介入心内科和心胸外科共同决定。

四、中医辨证论治

(一)气虚血瘀证

1.临床表现

胸闷心痛,神疲乏力,气短自汗,动则汗出,形寒喜暖,舌淡有瘀点,苔薄白,脉细弱或结代。

2.治法

活血化瘀。

3.方药

丹参、黄芪、白术、怀山药、三七、当归、川芎、瓜蒌。

4.加减

伴痰浊者加二陈汤,以活血化瘀、燥湿化痰;伴血压高者加怀牛膝、石决明;心悸失眠者加酸枣仁、远志、琥珀。

(二)痰浊痹阻证

1.临床表现

胸闷为主,气短喘促,肢体沉重,体胖多痰,或呕恶痰涎,或口淡不渴,或面色萎黄,或气短神疲,或倦怠懒言,或四肢无力,舌暗淡,边有齿印,苔浊腻,脉弦滑。

2.治法

宣痹祛痰。

3.方药

瓜蒌薤白半夏汤加减:薤白、竹茹、党参、半夏、陈皮、全瓜蒌、桂枝、白芍、柴胡、甘草。

4.加减

若兼见气滞,加用郁金、葛根。

(三)气滞心胸证

1.临床表现

胸痛固定,胸胁胀满,善太息,遇情志变化而发病,舌紫暗有瘀点或瘀斑,脉弦涩。

2.治法

疏理肝气,活血化瘀。

3.方药

柴胡疏肝散加减:枳壳、桂枝、丹参、三七、桃仁、红花、当归、川芎、丹参、赤芍、黄芪、炙甘草。

4.加减

若兼痰湿,加用薤白、瓜蒌。

（四）心肾阳虚证

1.临床表现

患者病程长、发作频繁,胸闷痛,遇寒加重,常伴有心悸、怔忡,自汗身倦,畏寒肢冷,肢体浮肿。舌淡苔白,脉沉迟。

2.治法

益气温阳。

3.方药

肾气丸加减:肉桂、制附子、茯苓、山茱萸、熟地、山药、牡丹皮、泽泻。

4.加减

夜寐不安加用夜交藤、酸枣仁、合欢皮。

（五）瘀血痹阻证

1.临床表现

胸部刺痛、绞痛,固定不移,夜间痛甚,痛引肩背或臂内侧,心悸不宁,唇舌紫暗,脉涩。

2.治法

活血化瘀,祛湿化痰。

3.方药

涤痰汤合丹参饮加减:瓜蒌、薤白、红花、半夏、丹参、枳壳、茯苓、柴胡、桔梗、当归、牛膝。

4.加减

大便干结者,加大黄。

（六）心阴不足证

1.临床表现

症见心痛、胸闷、心悸、五心烦热、口干、舌质红、脉细。

2.治法

益气养阴,活血化瘀。

3.方药

沙参、地黄、地龙、丹参、郁金、鸡血藤、炙甘草、当归、白芍。

4.加减

有心悸者,则加用酸枣仁、知母、龙骨、牡蛎等。

第三节 急性 ST 段抬高心肌梗死

急性心肌梗死（acute myocardial infarction，AMI）在美国人口死亡原因中占较高比例，是一个重要的公共卫生问题。ST 段抬高心肌梗死是一组由心肌缺血的临床体征和症状、心电图 ST 段升高变化及肌钙蛋白等心脏生物标志物升高组成的综合征。2009 年，美国约有 68 万名患者在出院时确诊为AMI。阻塞冠状动脉对应区域心电图 ST 段抬高占 AMI 病例的 30%～45%。其他形式的急性冠脉综合征与 STEMI 在诊断和治疗方法上有很大的重叠，在本书其他章节另有详细说明。

一、病因病机

（一）西医病因机制

冠状动脉粥样硬化性疾病和斑块破裂合并血栓形成是 AMI 最常见的原因。其他不太常见的原因包括动脉炎、创伤、栓塞、先天性异常、高凝血状态和药物滥用。表 1-13 列出了一些除动脉粥样硬化外可能导致 AMI 的病理机制。

表 1-13　AMI 的非动脉粥样硬化病因

分类	具体病因
动脉炎	· Takayasu 病 · 结节性多发动脉炎 · 黏膜皮肤淋巴结综合征（川崎病） · 系统性红斑狼疮 · 类风湿关节炎 · 强直性脊柱炎
累及冠状动脉的代谢性疾病	· 黏多糖增多症 · 高胱胺酸尿症 · 法布里病 · 淀粉样变性
其他机制引起的管腔狭窄	· 痉挛 · 主动脉夹层延伸至冠状动脉

分类	具体病因
冠状动脉栓塞	· 感染性心内膜炎 · 非细菌性血栓性心内膜炎 · 人工瓣膜栓塞 · 心脏黏液瘤 · 反常栓塞 · 主动脉瓣乳头状纤维弹性瘤
先天性畸形	· 左冠状动脉异常起源于肺动脉 · 左冠状动脉起源于 Valsalva 前窦
其他因素	· 一氧化碳中毒 · 真性红细胞增多症 · 血小板增多症 · 可卡因滥用

（二）中医病因病机

病因与年老体衰、情志内伤、饮食不节、寒邪内侵等因素有关。主要病机有：

1.气滞血瘀

抑郁忧思或恼怒伤肝，肝失条达，气机不利，津液失布，痰湿阻滞，血脉不畅，血停为瘀，痰瘀阻于心脉；或劳倦过度，损伤心脾，心血耗伤则心脉失养，脾气受损则健运失常，气血生化不足，久之则脉行涩滞，痰瘀阻于心脉，心脉突然闭塞，气血运行中断，发为本病。

2.寒凝心脉

素体阳虚，胸阳不展，阴寒之邪乘虚侵袭，阴寒凝滞，心阳不振，气血痹阻，遇气候骤冷或感寒使心脉突然闭塞，气血运行中断，发为本病。

3.痰瘀互结

恣食膏粱厚味或饮食失节，损伤脾胃，或贪逸恶劳，终日伏案，多坐少动，气机不畅，痰湿积聚，瘀血内生，痰瘀互阻，心脉不畅，心脉突然闭塞，气血运行中断，发为本病。

4.气虚血瘀

气虚血瘀是本病的基本病机，气虚可仅为心气虚，亦可为五脏之气虚。在本虚的基础上，气血运行不畅，血停为瘀；或气血生化不足，脉行涩滞，心脉突然闭塞,气血运行中断,发为本病。

5.气阴两虚

年老体衰或久病者,心气不足,阴血耗伤,气阴亏虚,气血生化不足,亦可导致脉行涩滞,导致血行瘀滞,在诱因作用下,心脉突然闭塞,气血运行中断,发为本病。

6.阳虚水泛

年老久病或劳倦过度者,心肾阳虚,胸阳不展;气化不利,气血生化无源,脉络涩滞,心脉突然闭塞,气血运行中断,发为本病。阳不化气利水,常导致水饮凌心射肺。

7.心阳欲脱

寒凝心脉或气虚、气阴两虚,阴损及阳,心气心阳耗损至极,可出现心阳暴脱、阴阳离决之危证。

本病基本病机为心脉痹阻不通,心失所养。病位在心,与肝、脾、肾相关。病性本虚标实,本虚是气虚、阳虚、阴虚,以心气虚为主,标实为寒凝、气滞、血瘀、痰阻,以血瘀为主。疼痛剧烈者,多以实证为主,疼痛不典型或疼痛缓解后则多以虚证为主。本病心脉痹阻不通较一般胸痹为重,本虚、标实均较之更加突出,病情凶险,易生并症、变症。若气虚血少,心失所养,可出现心悸、脉律紊乱;若心肾阳虚,水饮内停,凌心射肺,可出现心衰;若心气心阳耗损至极,可出现心阳暴脱、阴阳离决之危证。

二、诊断

(一)病史

明确的病史对于确诊 AMI 是非常重要的。其典型的症状是胸骨后压榨样不适并伴有左臂放射痛。患者也可能以颈、颔、背、肩或右臂疼痛为唯一表现。其他相关症状包括出汗、呼吸困难、疲劳、乏力、头晕、心悸、急性精神错乱、恶心或呕吐。恶心和呕吐多见于下壁心肌梗死,部分患者可表现为上腹痛,可误诊为消化不良或其他消化道疾病。老年人可无胸部不适症状,但可出现左心室衰竭、明显乏力或晕厥的症状。术后患者和糖尿病患者也可能没有急性心肌梗死的典型症状。

(二)体格检查

AMI 患者通常处于焦虑状态,详细的体格检查对于排除其他诊断和对患者进行风险分层很重要。维持窦性心律的患者几乎均可出现第四心音。所有患者都应进行彻底的心脏检查了解基线特征以监测可能出现的机械并发症。年龄、收缩压、心率、啰音和第三心音是 AMI 患者重要的预后影响因素。全面的神经和周围血管检查也很重要，可作为基线特征以监测卒中或动静脉瘘等干预并发症。

（三）辅助检查

1.心电图

心电图（electrocardiogram，ECG）是诊断和定位 AMI 的一种有价值的临床工具。AMI 的心电图诊断要求男性 V_2/V_3 ST 段抬高至少 2 mm，女性 V_2/V_3 ST 段抬高至少 1.5 mm 或至少两个相邻导联 ST 段抬高至少 1 mm。既往左束支传导阻滞的存在可能会干扰 AMI 的诊断，但仅用传导异常不能解释的显著 ST 段偏离可提示 AMI。斯古奥萨（Sgarbossa）等验证了以下三种心电图标准对左束支传导阻滞患者的 AMI 诊断有独立价值，即 ST 段抬高 1 mm 以上，且与 QRS 波群一致（方向相同）；V_1、V_2、V_3 导联 ST 段压低 1 mm 以上；ST 段抬高 5 mm 以上，但与 QRS 波群不一致（方向相反）。

2.心肌标志物

WHO 公布的诊断 AMI 的标准至少需要以下三个要素中的两个。

（1）有典型的胸部不适史。

（2）与 AMI 相符的心电图变化。

（3）血清心肌标志物的升降。

用于诊断 AMI 的血清心脏标志物包括肌酸激酶（creatine kinase，CK）、CK-MB、心肌特异性肌钙蛋白和肌红蛋白。ACC 和欧洲心脏病学会（European Society of Cardiology，ESC）重新定义了心肌梗死的诊断，包括任何血清心脏标志物的升高，任何在临床事件后 24 h 内的肌钙蛋白 T 或肌钙蛋白 I 升高，任何在两个连续样本中的 CK-MB 升高，在任何时间的 CK-MB 高于参考值上限的 2 倍，CK-MB 常有上升及下降波动，心肌梗死不会引发持续的 CK-MB 升高和 CK 升至 2 倍参考上限（效力较低）。肌钙蛋白，特别是高敏肌钙蛋白测定可确诊大多数 AMI，而 CK 和 CK-MB 有助于诊断肌钙蛋白持续升高的复发性心肌梗死。

3.超声心动图

超声心动图的便捷性使其成为评估 AMI 患者的有价值的临床工具，可以通过检查室壁运动来确定或排除 AMI 的诊断，并有助于危险分层。超声心动图对诊断 AMI 的机械并发症也很有用。然而，重要的是，如果患者有很高的 STEMI 的可能性，并且符合前面描述的临床和心电图标准，则不应依赖超声心动图或任何其他诊断方式以致延迟启动 STEMI 的治疗。

（四）鉴别诊断

1.心包炎

患者的胸痛常在吸气和仰卧位加重。区分心包炎和 AMI 尤为重要，若因疏忽行溶栓治疗可导致心包炎患者心包积血。心包炎的 ST 段变化非常广泛，常呈弓背向下抬高。其他重要的诊断特征包括 PR 段压低且没有相对应的 ST 段压低。

2.心肌炎

心肌炎的症状和体征与 AMI 非常相似。患者通常相对年轻，发病较为缓慢，且有前驱上呼吸道症状，全面采集病史可协助诊断心肌炎。血清心脏标志物通常持续升高，而非达峰后恢复到基线水平。

3.主动脉夹层

急性主动脉夹层引起的疼痛通常发生在胸骨后，放射到背部或肩部，且非常剧烈，患者常描述为撕裂感。疼痛开始即为最重，并持续数小时。除病史外，体格检查发现双上肢血压不同也需引起警惕，即可能存在主动脉夹层。胸部 X 线片常显示纵隔增宽。经胸超声心动图可显示主动脉近端有内膜瓣。如果超声心动图不能诊断但临床上仍有夹层的可能性，患者应接受更明确的检查，如计算机断层扫描、磁共振成像或经食管超声心动图等。在 AMI 诊断路径中除外这种病变尤为重要，因为溶栓治疗常可导致患者死亡，若患者转诊急诊 PCI，不仅会延迟最终治疗，导管介入操作可引发致死性并发症。

4.肥厚型心肌病

肥厚型心肌病患者可能出现类似心绞痛的胸部不适和呼吸急促，这与心肌耗氧量增加有关。在这种情况下，症状通常会持续几个月或几年。经胸超声心动图是一种有意义的确诊检查。应用硝酸甘油或多巴酚丁胺可使该类患者出现低血压或晕厥。该类患者经常使用 β 受体拮抗药和丙吡胺进行治疗。

5.肺栓塞

当患者存在胸痛伴严重呼吸急促，无临床或影像学证据提示肺水肿，且有近期长途旅行史或存在高凝血状态的疾病时，应考虑肺栓塞。超声心动图可能有助于显示正常的左心室壁运动和右心室扩张和收缩。气胸、胸膜炎患者也可表现为胸骨后胸部不适，但疼痛的性质不同，且常随吸气而加重。

6.胆囊炎

下壁 AMI 患者可表现为上腹部或右上腹部疼痛,可被误诊为急性胆囊炎。相反,急性胆囊炎患者可有上述症状,偶有下壁 AMI 心电图表现。发热、显著白细胞升高、右上腹压痛等可协助胆囊炎的诊断。食管和其他上消化道症状也可与缺血性胸部不适极为相似。

7.肋软骨炎

肋软骨炎的疼痛通常表现为肋骨与胸骨连接处的软骨的局部压痛。该疼痛通常被描述为尖锐的、在运动或吸气时加重,并且在触诊时可重复出现。

三、并发症

在过去的 20 年里,随经皮冠状动脉成形术成为早期治疗的主要手段,STEMI 的死亡率逐渐下降。入院前心源性猝死是 AMI 最常见的死亡原因,而院内死亡常由于严重左心室功能不全或机械并发症引起的循环衰竭。急性心肌梗死的并发症可大致分为机械性、电生理性、缺血性、栓塞性和心包性。

(一)急性心肌梗死的机械并发症

1.心脏破裂

室间隔破裂、乳头肌断裂和游离壁破裂是 AMI 严重的、危及生命的机械并发症。再灌注治疗降低了心脏破裂的总发生率,其在 AMI 后发生的中位间隔时间缩短。

室间隔破裂的发生率为 $0.5\% \sim 2\%$。当出现新发全收缩期杂音时,应怀疑该诊断。彩色血流超声心动图是诊断室间隔破裂的首选检查。肺动脉导管加血氧监测也是一种有意义的辅助诊断手段,可在 X 线透视下测定上下腔静脉、右心房、右心室和肺动脉的氧饱和度。若存在心源性休克,除非有明显的主动脉反流,否则应尽早置入主动脉内球囊泵(intraaortic balloon pump,IABP)或临时循环支持装置作为手术前的桥梁治疗。该方式可降低全身血管阻力,降低分流率,增加了冠状动脉灌注,维持血压。在置入 IABP 或临时循环支持装置后,可以使用血管扩张药并密切监测血流动力学。外科手术缝合是主要的治疗方式。

既往有 3% 的 STEMI 患者经药物治疗或溶栓治疗后出现心脏游离壁破裂,但随着 PCI 早期再灌注手段应用广泛,这一事件发生率趋于下降。高龄、女性、高血压、首次 AMI、冠状动脉侧支不良是游离壁破裂的危险因素。

游离壁破裂是药物溶栓治疗患者的"早期风险"之一（接受药物溶栓治疗的患者在前 24 h 的死亡率实际上较高，部分原因是心脏破裂）。急诊开胸手术修复是有效的治疗方法，可以挽救少数急诊手术患者。假性动脉瘤常由左心室游离壁不全破裂时的心包和附壁血栓构成，通过一个狭窄的颈与左心室体相连，颈的直径小于基底直径的 50%。大约有 1/3 的患者会发生无诱因自发性破裂。

2.二尖瓣反流

大多数 AMI 相关的二尖瓣反流是短暂的、无症状的、良性的；然而，由乳头肌断裂引起的严重二尖瓣反流是一种可干预的致死性 AMI 并发症，占 AMI 后死亡率的 5%。乳头肌断裂的总发生率为 1%，常见于下壁心肌梗死，并累及后内侧乳头肌，因其血运仅由后降支提供。相反，前外侧乳头肌由左前降支和旋支动脉共同灌注，因此不易断裂。乳头肌完全断裂极为罕见，通常会立即导致休克和死亡。一处或多处乳头肌断裂的患者通常可因急性肺水肿进展而出现急性严重呼吸窘迫，并可迅速发展为心源性休克。患者在心尖可听到新发的全收缩杂音，并放射至腋窝或心底。在后乳头肌断裂时，杂音沿左胸骨边缘向上放射，可与室间隔破裂或主动脉瓣狭窄引起的杂音相混淆。具有多普勒和彩色血流显像的超声心动图可确诊该并发症。采用肺动脉导管进行血流动力学监测，可在肺毛细血管楔压（pulmonary capillary wedge pressure，PCWP）监测中发现大 V 波。血管扩张药和 IABP 是治疗急性重度二尖瓣反流的有效方法。乳头肌断裂的患者应立即手术治疗，药物治疗的患者预后很差。虽然围术期死亡率高于择期手术（为 20%～25%），仍建议对所有乳头肌断裂患者行手术治疗。

3.左心室衰竭和心源性休克

左心室功能不全的严重程度与心肌损伤程度相关。小范围 AMI 患者可有局部壁运动异常，但由于正常节段的代偿性运动亢进，可维持总体左心室功能正常。Killip 根据 AMI 发病时的临床表现和体征将患者分为四个亚组（表 1-15），级别越高，死亡率越高。心源性休克患者应尽快植入 IABP 或临时循环支持装置。

表 1-15 基于 Killip 的分级

Killip 分级	体征
Ⅰ级	听诊肺内清音，无 S3 奔马律
Ⅱ级	肺底啰音和(或)S3 奔马律

Killip 分级	体征
Ⅲ级	肺水肿
Ⅳ级	心源性休克

在高危患者中,应进行及时的血运重建。在 SHOCK 试验中,心源性休克患者被随机分配接受急诊血运重建($n=152$)或初步稳定治疗($n=150$)。由于样本量的原因,血运重建组和药物治疗组之间,30 d 的总死亡率没有显著差异(46.7% vs 56.0%,差距 9.3%;95%CI:20.5%~1.9%,$p=0.11$)。然而,接受血运重建组患者的 6 个月内死亡率显著低于接受药物治疗组(50.3% vs 63.1%,$p=0.027$)。因此,急诊血运重建是 AMI 合并心源性休克患者的标准治疗。

4.右心室衰竭

下壁心肌梗死后常可出血轻度右心室功能障碍,但只有 10% 的患者出现血流动力学显著异常。右心室受累取决于右冠状动脉闭塞的位置,只有当近端血管发生急性闭塞时,才会发生显著功能障碍。低血压、颈静脉怒张和肺部听诊无啰音三联征对右心室梗死具有较高的特异性,但敏感性较差。严重的右心室功能不全患者亦有低心排血量的症状,包括出汗、四肢湿冷和精神状态改变等。患者常有少尿和低血压,心电图通常显示有下壁心肌梗死。在疑似右心室梗死的情况下,V_4 导联中 ST 段抬高的阳性预测值为 80%。使用肺动脉导管进行血流动力学监测通常会显示右心房(right atrial,RA)压力与 PCWP 较高。急性右心室衰竭可导致左心室充盈受限及低心排血量状态。当 RA 压力高于 10 mmHg 且 RA/PCWP 值$\geqslant$0.8 时强烈提示右心室梗死。右心室梗死的治疗包括容量负荷、多巴酚丁胺正性肌力支持及维持房室同步。右冠状动脉和右心室分支成功再灌注的患者右心室功能可得到改善,30 d 死亡率降低。

5.左心室室壁瘤

急性室壁瘤常在收缩期膨出,会抵消正常心肌收缩功能。AMI 后 10% 的患者会出现慢性真性动脉瘤,在前壁 AMI 后更为常见。慢性室壁瘤定义为 AMI 后持续超过 6 周的室壁瘤。急性室壁瘤患者可出现心力衰竭甚至心源性休克。慢性室壁瘤患者可出现心力衰竭、室性心律失常和全身栓塞,也可无症状。伴有急性室壁瘤的心力衰竭患者常应用静脉血管扩张药及IABP 治疗。有室壁瘤内血栓的患者可使用华法林(香豆素)进行抗凝血治疗。对于难治性心力衰竭或难治性室性心律失常患者,应考虑手术切除动脉瘤。对于动脉瘤段仍有大量存活心肌的患者可进行血运重建治疗。

（二）急性心肌梗死的电生理并发症

心律失常是 AMI 后最常见的并发症，发生于约 90% 的患者。若传导异常引起血压减低，则需要临时或永久起搏器治疗。表 1-16 简要总结了相关内容。如果在 AMI 后除外反复缺血或短暂病因导致的心脏传导异常，AMI 后 2 d 以上的持续性心室颤动（ventricular fibrillation，VF）或室性心动过速（venticular tachycardia，VT）的患者需要安装植入式心律转复除颤器（implantable cardioverter defibrillator，ICD）。AMI 后传导异常并发症的长期风险在大面积梗死和左心室射血分数较低的患者中显著增加。

表 1-16　急性心肌梗死的电生理并发症及其处理

类别	心律失常类型	目标	治疗
电活动不稳定	室性早搏	纠正电解质紊乱和增加交感神经张力	补充钾离子和镁离子,应用 β 受体拮抗药
	室性心动过速	预心室颤动,恢复血流动力学稳定性	抗心律失常药;复律
	心室颤动	紧急转复	除颤
	加速性室性节律	可予观察,血流动力学功能受损时予干预措施	增加窦率(阿托品、心房起搏);抗心律失常药
	非阵发性房室交界性心动过速	寻找诱发原因(如洋地黄中毒) 若血流动力学功能受损则应控制心室率	超速起搏;抗心律失常药;如果出现地高辛中毒,则电复律是相对禁忌证

类别	心律失常类型	目标	治疗
泵衰竭/交感神经过度刺激	窦性心动过速	降低心率以减少心肌需氧量	镇痛药;镇静药;除非出现充血性心力衰竭,则建议使用β受体拮抗药;可使用利尿药改善后负荷
	心房颤动和(或)心房扑动	控制心室传导率,恢复窦性心律	地尔硫䓬、维拉帕米、地高辛、抗充血性措施(利尿药,减低后负荷)、心脏复律、快速心房起搏(心房扑动)
	阵发性室上性心动过速	降低心室率,恢复窦性心律	刺激迷走神经;维拉帕米、地高辛、β受体拮抗药;心脏复律;快速心房起搏
	窦性心动过缓	仅在血流动力学功能受损时才干预增加心率	阿托品;心房起搏
	交界区逸搏心律	只有当心房失去收缩作用导致血流动力学损害时,才能加速窦率	阿托品;心房起搏
	房室传导阻滞和心室内传导阻滞	—	心室起搏

(三)急性心肌梗死的缺血性并发症

梗死扩展是原梗死动脉区域内心肌坏死量的逐渐增加,可表现为心内膜下 AMI 扩展到透壁 AMI 或扩展并累及邻近心肌 AMI。急性 AMI 后数小时至 30 d 内的复发性心绞痛被定义为梗死后心绞痛,发生率为 23% ~ 60%。与直接 PCI 相比,非 Q 波 MI 和溶栓治疗后梗死后心绞痛的发生率更高。梗死后心绞痛患者猝死、再梗死和急性心脏事件的发生率均增加。PCI 或手术血运重建可改善这些患者的预后。在初始事件发生后的 24~48 h 内通常难以诊断单独孤立的区域性梗死。从心肌梗死指数的心电图变化中区分出再梗死可能较为困难。CK-MB 降至正常后再次升高或超过先前值的 50% 可诊断为再梗死。超声心动图也可通过发现新区域的室壁运动异常而协助诊断。

（四）急性心肌梗死的血栓并发症

AMI后系统性栓塞的发生率约为2%；前壁AMI患者的发病率更高。AMI后附壁血栓的总体发生率约为20%。大面积前壁MI的相关栓塞事件发生率约为60%。大面积前壁MI或心室内血栓形成患者应接受静脉肝素抗凝血治疗3～4 d，部分凝血活酶时间目标值为50～70 s。对于有心室内血栓形成的患者和超声心动图检测到大面积室壁运动障碍的患者，应至少口服华法林持续3个月。

（五）心包炎

AMI后早期心包炎的发生率约为10%，通常在24～96 h内发生。患者常主诉进展性胸痛持续数小时。疼痛随体位有变化，仰卧位加重，前倾位可缓解，当深吸气、咳嗽和吞咽时加重。心包炎时疼痛可向斜方肌放射，而与缺血性疼痛不同。梗死后心包炎患者应每4～6 h服用650 mg阿司匹林治疗。不应给予患者非类固醇类抗炎药和皮质类固醇，因为上述药物可干扰心肌愈合，并导致梗死进展。复发性心包炎可在秋水仙碱治疗中获益。德雷斯勒（Dressler）综合征（心肌梗死后综合征）发生于1%～3%的患者，常在AMI后1～8周出现。患者出现胸部不适、发热、关节痛、白细胞计数升高、红细胞沉降率升高等可提示心包炎，其治疗方法与早期梗死后心包炎相似。

四、西医治疗

（一）再灌注治疗

ST段抬高心肌梗死患者最重要的治疗目标之一是快速筛选出适宜经皮冠状动脉介入再灌注治疗的患者。初始诊断和治疗措施列于表1-17中。冠状动脉介入治疗作为再灌注的首选措施，应用于所有出现ST抬高性心肌梗死和症状发生<12 h的患者或持续心绞痛症状或动态心电图变化的患者。从第一次医疗接触到经皮冠状动脉介入治疗的目标时间<90 min。建立起包括紧急医疗服务转运至有PCI技术的医疗中心的区域性诊疗系统尤为重要。对于就诊于非PCI中心的患者，若能在120 min范围内实现转运，应立即转运至PCI中心治疗。应完善准确记录事件时间的工作表，作为持续质量改进计划的一部分，通过向导管室和急诊医护人员提供早期数据反馈来提高效率。

在具有经皮冠状动脉介入治疗功能的医院，从第一次医疗接触到设备时间的预期延迟超过120 min时，应考虑使用纤维蛋白溶剂。如果决定使用纤维蛋白溶剂，应在就诊后30 min内提供。纤溶疗法的禁忌证见表1-18。

在接受纤溶治疗的患者中,25%的梗死相关动脉持续闭塞或早期闭塞。大约5%的患者需要红细胞输血,大约1%的患者发生出血性卒中,尽管那些出血风险增加的患者被排除在治疗之外。

所有心电图提示 ST 段抬高的患者均应服用阿司匹林、β 受体拮抗药和肝素(除接受溶栓治疗者);在 12 h 内接受评估适宜血运重建的患者应立即使用现有纤溶酶[重组人组织型纤溶酶原激活物(rt-PA)、重组纤溶酶原激活物(rPA)、替奈普酶-组织纤溶酶原激活物(TNK-tPA)、链激酶(SK)]进行溶栓治疗,或进行 PCI 治疗;当患者存在溶栓绝对禁忌证和出现及延迟出现心源性休克时,也应考虑 PCI 治疗;12 h 后治疗的患者应接受药物治疗,基于病情差异亦可选择行再灌注治疗或应用血管紧张素转化酶抑制药(特别是左心室收缩功能受损时)。

表 1-17 ST 段抬高心肌梗死的诊断及治疗措施

分级	适应证
初始诊断措施	· 使用连续心电监测、血压监测、心率监测 · 取目标病史(包括 AMI 史,溶栓禁忌等);检查生命体征,进行重点检查 · 开始静脉注射,提取血清心肌标记物,进行血液学、化学、血脂谱检查 · 获取 12 导联心电图 · 获取胸部放射线照片(最好是直立的)
一般治疗措施	· 阿司匹林,160～325 mg(咀嚼和吞咽) · 硝酸甘油,舌下:检验变异型心绞痛,可逆性痉挛;抗缺血,降血压作用 · 氧气:数据量少,建议第 2～3 h 使用;如果动脉氧饱和度低(<90%)则继续治疗
具体治疗措施	· 再灌注治疗:目标为院内转运 PCI 时间<30 min,院内转运 PTCA 时间<90 min · 结合性抗血小板和抗血栓药:氯吡格雷、普拉格雷、替格瑞洛、肝素、依诺肝素、比伐鲁定 · 辅助治疗:除外禁忌后予 β 受体拮抗药,静脉注射硝酸甘油(抗缺血或降血压作用),ACEI[尤其是大面积或前壁 AMI,血压正常型心力衰竭(SBP>100 mmHg)、既往心肌梗死病史]

注:ACE 为血管紧张素转化酶;AMI 为急性心肌梗死;BP 为血压;ECG 为心电图;HR 为心率;IV 为静脉注射;SBP 为收缩压。

表 1-18　急性心肌梗死溶栓治疗的绝对禁忌证及相对禁忌证

分级	适应证
绝对禁忌证	• 既往出血性卒中;1 年内的其他卒中或脑血管事件 • 已知的颅内肿瘤 • 活动性内出血(不包括月经) • 疑似主动脉夹层
相对禁忌证	• 严重未控制高血压(血压>180/110 mmHg) • 绝对禁忌证中未涵盖的既往脑血管事件或已知颅内病变 • 当前应用治疗剂量的抗凝血药(INR 2.0~3.0);已知的出血事件 • 近期外伤史(2~4 周内),包括头部外伤、有创或延长的(>10 min)心肺复苏术及数周内的大手术史 • 不可压迫部位的血管穿刺术 • 近期(2~4 周内)有内出血 • 链激酶/阿尼普酶:既往(特别是 5 天到 2 年内)变态反应 • 妊娠 • 活动性消化性溃疡 • 慢性重度高血压病史

注:CPR 为心肺复苏术;INR 为国际标准化比率。

PCI 治疗开通率超过 90% 且禁忌证较少,已成为再灌注的首选方案。基莉(Keeley)等分析了 23 项试验,包括 7739 例患者数据,比较了直接 PCI 和溶栓治疗。PCI 组短期死亡率、再梗死和出血性卒中的发生率显著降低。若能够在大规模介入中心(每年超过 200 例 PCI 术)及时(发作至手术时间<90 min)由经验丰富者(每年行超过 75 例 PCI 术)进行干预,则 PCI 为首选的再灌注治疗策略。对药物治疗无效且不适合行直接 PCI 的难治性持续缺血患者以及 PCI 失败的患者,应考虑进行冠状动脉旁路移植术。冠状动脉旁路移植术也适用于需手术修复 AMI 机械性并发症的患者。

(二)辅助药物治疗

在评估患者再灌注治疗方案时,应同时采取其他药物措施。对 STEMI 患者的药物治疗可分为抗血小板、抗凝血,以及其他对抗心功能不全药物,如 β 受体拮抗药、利尿药、硝酸酯等药物治疗。

1.抗血小板药

所有患者发作时均应口服 162~325 mg 阿司匹林,并持续终身。对疑似 ST 段抬高心肌梗死患者应同时应用 P2Y12 受体拮抗药进行双重抗血小板治疗(氯吡格雷、普拉格雷、替格瑞洛),这些药物已被证明可减少包括已接受再灌注治疗的患者在内不同人群的死亡、再梗死和卒中联合终点的发生。新型抗血小板药不同的主要心血管终点存在很小差异,因此,药物决策的主要因素为起效时间及代谢途径(表 1-19)。

表 1-19　P2Y12 受体拮抗药

	起效时间	代谢/消除途径
氯吡格雷	2 h	肾脏
普拉格雷	30 min	肾脏
替格瑞洛	2~3 h	肝脏

2.抗凝血药

在 STEMI 急性期使用的抗凝血药分为三类:直接凝血酶抑制药(比伐卢定)、间接凝血酶抑制药(肝素和低分子肝素如依诺肝素)和 GPⅡb/Ⅲa 受体拮抗药(阿昔单抗、替罗非班和依替非巴肽)。支持肝素抗凝血治疗的大规模随机试验数据仍较有限,最近的 ACC/AHA 指南也仅将在 STEMI 急性期给予肝素单一治疗的证据定为 C 等级,提示该建议是基于专家共识和有限的试验数据。尽管如此,肝素抗凝血治疗仍是治疗 STEMI 的基石。推荐的肝素方案为 60 U/kg(最大 4000 U),维持剂量为每小时 12 U/kg(最多 1000 U),以维持活化部分凝血活酶时间为正常值的 1.5~2.0 倍(即 50~70 s)。若有证据表明血栓负荷较大,可以考虑向肝素联合糖蛋白 GPⅡb/Ⅲa受体拮抗药(阿昔单抗、替罗非班、依替非巴肽)。然而,由于 GPⅡb/Ⅲa 受体拮抗药会导致出血风险增加,目前的 ACA/AHA STEMI 指南提倡仅在血栓负荷大的高危患者中使用双重抗凝血治疗。

根据最近发表的试验结果,比伐卢定在 STEMI 治疗中的应用逐渐拓展。比伐卢定对比肝素联合 GPⅡb/Ⅲa 受体拮抗药的对比数据是基于多中心 HORIZON AMI 试验。3602 名 STEMI 患者随机接受比伐卢定或肝素联合 GPⅡb/Ⅲa 受体拮抗药,比伐卢定组表现出轻度的全因死亡率获益(2.1% vs 3.1%,$p=0.047$),30 d 内大出血事件减少(4.9% vs 8.3%,$p<0.01$)。比伐卢定组的多见并发症是前 24 h 内支架血内栓形成的风险更大(1.3% vs 0.3%,$p<0.001$)。

EUROMAX 试验也显示,与标准治疗(肝素联合 GPⅡb/Ⅲa 受体拮抗药)相比,比伐卢定组大出血发生率较低(2.6% vs 6.0%,$p<0.001$),但使用比伐卢定没有显著的死亡率优势。与 HORIZON AMI 不同,EUROMAX

试验中大量患者接受了造影干预,这潜在解释了较低的大出血率和两组之间缺乏死亡率差异。与 HORIZON AMI 试验相似,在 EUROMAX 中使用比伐卢定时支架血栓形成的风险增加(1.1% vs 0.2%,$p=0.007$)。

除了应用比伐卢定增加支架血栓形成的风险外,上述两个试验并未对比肝素和比伐卢定联合 GPⅡa/Ⅲb 受体拮抗药及其相关出血风险,是一个非常重要的混杂因素。基于上述问题,最近的单中心研究检验了比伐利鲁定与肝素单药治疗的作用。HEATPPCI 是欧洲的一项单中心研究,在 1917 例 STEMI 患者中研究了比伐卢丁与肝素的作用,提示肝素与比伐卢定单药治疗的出血风险没有显著差异(3.1% vs 3.5%,$p=0.59$)。这主要由于支架血栓形成(3.4% vs 0.9%,$p=0.001$)和再梗死概率增加,比伐卢丁治疗组的主要不良心血管事件(major adverse cardiovascular event,MACE)发生率显著高于肝素治疗组(8.7% vs 5.7%,$p=0.01$)。与 EUROMAX 一样,HEATPPCI 中大部分手术(约 80%)是通过桡动脉入路进行。此外,与氯吡格雷作为首选 P2Y12 受体拮抗药的 EURPMAX 和 HORIZON AMI 不同,在 HEAT PPCI 中,89% 的患者应用了新型 P2Y12 受体拮抗药中的一种(普拉格雷和替格瑞洛)。由于 HEAT PPCI 是一个单中心试验,且结果与之前比伐卢丁的研究有很大不同,需要进行进一步研究来确定最佳抗凝血方案。

3.其他药物治疗

常规早期静脉注射 β 受体拮抗药并未带来显著获益,其主要适应证应限定于高血压或心动过速患者。患者应在血流动力学条件稳定后开始口服 β 受体拮抗药。充血性心力衰竭、大面积前壁心肌梗死、持续缺血或高血压患者应在前 $24\sim48$ h 静脉注射硝酸甘油。复发性心绞痛或持续性肺淤血的患者应持续使用超过 48 h。医生应了解患者近期西地那非用药史,因为在摄入西地那非后 24 h 内应用硝酸甘油可导致严重低血压。最后,建议对 $\geqslant 2$ 个导联 ST 段升高、无低血压或已知禁忌证的心力衰竭、左心室射血分数 $<40\%$ 的患者应用 ACEI 和醛固酮受体拮抗药。长期口服醛固酮受体拮抗药的禁忌证包括肾功能不全(血清肌酐 > 20 mg/L)或高钾血症(>50 mg/L),仅限于在已经接受充足剂量 ACEI 的患者中使用。治疗电生理并发症或左心室衰竭可能需要使用其他药物(表 1-20)。

表 1-20　复杂急性心肌梗死常用药物剂量

药物	剂量	不良反应
心动过缓、房室传导阻滞		
阿托品	0.5 mg,静脉注射,每 5 min 1 次,至最大 2.0 mg	幻觉、发热、VT/VF、尿潴留、急性闭角型青光眼
异丙肾上腺素	2～10 μg/min,静脉滴注,应用至目标 HR	心动过速、低血压、需氧量增加
茶碱	15～30 min 内静脉注射 300～400 mg	心动过速、房性心律失常、中枢神经系统毒性
室上心律失常		
艾司洛尔	500 μg/kg 剂量静脉注射 1 min 以上,每次心室率增加时再次给药	CHF、支气管痉挛、低血压、心动过缓、房室传导阻滞
	50 μg/(kg·min),静脉滴注;其后每 5 min 增加 50 μg/kg 直至 200 μg/(kg·min)	
普萘洛尔	1 mg/min,静脉滴注,最高 0.1 mg/kg	同艾司洛尔
美托洛尔	5 mg,静脉注射,超过 2 min;可每 5 min 重复 2 次	同艾司洛尔
阿替洛尔	5 mg,静脉滴注,超过 2 min;可在 10 min 内重复 2 次	同艾司洛尔
维拉帕米	55 mg,静脉注射,超过 2 min;然后每 2 min 给药 1～2 mg 至 20 mg	CHF、低血压、心脏传导阻滞、心动过缓
地尔硫䓬	0.25 mg/kg,静脉滴注,超过 2 min,然后按 5～15 mg/h 速度给药	同维拉帕米
地高辛	0.5 mg,静脉注射,超过 5 min;然后给 0.25 mg,每 4 h 1 次,静脉滴注至 1 mg	室性心律失常,心脏传导阻滞,梗死范围扩大
普鲁卡因胺	20～30 mg/min,静脉滴注至 12～17 mg/kg;然后改为 1～4 mg/min	低血压
腺苷	6 mg,静脉滴注;若无效,12 mg 静脉滴注	面部潮红,胸痛,呼吸困难,窦性停搏

续表

药物	剂量	不良反应
室性心律失常		
利多卡因	1 mg/kg,静脉滴注;其后 0.5 mg/kg,每 10 h 1 次静脉注射;随后 2~4 mg/min,静脉滴注	恶心、麻木、精神错乱、发音模糊、呼吸抑制、震颤、癫痫发作、窦性停搏
胺碘酮	150 mg,静脉团注超过 10 min,其后 6 h 按 1 mg/min 速度应用,然后 0.5 mg/min	低血压、心肌顿抑、心动过缓、传导阻滞
硫酸镁	2 g 静脉团注超过 5 min,8 g 超过 24 h	面部潮红、心动过缓
心力衰竭、休克		
硝酸甘油	50~200 μg/min,静脉滴注	低血压
硝普钠	0.25~10 μg/(kg·min),静脉滴注	低血压、硫氰酸盐中毒
依那普利	0.625~1.25 mg,静脉滴注,每 6 h 1 次	低血压、呕血
拉贝洛尔	20~80 mg,静脉注射,每 10 h 1 次;然后是 2 mg/min,静脉输液	低血压、心动过缓
呋塞米	20~160 mg,静脉滴注	低钾血症、低镁血症
布美他尼	1~3 mg,静脉滴注	恶心、痉挛
多巴酚丁胺	5~20 μg/(kg·min),静脉滴注	耐药
多巴胺	2~20 μg/(kg·min),静脉滴注	氧耗增加
去甲肾上腺素	2~16 μg/min,静脉滴注	周围血管收缩、内脏血管收缩
米力农	50 μg/kg 静脉团注超过 10 min,然后 0.375~0.75 μg/(kg·min)	室性心律失常

注:CHF 为充血性心力衰竭;VF 为心室颤动;VT 为室性心动过速。

(三)治疗进展

有下述几种方法可以改善再灌注率和患者的结局。潜在方式包括优化再灌注路径、既定药物的不同剂量方案,改进的辅助治疗(表 1-21),新型抗血小板药和抗凝血药的发展,以及应用临时循环辅助装置。在本书讨论的范围之外,仍有多项研究探索多支病变患者的完全血运重建、血栓抽吸及应用心脏支持装置减低左心负荷的作用。

表 1-21 急性心肌梗死的辅助药物治疗

药物名称	用法、用量
氧气	鼻导管吸氧 2~4 L/min
硝酸甘油	舌下含服,每 2~5 min 含服 0.4 mg,共 3 次
	静脉注射,10~200 μg/min
阿司匹林	维持剂量 160~325 mg
氯吡格雷	负荷剂量 600 mg,维持剂量 75 mg,每日 1 次
普拉格雷	负荷剂量 60 mg,维持剂量 10 mg,每日 1 次
替格瑞洛	负荷剂量 180 mg,维持剂量 90 mg,每日 1 次
美施康定;美施康定(吗啡控释片)	每 5~30 min 服用 2~5 mg
肝素	60 U/kg(最大 4000 U),12 U/(kg·h)(最大 1000 U/h)调整,以保持 APTT 50~70 s,维持 48 h
β受体拮抗药	
美托洛尔	超过 15 min 应用 5 mg 静脉滴注 3 次;10 min 后口服 50 mg;随后口服 100 mg,每日 3 次
阿替洛尔	超过 10 min 应用 5 mg 静脉滴注 2 次;10 min 后口服 50 mg;随后口服 100 mg,每日 1 次
ACEI	
卡托普利	口服 6.25~50 mg,每日 3 次
依那普利	口服 2.5~20 mg,每日 3 次
赖诺普利	口服 2.5~20 mg,每日 1 次
雷米普利	口服 2.5~20 mg,每日 1 次
华法林(香豆素)	根据 INR 进行调整,2~10 mg,每日 1 次

注:INR 为国际标准化比值。

五、中医辨证论治

急性 ST 段抬高型心肌梗死诊断明确后,应按照指南紧急行经皮冠状动脉造影明确血管病变,必要时植入支架治疗。但急性 ST 段抬高型心肌梗死病情稳定后,或无法行支架治疗患者,可依据中医辨证给予论治。

（一）气滞血瘀证

1.临床证候

胸中痛甚,难以缓解,胸闷气促,不得卧,烦躁易怒,心悸不宁,脘腹胀满,唇甲青紫,舌紫暗或有瘀斑、瘀点,脉沉弦或结代。

2.治法

活血化瘀,通络止痛。

3.方药

血府逐瘀汤:桃仁、红花、当归、生地黄、牛膝、川芎、桔梗、赤芍、枳壳、甘草、柴胡。

方中活血与行气相配伍,既能行血分瘀滞,又解气分郁结;二是祛瘀与养血同施,则活血而无耗血之虑,行气而无伤阴之弊;三为升降兼顾,既能升达清阳,又可降泄下行,使气血调和。

若痛甚,可加降香、郁金、延胡索;若因肝郁化火,可酌情加牡丹皮、栀子。

（二）寒凝心脉证

1.临床证候

胸痛彻背,心痛如绞,胸闷憋气不得卧,形寒畏冷,四肢不温,冷汗自出,心悸短气,舌质紫暗,苔薄白,脉沉细或沉紧。

2.治法

散寒宣痹,芳香温通。

3.方药

当归四逆汤:当归、桂枝、芍药、细辛、通草、甘草、大枣。

本方用于血虚寒厥证,临床中温阳与散寒同用,养血与通脉兼施,温而不燥,补而不滞。全方共呈温经散寒,活血通痹之效,可加苏合香丸。发作无休止,身体寒冷者,可加乌头赤石脂丸;血瘀明显者,可加川芎、三七、红花、丹参。

（三）痰瘀互结证

1.临床证候

胸痛剧烈，如割如刺，疼痛难以缓解，胸闷如窒，心悸气短，腹胀纳呆，恶心呕吐，舌苔浊腻，脉滑。

2.治法

豁痰活血，理气止痛。

3.方药

瓜蒌薤白半夏汤合冠心2号方：瓜蒌、薤白、半夏、川芎、赤芍、红花、降香、丹参。

前方以瓜蒌、薤白化痰通阳，行气止痛；半夏加厚朴、枳实辛苦温通气滞而破痰结。后方由活血化瘀药川芎、赤芍、降香、红花、丹参组成，活血通瘀。

痰瘀化热，合并心烦口渴、便秘、舌苔黄腻、脉滑数者，加黄芩、竹茹、胆南星、酒大黄；恶心呕吐、呃逆频作者，加生姜、半夏、旋覆花、厚朴；畏寒、肢冷、腹胀者，加附子、生姜、木香。

（四）气虚血瘀证

1.临床证候

胸闷心痛，动则加重，神疲乏力，少气懒言，心悸自汗，舌体胖大有齿痕，舌质暗淡，苔薄白，脉细弱而无力，或有结代。

2.治法

益气活血，祛瘀止痛。

3.方药

补阳还五汤：黄芪、当归、赤芍、地龙、川芎、红花、桃仁。

方中大剂量黄芪补气，当归、川芎、赤芍、桃仁、红花活血化瘀。临床中，可去地龙，痛甚者，可加失笑散、三七；因情志而诱发加重者，可加柴胡、枳壳、香附；见胸脘满闷，纳呆，舌苔白腻者，可加陈皮、半夏、白术、茯苓；腹胀便秘者，可加酒大黄、厚朴；乏力明显、纳少、便溏者，可加党参、白术、茯苓、砂仁。

（五）气阴两虚证

1.临床证候

胸闷心痛，心悸不宁，气短乏力，心烦少寐，自汗或盗汗，口干耳鸣，腰膝酸软，舌红，少苔或剥落，脉细数。

2.治法

益气滋阴,通脉止痛。

3.方药

生脉饮合左归饮加减:人参、麦冬、五味子、熟地黄、枸杞、山药、甘草、茯苓、山萸肉。

方中人参、麦冬、五味子益气养阴,熟地黄、枸杞子、山萸肉滋补肾阴,山药健脾益肾,茯苓与山药健脾淡渗利湿,使滋阴而不腻。

若胸中刺痛,可加三七、丹参、桃仁、红花等活血之辈;若心悸口渴明显,加黄连、知母;若阴虚肠燥便秘,可加玄参、火麻仁、地黄、大黄;若心悸、烦躁、失眠多梦,加炙甘草、酸枣仁、柏子仁、龙骨、牡蛎。

(六)阳虚水泛证

1.临床证候

胸闷憋气,不得卧,心痛频发,时而缓解,时而发作,气短乏力,畏寒肢冷,下肢以及腰部浮肿,面色苍白,唇甲淡白或青紫,舌淡胖或紫暗,水滑苔,脉沉细。

2.治法

温阳利水,通脉止痛。

3.方药

真武汤合葶苈大枣泻肺汤:茯苓、生姜、芍药、附子、白术、葶苈子、大枣。

方中制附子配合生姜温阳通脉,白芍制约生姜发散之性,茯苓、葶苈子利水,大枣、白术健脾和胃。

若胸痛较甚,不得缓解,可加水蛭、地龙、红花之品;若伴有寒凝,加薤白、桂枝、细辛;若水肿较甚,可加车前子、泽兰、泽泻、益母草等活血利水;若喘促、咳痰较甚,则加桑白皮,重葶苈子。

(七)心阳欲脱证

1.临床证候

胸闷憋气,心痛频发,四肢厥逆,大汗淋漓,面色苍白,口唇紫暗,发绀,手足青至节,虚烦而不得眠,甚至神志淡漠或突然晕厥,舌质紫暗,脉微欲绝。

2.治法

回阳救逆,益气固脱。

3.方药

参附龙骨牡蛎汤：人参、附子、煅龙骨、煅牡蛎。

方中以人参益气，附子回阳救逆，龙骨、牡蛎配合人参、附子回阳救逆。

若兼有阴竭欲脱，同时伴有暴躁不得眠，汗出如油，兼有亡阴之象，可加麦冬、五味子；若兼有心脉瘀阻，唇色紫暗、脉细涩，可加丹参、三七、桂枝。

（刘昕烨）

第二章　高血压

　　高血压是人类的首要死因之一,通常被定义为两次测得血压均
≥140/90 mmHg。由于收缩压和舒张压的血压水平与心血管
(cardiovascular,CV)风险之间存在一定的相关性,需要通过反复测量来判
断患者的血压水平为持续存在的高血压状态、需引起注意的水平,抑或是仅
处于需要监测的正常范围。自然史研究(弗雷明汉心脏研究)表明,当血压
超过 140/90 mmHg 的临界点时可导致 CV 风险上升。但是,每个国家/地
区的人群可耐受的 CV 风险因人而异。例如,加拿大和欧洲的高血压诊断
阈值更高。在过去的几十年中,美国将高血压的诊断阈值从 160/95 mmHg
逐步修改为现在的 140/90 mmHg,从而导致高血压的患病率从大约 14.5%
升高到了 23%(表 2-1)。在最近关于确定高血压阈值相关的系统综述中,多
项证据支持对 60 岁以上的受试者以 150/90 mmHg 的阈值开始进行降血压
治疗,亦有部分研究认为应将 60 岁以下的受试者的血压控制目标设定为
140/90 mmHg 以下。

　　表 2-2 对成人血压进行了分类,其血压水平为无急性病的成人在未服用
降血压药的情况下所测定的数值。当收缩压和舒张压为不同分级时,应按
照两者中较高级别作为分级。例如,应将 180/90 mmHg 和 140/110 mmHg
归为 2 级高血压。单纯收缩期高血压为收缩压(systolic blood pressure,
SBP)≥140 mmHg 但舒张压(diastolic blood pressure,DBP)<90 mmHg 并
进行合理分级的高血压(例如,170/85 mmHg 定义为 2 级单纯收缩期高血
压)。除了根据平均血压水平对高血压进行分类,临床医生应明确患者是否
存在靶器官病变与其他危险因素。这种个体差异对于确定风险分层与治疗
方案很重要。例如,患有糖尿病且血压为 142/94 mmHg 的患者应被分为
1 级高血压伴有一种主要危险因素(糖尿病)。确定并发症对评估个体的整
体心血管风险很重要,可进一步指导干预措施(例如,高血压合并慢性肾脏
疾病是肾素-血管紧张素-醛固酮系统拮抗药的应用指征)。

表 2-1　年龄调整后和特定年龄段的高血压患病率

人口群体	NHANESⅢ:高血压患病率/%
全部	29.1
男性	29.7
女性	28.5
18～39 岁	7.3
40～59 岁	32.4
60 岁及以上	65.0
黑种人	42.1
白种人	28.0
西班牙人	26.0
亚洲人	24.7

注:表中为 2011～2012 年美国 18 岁及以上群体数据。高血压定义为收缩压≥160 mmHg和(或)舒张压≥95 mmHg 和(或)目前正在服用降血压药;或为收缩压≥140 mmHg和(或)舒张压≥90 mmHg 和(或)目前正在服用降压药。

表 2-2　成人血压类别

BP 分类	SBP	DBP
正常	<120 mmHg	<80 mmHg
升高	120～129 mmHg	80～84 mmHg
高血压		
1 级	130～139 mmHg	85～89 mmHg
2 级	140～159 mmHg	90～99 mmHg

注:BP 为血压;DBP 为舒张压;SBP 为收缩压。

既往的指南主张在某些心血管疾病(cardiovascular disease,CVD)高风险(糖尿病和肾功能不全)的高血压人群中执行更为严格的≤130/85 mmHg血压控制水平。但是这项建议多基于流行病学的研究和临床试验的回顾性分析,而这些研究仅表明较低的血压水平具有较低的 CVD 风险,但并未证明≤130/85 mmHg 的阈值比≤140/90 mmHg 的常规目标具有更大获益,仍需要进行临床试验以支持更严格降压阈值的人群类型。本章回顾了最近完成的关于严格降压的临床试验,尚缺乏支持较 140 mmHg 更低的 SBP 阈值具备临床获益的证据。

在 1997 年之前,指南仅将高血压定义的重点放在 DBP 上。而上文提及的 Framingham 的研究表明,高 SBP 和 DBP 均具有 CVD 的风险,因此当前的血压指南同时基于收缩压或舒张压水平来定义高血压。与舒张压相比,SBP 水平可能更好地预测 CV 风险。有相当多的证据表明,与收缩压或舒张压相比,脉压(收缩压与舒张压差值,pulse pressure,PP)可提供更大的 CV 风险预后信息。在 Framingham 的研究中发现,SBP≥120 mmHg 且 DBP 低的中老年人具有较高的 CVD 风险。这表明高脉压也是风险的重要组成部分,最终只能通过针对 SBP 来降低或控制 PP。因此,尽管血压的所有参数对于评估 CV 风险都很重要,但在临床上应尤其注意降低 SBP 以降低 CV 风险。

第一节 病因病机

一、西医病因机制

高血压可以被分为两类:继发于其他疾病或摄入外源性物质而引起的继发性高血压,以及以血压升高为主要病理生理过程的原发性高血压。本章仅对原发性高血压进行了描述。在原发性高血压的发生发展中,遗传因素和环境因素均会引起血压的升高。

(一)遗传因素

根据流行病学调查,约有 30% 的收缩压变异可归因于遗传或基因多态性因素。来自双胞胎研究和家庭队列的研究认为遗传相关的收缩压变异可高达 70%。遗传因素的差异反映出所研究人群的多样性、肥胖,以及其他相关环境因素的影响。虽然遗传因素导致血压增高可以合理解释高血压的家族性分布特点,但很少有研究能够明确地证实遗传因素比环境因素更为重要。目前,细胞和分子生物学的进展已经明确了能够改变和调节离子通道状态、醛固酮信号传导、血管收缩和炎症改变的相关基因等。同时,全基因组关联研究已检测到超过 50 个血压基因位点,通过混合连锁不平衡作图确定了载脂蛋白 L1(APOL1)在非裔美国人高血压性肾病发病中的作用。

(二)环境因素

有许多环境因素可能会影响血压水平。本节简要讨论了由专家共识确定的对高血压治疗有重要影响的易变因素。

1.肥胖

肥胖症在中年美国人中很常见,尤其是在高血压人群中。在首次国家健康和营养检查调查(First National Health and Nutrition Examination Survey,NHANES I)的一项后续研究中,以体重指数(body mass index,BMI)衡量的肥胖是高血压的重要预测指标,而减重则可降低血压。在Framingham 研究中,将近 70% 的新发高血压可归因于既往肥胖的情况。据称,肥胖对心血管系统的危害要大于广义肥胖症自身。肥胖与血压有关的机制尚不清楚,但它可包括脂肪因子、炎症和氧化应激等途径。对于 BMI>40 kg/m² 的受试者,减肥手术是更为有效的干预措施。数千克的体重减轻就可以改善肥胖的风险。

2.盐的摄入

大量数据表明摄盐量与高血压有关。在一系列小规模研究中,据估计,每增加摄入 10 mmol 膳食钠,SBP 就会增加 1.2 mmHg。大量证据支持人群中钠摄入量与血压之间的关系,低盐饮食以达到降血压作用的措施已得到确切证明。防止高血压的饮食方法(dietary approach to stop hypertension,DASH)描述了与饮食中钠的限制有关的剂量依赖性降血压效果。DASH 饮食建议将钠摄入量减少到 100 mmol/d 以下,可以使血压正常的参与者血压降低 7.1 mmHg,高血压患者血压降低 11.5 mmHg。

3.压力

尽管既往和当前的压力都与高血压有关,但很少有方法可以量化其对个体血压的影响。为了突破这种限制,常采用诸如心理算术之类的演练及将手臂浸入冷水中作为标准的压力量度。尽管很难量化压力,但可明确的是,减少压力对健康具有重要益处。曾有研究证实冥想可使血压显著降低,并减轻左心室肥大。冥想在非裔美国人中的降血压作用(平均 10.7 mmHg)甚至超出了大多数单一药物疗法的反应。

4.酒精

经常饮酒与高血压之间的直接关系尚未得到证实。数个比较戒酒期间(住院期间)的试验曾证实酒精戒断期间血压有下降。短期干预研究的结果表明,每天喝 3~8 杯酒即可产生短期的升血压作用。尽管目前尚未建立确切的因果关系,但仍应严格按照美国心脏协会的建议将每天的酒精摄入量减至 29.57~59.14 mL 以下。

二、中医病因病机

本病主要由情志失调、饮食不节、久病过劳及先天禀赋不足等,致使机体脏腑、经络气血功能紊乱,阴阳失衡,清窍失聪,或风阳夹痰夹瘀上扰清空,形成以头晕、头痛等为主要表现的高血压。

(一)肝阳上亢

肝为风木之脏,内寄相火,体阴而用阳,主升主动。肝主疏泄,依赖肾精充养,素体阳盛,肝阳偏亢,日久化火生风,风升阳动,上扰清窍,则发眩晕。长期忧郁恼怒,肝气郁结,气郁化火,肝阴暗耗,阴虚阳亢,风阳升动,上扰清窍,发为眩晕。《类证治裁》曰:"头为诸阳之会,烦劳伤阳,阳升风动,上扰巅顶。耳目乃清空之窍,风阳旋沸,斯眩晕作焉。"

(二)痰湿中阻

脾主运化水谷,为生痰之源,若嗜酒肥甘,饥饱无常,或思虑劳倦,伤及于脾,脾失健运,水谷不化生精微,聚湿生痰,痰浊上扰,蒙蔽清窍,发而为眩。《丹溪心法》曰:"头眩,痰夹气虚并火,治痰为先……无痰不作眩。"

(三)瘀血阻窍

久病入络,随着病情的迁延不愈,日久殃及血分,血行不畅,瘀血内停,滞于脑窍,清窍失养,发为眩晕。明代虞抟在《医学正传》中有"因瘀致眩"之说。

(四)肝肾阴虚

肝藏血,肾藏精,肝肾同源。肝阴不足可导致肾阴不足,肾阴不足也可引起肝阴亏乏。肝阳上亢日久,不但耗伤肝阴,也可损及肾阴。素体肾阴不足或纵欲伤精,肾水匮乏,水不涵木,阳亢于上,清窍被扰,而作眩晕。

(五)阴阳两虚

久病体虚,累及肾阳,肾阳受损,或阴虚日久,阴损及阳,导致阴阳两虚,髓海失养,而见眩晕等。

综上所述,高血压一病,主要病因为情志失调、饮食不节、久病劳伤、先天禀赋不足等。主要病机环节为风、火、痰、瘀、虚,与肝、脾、肾等脏腑关系密切。病理性质为本虚标实,肝肾阴虚为本,肝阳上亢、痰瘀内蕴为标。病机除了上述五个方面外,还有冲任失调、气阴两虚、心肾不交等,在临床中可参照辨证。

第二节 诊断与治疗

一、诊断

患者两次以上测量血压超过 140/90 mmHg 即可以诊断为高血压。其初始评估包括三个部分,通过进行综合分析可以评估当前存在的靶器官损伤数量及心血管风险。

第一部分是问诊,问诊内容包括家族史、系统回顾,尤其要关注心血管系统,以及会导致心血管风险升高的生活方式。

第二部分是体格检查,要特别注意眼底、颈部、心脏、肺部、腹部和周围血管等的改变,可对其他器官系统进行简单的检查以达到筛查的目的。眼底检查的出血和渗出、特定的瓣膜杂音、腹部杂音和多囊肾对于评估高血压的严重程度或提示血压升高的病因十分关键。

第三部分是辅助检查,初始的实验室检查可选择基础的电解质筛查(表2-3)。电解质信息可在一定程度上反映肾功能,而血钾水平是用于筛查原发性醛固酮的首要方法。尿液分析可为肾脏疾病相关高血压提供更多信息。心电图(electrocardiography,ECG)是针对高血压相关心脏变化的首选筛查检测。全血细胞计数(complete blood count,CBC)和尿酸检测对于靶器官损伤提供的信息较少,但可用于发现痛风和低血细胞比容等动脉硬化的危险因素。空腹血糖和血脂水平同样揭示糖尿病和血脂异常引起的心血管风险增加。

表 2-3 实验室初步评估

检查	意义
尿液常规	有助于排除肾脏疾病
尿素氮或血清肌酐的测定	可以排除肾衰竭;提供基线肾功能指标
血清钾	未服药的低钾血症(<3.5 mEq/L)患者应明确有无原发性醛固酮增多症
血清葡萄糖升高[a]	协助诊断糖尿病
尿酸测量[a]	提供基线;可能是未来痛风的预测因素

续表

检查	意义
血清胆固醇与 HDL、LDL 和甘油三酯（如有）[a]	提供心脏疾病的其他风险因素
钙水平[a]	排除高钙血症所指的高血压
ECG	有助于确定是否存在 LVH、局部缺血、心脏传导阻滞等

注：HDL 为高密度脂蛋白；LDL 为低密度脂蛋白；LVH 为左心室肥大。a 表示自动化血液化学检测较单项检测的经济效益比更高。

2018 年《中国高血压防治指南》修订的标准见表 2-4。

表 2-4　血压水平的分类和定义

类别	收缩压/mmHg	舒张压/mmHg	
正常血压	<120	和	<80
正常高值	120～139	和（或）	80～89
高血压	≥140	和（或）	≥90
1 级高血压（轻度）	140～159	和（或）	90～99
2 级高血压（中度）	160～179	和（或）	100～109
3 级高血压（重度）	≥180	和（或）	≥110
单纯收缩期高血压	≥140	和	<90

注：当收缩压和舒张压分属于不同级别时，以较高的分级为准。单纯收缩期高血压也可按照收缩压分为 1 级、2 级、3 级。

二、西医治疗

（一）何时开始治疗

美国退伍军人管理合作研究（Veterans Administration Cooperative Study，VA Study）是第一个提示降血压治疗可降低发病率和死亡率的随机试验。最初的报告主要针对 DBP 115～129 mmHg 的受试者。但是，第二份关于 DBP 90～114 mmHg 受试者的报告引起了更加广泛的关注，它证实可通过降血压治疗消除高血压的发生和进展。在关于何时开始治疗的系统综述最终建议是在大于 60 岁的受试者中，让 SBP≥150 mmHg 者开始接受治疗。虽然尚缺乏在年轻受试者中开始降血压治疗的有效证据,但从 VA 研究中得到的结果仍建议患者在≥140/90 mmHg 时即开始接受降血压治疗。

（二）评估积极的血压控制的影响的试验

血压控制相关的大多数药物类别均有效,钙通道阻滞药和 ACEI 联合应用具有优势,β受体拮抗药应退至二线治疗。

许多大型试验表明,血压控制对一般高血压人群至关重要。对于患有高血压和合并 CV 高危因素（如伴随糖尿病或肾功能不全）的患者而言更是如此。然而,似乎将 SBP 控制在 140 mmHg 以下与控制在 130 mmHg 以下达到防止 CV 事件的有效性是一致的。部分前瞻性试验中的观察结果与上述共识小组的观点相反。共识小组采用回顾性研究得出了针对糖尿病患者和肾功能不全患者积极降血压的建议。在对血压目标的系统评价中,在包括糖尿病和（或）肾脏疾病患者的高血压患者中,推荐 SBP＜140/90 mmHg 的控制目标。

目前,在高血压治疗中没有证据支持特定的药物类别。患有糖尿病肾病的高血压患者可采用肾素血管紧张素受体抑制药。目前,尚未完成的 ALLHAT 研究已经表明,α受体拮抗药不能达到利尿药的 CV 风险降低作用,因此被归为二线药物。

随着对"最佳"降血压药类别的探索,利尿药、ACEI、β受体拮抗药、血管紧张素受体抑制药和钙通道阻滞药（不包括在肾功能不全者中使用）的优劣尚有待考证。达到＜140 mmHg 的血压控制目标常需要联合多种药物。

（三）药物治疗

1.利尿剂

利尿剂用于轻度、中度高血压,适用于老年高血压、单纯收缩期高血压、难治性高血压、心力衰竭合并高血压的治疗。

（1）噻嗪类：①氢氯噻嗪,每次 12.5～25 mg,每日 1～2 次,口服;②氯噻酮,每次 12.5～25 mg,每日 1 次。此类药物易引起低血钾及血糖、血尿酸、血胆固醇增高,因此,糖尿病、高脂血症患者慎用,痛风患者禁用。

（2）襻利尿剂：呋塞米,每次 20～40 mg,每日 1～2 次。此类药物利尿作用强而迅速,可致低血钾、低血压。肾功能不全者慎用。

（3）保钾利尿剂：①螺内酯,每次 20 mg,每日 2 次;②氨苯蝶啶,每次 50 mg,每天 1～2 次。本类药物可引起高血钾,不宜与血管紧张素转换酶抑制剂合用,肾功能不全者禁用。

此外,吲达帕胺兼有利尿及钙拮抗作用,能有效降压而较少引起低血钾,它可从肾外(胆汁)排出,可用于肾衰竭患者,有保护心脏的作用。高脂血症及糖尿病患者慎用。常用剂量为每次 2.5～5 mg,每日 1 次。

2.β 受体阻滞剂

(1)美托洛尔:每次 25～50 mg,每日 2 次。

(2)阿替洛尔:每次 50～100 mg,每日 1 次。

(3)阿罗洛尔:每次 10 mg,每日 2 次。

(4)比索洛尔:每次 5～10 mg,每日 1 次。

(5)卡维地洛(兼有 α 受体阻滞作用):每次 12.5～25 mg,每日 1 次。

3.钙通道拮抗剂(CCB)

CCB 可用于中度、重度高血压的治疗,适宜于单纯性收缩压增高的老年病患者。

(1)硝苯地平:每次 5～10 mg,每日 3 次。

(2)硝苯地平缓释片:每次 30～60 mg,每日 1 次;或每次 10～20 mg,每日 2 次。

(3)硝苯地平控释片:每次 30～60 mg,每日 1 次。

(4)尼群地平:每次 10 mg,每日 2 次。

(5)非洛地平缓释片:每次 2.5～10 mg,每日 1 次。

(6)氨氯地平:每次 5～10 mg,每日 1 次。

(7)拉西地平:每次 4～6 mg,每日 1 次。

4.血管紧张素转换酶抑制剂(ACEI)

妊娠高血压、严重肾衰竭、高血钾者禁用 ACEI。

(1)卡托普利:每次 12.5～50 mg,每日 2～3 次。

(2)依那普利:每次 10～20 mg,每日 2 次。

(3)贝那普利:每次 10～20 mg,每日 1 次。

(4)培哚普利:每次 4～8 mg,每日 1 次。

(5)赖诺普利:每次 10～20 mg,每日 1 次。

(6)福辛普利:每次 10～40 mg,每日 1 次。

5.血管紧张素Ⅱ受体阻滞剂(ARB)

(1)氯沙坦:每次 25～100 mg,每日 1 次。

(2)缬沙坦:每次 80～160 mg,每日 1 次。

(3)厄贝沙坦:每次 150～300 mg,每日 1 次。

(4)坎地沙坦:每次 4~8 mg,必要时可增至 12 mg,每日 1 次。

此类药物不良反应较少,可能有轻微头痛、水肿等,一般不引起刺激性干咳。其治疗对象和禁忌证与 ACEI 相同,用于不耐受 ACEI 的干咳患者。

6.α受体阻滞剂

一般不作为高血压的首选药,适用于高血压伴前列腺增生等患者,也用于难治性高血压患者的治疗。α受体阻滞剂最主要的不良反应是首剂低血压反应、直立性低血压及耐药性,最好住院时使用。①哌唑嗪:每次 0.5~2 mg,每日 3 次。②特拉唑嗪:每次 1~8 mg,每日 1 次。α受体阻滞剂因不良反应较多,目前不主张单独使用,但是在复方制剂或联合用药治疗时还在使用。

7.肾素抑制剂

肾素抑制剂为一类新型肾素-血管紧张素系统阻滞降压药,其代表药为阿利吉伦,每次 150~300 mg,每日 1 次。妊娠高血压禁用此类药。

8.其他

复方罗布麻叶片、复降片、珍菊降压片等降压作用温和,价格低廉,可酌情选用。

三、中医辨证论治

(一)肝火上炎

临床表现:以头晕胀痛、面红目赤、烦躁易怒为主症,兼见耳鸣如潮、胁痛口苦、便秘溲黄等症,舌红,苔黄,脉弦数。

治法:清肝泻火。

代表方:龙胆泻肝汤加减。

加减:头痛,头晕甚,加石决明(先煎)30 g,珍珠母(先煎)30 g,以平肝潜阳;目赤耳鸣,头痛偏甚,加菊花 10 g、蝉蜕 9 g、决明子 9 g、夏枯草 9 g,以平肝息风;急躁易怒,胁肋灼痛甚,加白芍 9 g、香附 6 g、川楝子 12 g,以理气止痛;大便不爽,舌苔黄腻,加胆南星 6 g、黄连 9 g,以清热化痰;心烦,小便黄,舌红,口舌生疮,加穿心莲 15 g、石膏 30 g;大便秘结,加当归龙荟丸 3 g 或加柏子仁 9 g、瓜蒌仁 15 g;目赤耳鸣,头痛偏甚,加牛膝 30 g、乳香 10 g。

中成药:

(1)泻青丸,口服,一次 1 丸,每日 3 次。

(2)当归龙荟丸,口服,一次 20 丸,每日 1 次。

（二）痰湿内阻

临床表现：以头重如裹为主症，兼见胸脘痞闷、纳呆恶心、呕吐痰涎、身重困倦、少食多寐等症，苔腻，脉滑。

治法：化痰祛湿，和胃降浊。

代表方：半夏白术天麻汤加减。

加减：胸痹心痛，加丹参 9 g、延胡索 9 g、瓜蒌 12 g、薤白 9 g，以活血通痹；眩晕较甚，加代赭石（先煎）30 g、竹茹 12 g、生姜 6 g、旋覆花（包煎）12 g，以化痰；脘闷纳差，加砂仁（后下）6 g、豆蔻（后下）12 g、焦三仙 10 g，以健胃；耳鸣重听，加石菖蒲 9 g、葱白 9 g，以开窍；烦热呕恶，胸闷气粗，舌质红，苔黄腻，加天竺黄 12 g、黄连 6 g，以清热化痰；身重麻木甚者，加胆南星 6 g、僵蚕 9 g，以化痰通络。

中成药：眩晕宁片，口服，一次 4～6 片，每日 3～4 次。

（三）瘀血内阻

临床表现：以头痛如刺、痛有定处为主症，兼见胸闷心悸、手足麻木、夜间尤甚等症，舌质黯，脉弦涩。

治法：活血化瘀。

代表方：血府逐瘀汤加减。

加减：兼神疲乏力，少气自汗，加黄芪 10 g、党参 12 g，以益气行血；兼畏寒肢冷，感寒加重，加附子（先煎）3 g、桂枝 6 g，以温经活血。

中成药：

(1)心脉通片，口服，一次 4 片，每日 3 次。

(2)心安宁片，口服，一次 6～8 片，每日 3 次。

（四）阴虚阳亢

临床表现：以眩晕、耳鸣、腰酸膝软、五心烦热为主症，兼见头重脚轻、口燥咽干、两目干涩等症，舌红，少苔，脉细数。

治法：平肝潜阳，清火息风。

代表方：天麻钩藤饮加减。

加减：肝火上炎，口苦目赤，烦躁易怒，酌加龙胆草 10 g、牡丹皮 9 g、夏枯草 9 g，以清肝火；目涩耳鸣，腰膝酸软，舌红少苔，脉弦细数，加枸杞子 12 g、制何首乌 9 g、生地黄 9 g、麦冬 6 g、玄参 6 g，以补肝肾；目赤便秘，加大黄（后下）3 g、芒硝（冲服）6 g 或用当归龙荟丸以通腑泄热；眩晕剧烈，兼见手足麻木或震颤，加羚羊角粉（冲服）0.6 g、龙骨（先煎）15 g、牡蛎（先煎）15 g、全蝎 3 g、蜈蚣 3 g,以镇肝息风,清热止痉。

中成药:

(1)清脑降压片,口服,一次 4~6 片,每日 3 次。

(2)脑立清胶囊,口服,一次 3 粒,每日 2 次。

(五)肾精不足

临床表现:以心烦不寐、耳鸣腰酸为主症,兼见心悸健忘、失眠梦遗、口干口渴等症,舌红,脉细数。

治法:滋养肝肾,益精填髓。

代表方:左归丸加减。

加减:五心烦热,潮热颧红,舌红少苔,脉细数,加鳖甲(先煎)12 g、知母 9 g、黄柏 6 g、牡丹皮 9 g、地骨皮 12 g,以滋阴降火;兼见失眠,多梦,健忘,加阿胶(烊化)12 g、鸡子黄 1 枚、酸枣仁 12 g、柏子仁 12 g,以交通心肾,养心安神;四肢不温,形寒怕冷,舌淡脉沉,可用右归丸,或酌加巴戟天 12 g、淫羊藿 9 g、肉桂 6 g,以温补肾阳,填精益髓;兼下肢浮肿,尿少,加桂枝 9 g、茯苓 12 g、泽泻 9 g,以通阳利水;兼便溏,腹胀食少,可加白术 15 g、茯苓 12 g,以补脾健胃。

中成药:

(1)健脑补肾丸,口服,一次 15 粒,每日 2 次。

(2)益龄精,口服,一次 10 mL,每日 2~3 次。

(六)气血两虚

临床表现:以眩晕时作、短气乏力、口干心烦为主症,兼见面白、自汗或盗汗、心悸失眠、纳呆、腹胀便溏等症,舌淡,脉细。

治法:补益气血,调养心脾。

代表方:归脾汤加减。

加减:兼纳少神疲,便溏,脉象无力,可合用补中益气汤;自汗出,易于感冒,当重用黄芪 24 g,加防风 9 g、浮小麦 12 g,以固表止汗;腹泻或便溏,腹胀纳呆,舌淡胖,边有齿痕,当归宜炒用,加薏苡仁 12 g、白扁豆 12 g、泽泻 9 g,以健脾利湿;兼形寒肢冷,腹中隐痛,脉沉,加桂枝 6 g、干姜 3 g,以温中助阳;血虚较甚,面色㿠白,唇舌色淡,加阿胶(烊化)12 g、紫河车粉(冲服) 3 g,以填精补血;兼心悸怔忡,少寐健忘,加柏子仁 12 g、合欢皮 9 g、夜交藤 15 g,以养心安神。

(七)冲任失调

临床表现:以妇女月经来潮或更年期前后出现头痛、头晕为主症,兼见心烦、失眠、胁痛、全身不适等症,血压波动,舌淡,脉弦细。

治法:调摄冲任。

代表方:二仙汤加减。

加减:烘热汗出,加黄芪 15 g、牡丹皮 20 g、浮小麦 15 g,以益气清热固表;若心悸,乏力气短,加党参 15 g、麦冬 12 g、五味子 6 g,以益气宁心;失眠、心烦,加黄连 6 g、阿胶(烊化)9 g、肉桂 3 g、酸枣仁 30 g,以交通心肾,养血安神;悲伤欲哭,情绪低落,加浮小麦 30 g、大枣 9 g、香附 6 g、郁金 9 g、柴胡 12 g,以养心解郁。

中成药:龟鹿补肾胶囊,口服,一次 2～4 粒,每日 2 次。

(刘昕烨)

第三章　心力衰竭

心力衰竭是一种临床综合征,是指由于心脏功能异常导致其无法供应机体新陈代谢所需的血流速度或机体处于充血状态,上述两种情况在心力衰竭中可并存。心脏泵衰竭的患者会出现由于主要器官灌注不足及血液瘀滞所产生的相应症状。这些症状包括疲劳、运动耐量下降、呼吸困难、水肿,以及与心力衰竭相关的其他症状。心力衰竭可能由心包、心肌、心脏瓣膜或大血管病变所引起,但大多数患者的心力衰竭表现为收缩功能的异常。心肌收缩能力的降低通常被称为收缩功能不全,并且这种情况也可能与心脏的异常充盈过度并存,而后者被称为舒张功能不全。本章重点关注由于收缩功能不全所致的心力衰竭。

"心力衰竭"一词现在比充血性心力衰竭更为流行,因为并不是所有的心力衰竭患者的心脏都是"充血"的,专家认为后者的诊断准确程度受限。心力衰竭在临床中非常常见,是老年医保人群中最常见的出院诊断的疾病。据估计,在 2016 年有 510 万美国人患有心力衰竭,预计到 2030 年,这一数字将增加 25%。虽然心力衰竭可发生在任何年龄,但其发病率随年龄上升而上升。在 40 岁时,新发心力衰竭的终生风险只有 20%。虽然心力衰竭导致预期寿命缩短,但 80 岁人群的心力衰竭总体发生风险仍为 20%。

第一节　病因病机

一、西医病因机制

(一)常见病因

研究显示,心肌在罹患心血管疾病状态下出现结构性改变。不管最初的病因如何,心肌损伤都会导致心脏做功减少,这种情况发生的时间取决于疾病的严重程度和心肌损伤的原因。心肌缺血的最初表现通常为心肌功能的局限性损害,而病毒感染、外源性毒素、反流性瓣膜病变和遗传因素引起的非缺血性扩张型心肌病通常表现为左心室整体的功能不全。心肌应力的异常升高通常包括高血压、主动脉瓣狭窄和肥厚型心肌病。上述异常的患者大多表现为心肌肥大，要么是向心性的(高血压、主动脉瓣狭窄)，要么是局灶性的(肥厚型心肌病)。尽管导致心肌出现病变的原因有很大不同，但是心肌功能出现障碍都是对上述病因的慢性适应，其病变途径是共同的。

(二)心力衰竭的特定病因

心肌病是一个泛指一大组互不相关的疾病过程的总称，这些疾病过程通常具备心脏泵功能下降，心排血量显著降低的临床特征。通常根据心脏的病理基础进行心肌病的分类，如扩张型心肌病、肥厚型心肌病和浸润性心肌病都是描述心肌疾病的病理学术语；而另一种分类方法则是与其特定的临床场景或疾病发生过程相关的，如围产期心肌病、糖尿病性心肌病和中毒性心肌病等。在临床实践中，左心室收缩功能障碍的病因可能是冠状动脉缺血或梗死、病原学感染、毒素侵入、遗传性疾病，以及某些特发性疾病中。上述这些疾病占据了大多数心肌疾病引起心力衰竭的情况。

1.缺血

缺血性心肌病是发达国家心力衰竭最为常见的病因。在冠心病患者中可能会由于大面积心肌梗死、多个小范围心肌梗死、严重的三支冠状动脉病变所致持续性缺血或明显的二尖瓣反流而出现缺血性心肌病。冠状动脉旁路移植术后也可发生心肌功能障碍，即使是手术成功有效的情况下也会出现。鉴于可以通过有效的治疗逆转由于缺血所致的心肌功能障碍，所以早期识别与冠心病相关的心肌功能障碍是非常重要的。由于运动耐量下降，典型的心绞痛症状可能不会明显出现，但这种亚临床状态的心肌缺血仍可能会产生收缩和舒张功能障碍，并且在这种亚临床情况下，患者也有可能会出现存活心肌坏死的情况。

在运动过程中，若缺血相关性心肌功能不全掩盖了可逆的心肌疾病，则可使用心肌核素显像定位存活心肌。得益于新的再分布及再灌注方法，^{201}Tl和^{99}Tc成像的预测价值有所提高，且此技术比正电子发射试验更为可及。心肌钆元素增强磁共振也在逐渐被应用于监测存活心肌。因为其分辨率较核素显像技术更高，心肌 MRI 可能在大多数严重心肌功能不全区域更敏感地预测功能恢复。一旦定位到存活心肌，则可采取介入或外科 CABG 治疗由于心肌顿抑导致的可逆性缺血，从而阻止心功能进一步恶化。

2.感染

一系列感染性病原体可导致感染性心肌病。非特异性免疫或炎症反应及心肌结构损伤都可以导致心功能受损。在那些被诊断为特发性心肌病的患者中,经常被怀疑患有"病毒性"心肌炎,尽管其中许多人实际上可能患有遗传性心肌病。心肌炎可以通过心内膜心肌活检来诊断,在最初诊断为扩张型心肌病的患者中,12％的患者在最初诊断后 6 个月内没有冠状动脉疾病。除了可以从免疫滴度诊断的少数几个常见的病毒外,分离特定的病毒病原体仍然很困难。分子生物学技术可以扩增病毒的 mRNA。然而,在通过组织学技术评估心肌组织时,病毒颗粒在活动期心肌炎患者和非特异性心肌病患者中均可出现。因此,感染相关的心肌病病因很难确定。

诊断和治疗活动性心肌炎对于医生而言仍然是一个挑战。一般来说,只有心肌活检才能进行确认诊断。活动性心肌炎的病例通常是零星发生的,并与柯萨奇病毒的流行波动有关。当临床怀疑心肌炎时,可以进行心内膜心肌活检。心内膜活检证实的心肌炎在预后方面总体上与特发性心力衰竭相似。

在临床被怀疑为心肌炎的有感冒症状病史的患者中,大约 25％的患者的心肌有炎性浸润的活检证据,但这些患者中几乎有一半可能存在其他并发疾病。研究人员已经表明,病程越短,活检样本中心肌炎阳性的可能性就越大:在首发症状出现后 4 周内发病的心肌炎患者中,这种可能性几乎达到90％。心肌炎的临床表现存在季节和年度变化。心肌炎治疗(Myocarditis Treatment)试验显示心肌炎患者的预后好于预期。特异性免疫抑制治疗不会改善患者结局。目前,对于此研究的进一步分析正在进行,该分析是为了确定免疫标志物,以判断哪些患者可能从特异性的免疫抑制治疗中受益。

活检结果为阴性的病例仍可能为心肌炎。一种可能的解释是,本病可能表现为局灶性或多灶性分布,而经静脉活检技术没有采集足够多的心肌部位样本来检测。急性心肌炎可作为节段性过程发生,与心肌梗死相似,并伴有显著的心电图改变。这种疾病的节段性特征在有创性和无创性的心室功能评估中很明显。根据临床表现,这种疾病可能需要心导管介入术,这是明确排除心外膜冠状动脉疾病的唯一手段。

恰加斯(Chagas)病引起的心肌功能障碍仍然是世界范围内心肌病最常见的原因。此病由猎蝽科的昆虫叮咬引起的,这种昆虫的胃肠道中藏匿着一种叫克氏锥虫的原生动物。克氏锥虫是 Chagas 病的病原学病因,在昆虫叮咬人类宿主时伴随昆虫粪便进入人体中。此病原体在首次感染时会表现为急性锥虫病,随后潜伏期较长,20 年后出现慢性 Chagas 病。此期表现为心肌功能障碍和充血性心力衰竭。在急性期即可出现克氏锥虫的细胞内浸润中,但其心脏表现在慢性期出现。其心肌疾病的严重程度与寄生虫血症之间没有相关性。被病原激活的 T 细胞可以破坏正常的心肌细胞,同时也有抗体介导的对特定心肌细胞组成成分(如肌浆网)的免疫反应参与其中。

在西半球,这种疾病最集中的地方是中南美洲,那里可能有 2000 万人感染这种寄生虫。然而,随着越来越多的人从这些地区移民到美国,必须考虑对来自其流行地区的拉丁美洲或南美血统的患者进行这种诊断。

3.毒素

几种外源性毒素可导致左心室收缩功能不全和随后的心力衰竭。其中最常见的是酒精,其占据了非冠状动脉疾病的收缩功能不全型心力衰竭病例的 3.4%。蒽环类(如多柔比星)引起的心肌毒性是既往接受癌症化学治疗的患者出现收缩功能不全型心力衰竭的常见原因。其他已知的导致收缩性心力衰竭的外源性毒素包括可卡因、其他免疫抑制药(环磷酰胺和曲妥珠单抗)、干扰素、白介素-2(IL-2)和氯喹。20 世纪 60 年代中期,有大量喝啤酒的患者患上急性心肌病,结果发现啤酒中的钴是心肌毒素。当停止在啤酒中添加钴的做法后,没有进一步的病例发生。

4.酒精性心肌病

酒精可能会通过几种不同的机制导致心力衰竭。酒精会对心肌收缩力产生急性抑制作用,在酗酒患者中可以检查到心肌收缩力的下降。有证据表明,乙醇损伤的基本机制是对细胞膜的结构和化学结构的破坏,从而干扰了离子的运输,以及各种生化功能的紊乱,这些机制可能使钙在细胞内积聚。目前研究认为,酒精性心肌病可能具备遗传易感性,特别是编码血管紧张素转化酶(ACE)的基因的某些多态性图。大量饮酒也可能导致房性快速性心律失常,称为假日心脏(holiday heart),这可能导致收缩功能障碍的进展。导致这种情况所需的酒精量尚不清楚,因为酗酒患者的具体酒精摄入量无法被证实。研究表明,酗酒患者的射血分数与其自诉的酒精摄入量呈负相关,女性对酒精的心肌毒性可能比男性更敏感。

酒精性心肌病的病理生理特征与特发性扩张型心肌病大体相似。心内膜心肌活检的形态学评估不能提供这些患者的预后信息。多达 1/4 的因酒精引起的收缩功能衰竭患者可能会出现心排血量升高,这有可能是因为这部分患者合并肝病和动静脉瘘所引起的。与特发性心肌病患者相比,酒精性心肌病患者的预后可能更好;一旦确定患者成功戒酒,大约 50% 的酒精性心肌病患者的左心室功能会得到改善。

5.蒽环类化合物与抗肿瘤相关的心肌病

多柔比星和柔红霉素是目前被广泛用作化学治疗药物的蒽环类化合物。蒽环类药物的一个重要不良反应是心脏毒性。蒽环类衍生物的心脏毒性已被证明依赖于药物累积剂量。在多柔比星用量低于 350 mg/m² (体表面积)的患者中很少出现可被测量到的左心室收缩功能障碍,但在超过 600 mg/m²(体表面积)的患者中左心室收缩功能障碍可能高达30%。药物的峰值水平可能是出现心肌损害的一个决定因素:一些证据表明,每周而不是每隔3周给予相同的总剂量,或者通过缓慢持续输液而不是团注的方式给药,可能会减少心脏毒性的发生率。多柔比星所致心肌病的其他危险因素包括年龄>70岁,与其他化学治疗药物(特别是紫杉醇和曲妥珠单抗)联合使用,同时或在化学治疗之前接受纵隔放射治疗,既往心脏病、高血压、肝病和全身高热病史。大多数专家建议在患者接受蒽环类治疗时,用放射性核素心室造影对患者进行连续的监测。然而,尽管超声心动图的测量结果有变异性,其仍是最常用的监测收缩功能的方法,因为它广泛可用,而且没有辐射暴露。心脏MRI也可能有助于监测心脏收缩功能,特别是当其他成像技术不理想或不可靠的时候。心内膜活检是对多柔比星心肌损害最具特异性和敏感性的诊断方法。多柔比星心肌损害的典型活检表现是在右心室心内膜心肌组织出现肌原纤维丢失、肌浆网扩张和细胞质空泡化,这些表现可能在左心室收缩功能发生可测量的下降之前出现。一种活检评分系统显示当超过25%的细胞出现组织病理学改变的时候,患者可能会出现射血分数的实质性改变,这意味需要停止多柔比星治疗。然而,活检分级较低的患者仍有可能在4~20年后发展为心肌病。

除了与蒽环类有关的毒性外,其他几种抗癌治疗药物也与心肌损害相关,其中最常见的是治疗乳腺癌的曲妥珠单抗(赫赛汀)。与蒽环类所致心肌病不同的是,曲妥珠单抗所致心肌病不是剂量依赖性的,并且通常在停止治疗后就能好转,而且在心脏康复后再次接受曲妥珠单抗治疗通常是可以耐受的。频繁使用多种抗癌疗法(包括放射疗法)可以极大地增加未来发生心肌病的可能性。

6.遗传作用

相关研究揭示了遗传背景在由舒张功能障碍(肥厚型心肌疾病)和收缩功能障碍引起的心力衰竭的发生和发展中所起的作用。扩张型心肌病的家族遗传性非常常见,确诊为特发性扩张型心肌病的患者,其家庭成员经临床筛查会有20%~50%确诊此病。此病在遗传上表现出高度的异质性,目前总计发现了30多个可以导致本病的基因突变。此病通常是常染色体显性遗传,但也有X连锁、常染色体隐性遗传和线粒体遗传的相关报道。与家族性扩张型心肌病相关的基因异常包括编码细胞骨架/肌膜、肌节、核膜和转录共激活蛋白的基因突变。据推测,遗传性扩张型心肌病所涉及的分子缺陷导致了收缩力传导的异常。已证实 lle164β2 肾上腺素能受体基因多态性与扩张型心肌病患者预后不良有关。在一项对 259 名患有扩张型心肌病和纽约心脏病学会(NYHA)分级Ⅱ～Ⅳ级症状的患者的研究中,具有 lle164 多态性患者的存活率较其他患者相比有显著差异,死亡或需要心脏移植的相对风险为 4.81。2009 年美国心力衰竭协会(Heart Failure Society of America,HFSA)发布的《心肌病基因评估实践指南》建议对新诊断为特发性扩张型心肌病的患者进行家族史、家庭成员筛查、遗传咨询和基因检测,以及治疗。然而,其他指南不建议进行如此详细的筛查和遗传咨询。对扩张型心肌病基因的进一步研究将有助于研究人员了解促进疾病进展的潜在机制,以识别那些可从早期药物治疗中受益的患者并促进药物遗传学的发展。

7.特发性因素

当冠状动脉疾病和之前列出的心肌病特殊病因被排除时,仍会使用"特发性"这个词语作为许多病因未明的扩张型心肌病的名称。除了临床上确定的主要病因外,明确特发性心肌病的筛查程序有限。其中,可能最有效果的是甲状腺疾病筛查,这在老年患者的评估中可能尤为重要。甲状腺功能亢进和甲状腺功能减退都可能导致左心室功能不全。已经有人提出了硒等微量物质的异常,但在西方饮食中,硒的缺乏并不是经常发生的。患者也可能因长期的心动过速而出现左心室收缩功能障碍,如伴有快速心室率的心房颤动。在上述患者的随访调查中,发现使用 β 受体拮抗药、洋地黄,或两者兼用可改善左心室功能。

二、中医病因病机

本病主要是由于外邪入侵、劳倦所伤、久病耗伤、情志所伤等因素导致,上述因素久之影响及心,致心气衰弱,气不行血,血不利则为水,瘀水互结,损及心阳、心阴,气血衰败,发展为心力衰竭之病。

(一)气虚血瘀

气虚血瘀是心力衰竭的基本病机,可见于心力衰竭的各期。由于各种致病因素影响及心,致心气虚弱。心主血脉,气为血之帅,气行则血行。心气不足,鼓动无力,必致血行不畅而成瘀,出现神疲乏力、口唇青紫甚至胁痛积块。

(二)气阴两虚

气阴两虚可见于心力衰竭各期,气虚致气化功能障碍,使阴液生成减少,早期阴虚多与原发疾病有关,中后期阴虚则是病情发展的结果。

(三)阳虚水泛

阳虚水泛多见于心力衰竭中后期,或久病体弱,素体阳虚的患者。心气虚久,累及心阳,致心阳受损;或素体阳虚影响心阳,也可致心阳受损,可见心悸、胸痛、面色苍白、畏寒怕冷等症状。随着病情的发展,心阳虚的证候日渐显著,到心力衰竭的终末期以阳虚为突出表现,最终表现为阳气厥脱之危象。心阳亏虚,累及肾阳,致命门火衰。肾阳虚亏,气不化津,津失敷布,水溢肌肤则水肿。

(四)痰饮阻肺

本证属本虚标实而以标实为主。心肺气虚,脾肾俱病,水湿不化,聚而为痰,壅阻于肺,肺失清肃,而致痰饮阻肺,则见咳喘气急、张口抬肩、不能平卧、痰多,若痰郁而化热,则痰黄而稠、咳吐不爽、苔黄厚腻。

总之,心力衰竭病的病位在心,病变脏腑涉及肺、肝、脾、肾,为本虚标实之证,本虚为气虚、阳虚、阴虚,标实为血瘀、痰饮、水停,标本俱病,虚实夹杂。心气虚是发病基础,气虚血瘀是基本病机,贯穿于心力衰竭始终,阴阳失调是病理演变基础,痰饮水停则是其最终产物。诸病理因素及诸脏相互影响,造成恶性循环,最后酿成虚实夹杂的复杂证候,终致阴竭阳脱乃至死亡。

第二节 诊断与治疗

一、诊断

(一)临床表现

心力衰竭的主要表现是呼吸困难、疲劳和液体潴留。呼吸困难和疲劳都可能限制运动耐量,液体潴留可能表现为外周水肿、腹水或肺水肿。所有这些症状都可能影响患者的活动耐量和生活质量。然而,这些并不一定都出现在心力衰竭患者身上。许多晚期心力衰竭患者没有表现出肺淤血的体征,因为肺血管系统发生了慢性适应性变化。这些患者可能只有呼吸困难和疲劳的症状。其他患者可能有明显的容量负荷过重的迹象,伴有下肢水肿和颈静脉扩张,但呼吸困难的症状比较轻微。在这些患者中,运动耐量的下降可能是逐渐发生的,除非仔细地询问患者日常活动的变化,否则可能不会被注意到。

（二）纽约心脏病学会分级

NYHA 分级系统将患者心功能水平进行了标准化分级，该系统允许医生对心力衰竭患者人群的心脏功能水平进行比较（表 3-1）。这种方法根据疲劳或呼吸困难的程度，将患者分为四种功能级别。NYHA Ⅰ级指日常体力活动时不出现症状，超出正常活动后出现症状。NYHA Ⅱ级指的是在正常体力活动中出现疲劳或呼吸困难（例如，爬一段或多段楼梯或行走一个或多个街区的水平距离）。NYHA Ⅲ级代表的是在低于正常体力活动量（例如，爬不到一段楼梯或在平坦的地面上行走不到一个街区）就出现症状。NYHA Ⅳ级代表在休息（如坐在椅子上、躺在床上）或极少量的体力活动（如吃饭、穿衣、洗澡）时出现症状。尽管临床上已做出很多努力来对患者进行 NYHA 分级，但患者的心功能状态不一定是静态的。患者可能一开始为 NYHA Ⅳ级，经过适当的药物治疗后，转变为无症状或 NYHA Ⅰ级。然而，心功能的分级在心力衰竭患者的护理中很重要，因为目前用于治疗的方法，可能只在根据 NYHA 不同分级筛选出的患者群体中进行了测试。

表 3-1　纽约心脏病学会分级

分级	分级依据
Ⅰ级	日常的体力活动不会引起过度的呼吸困难或疲劳；症状只出现在正常人会出现症状的活动水平以上
Ⅱ级	在日常运动时出现症状，导致轻度体力活动受限
Ⅲ级	在低于日常运动量出现症状，导致体力活动明显受限
Ⅳ级	在休息或轻微用力时出现症状，导致不能进行任何体力活动

运动耐量和功能状态不一定由左心室静息功能决定；相反，它们与运动时心脏储备能力的相关性更强。射血分数极低的患者可能完全无症状，而其他轻中度心功能障碍患者在休息或轻度用力时也可能有症状。影响运动耐量的因素很多，包括骨骼肌功能、呼吸功能、周围血管功能、通气障碍和心理因素等。心肺运动测试（峰值 VO_2）是对心力衰竭患者心功能容量最客观的测量，也是预测患者何时需要进行心脏移植登记的最佳指标之一。

（三）美国心脏病学会/美国心脏协会心力衰竭分期

因为 NYHA 分级是不断更新变化的，故 ACC/AHA 实践指南工作组在《ACC/AHA 成人慢性心力衰竭评估和管理指南》（最初于 2001 年发布，最近于 2013 年更新）中建立了一个分期系统，作为 NYHA 分级的补充。

ACC/AHA 分期代表了心力衰竭的演变和进展(表 3-2)。A 期代表患者有发展为结构性心脏疾病的高风险,但还没有临床表现。有高血压、冠状动脉疾病危险因素或心肌病家族史的患者处于这一阶段。B 期代表患者有心脏结构紊乱但无症状。这期患者与 NYHA Ⅰ 级所代表的患者类似。C 期患者有心脏结构性疾病,既往或目前有心力衰竭症状。这期患者类似于 NYHA Ⅱ ~ Ⅳ 级代表的患者。D 期代表需要重复和延长住院治疗或特殊治疗策略(如机械循环支持、持续肌力输注、心脏移植或临终护理)的晚期患者。尽管进行了最大限度的药物治疗,这些患者在休息时仍有明显的心力衰竭症状,可能需要专门的干预。分期方案确认了心力衰竭的危险因素;心力衰竭的发展分为无症状和有症状两个阶段,每一个阶段的干预都是必要的,以帮助预防疾病的发展及减轻患者的痛苦。

表 3-2　ACC/AHA 心力衰竭阶段

分期	分级依据
A 期	有发展为心脏结构性疾病风险的患者
B 期	存在心脏结构性疾病但无症状的患者
C 期	存在心脏结构性疾病且既往或目前有心力衰竭症状的患者(纽约心脏协会 Ⅱ ~ Ⅳ 级)
D 期	需要重复或长期住院治疗或特殊治疗策略(如机械循环支持、持续肌力灌注、心脏移植或临终关怀)的慢性心力衰竭末期患者

(四)临床特征和实验室检查

1.病史

通常患者就医的原因是呼吸困难或疲劳限制了运动耐量。有时,首先确认的心力衰竭表现是端坐呼吸或阵发性夜间呼吸困难;在另外一些患者中,首先发现的异常可能是足部水肿。因此,引起患者注意并前来就医的一般是心力衰竭的继发表现(如循环充血),而不是原发性心脏收缩异常。完整的病史和系统回顾对于理解心力衰竭的病因至关重要。直接询问患者病史可以发现有心肌缺血、心肌梗死或两者都有,以及有心脏瓣膜病、使用或接触毒素史、家族心脏病史的证据。当记录心力衰竭患者的病史时,检查者应该首先确认患者的主要症状,是否为疲劳、呼吸困难、胸部不适、心悸、晕厥或近晕厥、水肿、咳嗽或喘息。明确症状发生的条件是至关重要的,它们是否发生在休息时,仰卧时,或轻度、中度或剧烈运动时;这些事件出现的时限、发作的频率、症状的严重程度和缓解方式。确定患者的活动水平很重要,因为许多患者虽然没有症状,但他们可能已经维持了很长时间久坐的生活方式,以避免经历心脏疾病的影响。应询问轻度活动受限的患者是否参与运动,或是否有能力进行剧烈运动,而重度活动受限的患者应询问他们是否有能力连贯地穿衣、洗澡、爬楼梯,或者做一些具体的日常家务。记录饮食史也是有帮助的,特别是对于水肿的患者,因为一些患者可能摄入大量的钠和水,这可能会影响机体体液平衡的建立。应询问患者是否有高血压、糖尿病、高胆固醇血症、冠心病、瓣膜病、周围血管疾病、风湿热、胸部放射史和接触心脏毒性药物的病史。应就不正当使用药物、饮酒、吸烟和传染病接触史等问题仔细询问患者。旅行史可能有助于识别暴露于锥虫、可能患有锥虫病的患者。病史还应包括与非心脏疾病有关的问题,如血管疾病、感染、甲状腺功能亢进或减退。

2.体格检查

(1)一般外观:在外在表现上,无症状患者可能没有明显的特征。慢性心力衰竭患者有慢性疾病的特征,如面色苍白、全身虚弱。在疾病的晚期,患者四肢和面部肌肉的萎缩是常见的,并且整体可能有恶病质的外观表现。患者腹部可因肝大和腹水而肿胀。长期的外周水肿会伴随皮肤颜色变深,这主要由慢性含铁血黄素的沉积和慢性皮肤损害留下的瘢痕所致。在心力衰竭的相关记录中,体重可能具有误导性,因为水肿的积累可能是隐蔽的,累积的液体重量会通过体重的减轻来平衡,从而掩盖了液体潴留。事实上,任何体重异常都可能掩盖,而肥胖的存在肯定会掩盖体重与心力衰竭严重程度之间的关系。

(2)脉搏和血压:在没有其他已知原因的情况下,心动过速是心力衰竭时心排血量减少的变时性代偿。心尖搏动与桡动脉搏动 2∶1 传导反映脉搏交替,可以在严重心力衰竭患者中看到。另外,非常慢的外周脉搏可能代表窦房结功能障碍(结构性或继发于药物治疗)或心脏传导阻滞。不规则脉搏是心房颤动最典型的反映。狭窄的脉压与低心搏量或不充分的舒张充盈时间相一致。因此,对颈动脉和脉搏的评估可以提供有关心室收缩和整体循环状态的信息。

收缩压和舒张压的测量为心力衰竭的起源提供了重要的线索。如果重复测量的血压值超过 140/90 mmHg,心力衰竭患者必须进行降血压治疗。相比之下,许多长期心力衰竭的患者有低血压,这种低血压在直立姿势时加重(直立性低血压)。如果将该情况记录下来,会发现与头晕和疲劳的症状相关。一般来说,大多数心力衰竭治疗会导致低血压,而且可能需要在有症状的直立性低血压情况下进行调整。

（3）静脉系统：通过颈静脉扩张的程度，检查者可以估计心脏充盈压力和循环容量状态。最方便的方法是以右心房作为测量的参考点，位置在乳头水平与腋中线交点。最简单的压力试验是肝颈静脉回流试验，通过对右上腹施加恒定的压力来进行。肝颈静脉回流征的阳性结果可被解释为右心室对容量负荷反应受损、心脏扩大受上升的膈肌压迫导致容量负荷超载状态的证据。另一种检查循环的方法是直腿抬高或运动试验。在评估外周静脉系统时，检查者应该寻找静脉曲张或以前的手术瘢痕，这些可能会增加出现水肿的倾向性，特别是不对称的水肿。继发于心力衰竭的外周可凹陷性水肿应与重型踝关节区的脂肪水肿相区别。水肿与淋巴水肿的区别在于其可凹陷性。

（4）肺：呼吸急促是心力衰竭的一种典型表现，在静息状态下通过体格检查也可能被发现。在患者谈话过程中出现呼吸困难是心脏代偿不足的一种表现。潮式呼吸通气模式通常在晚期心力衰竭患者中可观察到。

肺部检查中最典型的发现是啰音，提示肺毛细血管压力增加和肺泡内液体渗出。一般来说，啰音可以用来评估左心室失代偿的严重程度，因为肺野中啰音的高度与失代偿的严重程度成正比。然而，许多慢性心力衰竭患者并不表现出肺充血的体征，因为即使在左心房压明显升高的情况下，肺血管和淋巴管仍会发生慢性变化（变化较小）。胸腔积液通常是慢性失代偿的标志，而啰音可被胸腔积液掩盖。此外，气道水肿偶尔可导致喘息发作，如心源性哮喘患者。

（5）心脏表现：心脏触诊在心力衰竭中可提供有价值的信息，提示心脏扩大的程度，并提供有关心肌收缩损害的程度和瓣膜功能的信息。心力衰竭的典型表现是心尖搏动偏离胸中线。弥漫性心尖搏动是心室扩大的特征，而心尖抬高样搏动可能提示心室运动障碍或左心房压潜在增高。震颤的触诊提示可能存在瓣膜病。听诊可证实通过视诊和触诊已经发现的异常。检查者应该特别检查是否有杂音或舒张期充盈音。二尖瓣反流在心力衰竭患者中很常见，可能导致向腋下放射的心尖杂音。三尖瓣反流也可以通过听诊发现。肺动脉瓣闭合音加重（P_2）提示肺动脉高压，第四心音（S_4）提示房室充盈异常，第三心音（S_3）提示心室功能不全或失代偿。

3.评估性检查

（1）心电图：心电图上的 Q 波可以帮助识别既往心肌梗死或急性心肌梗死的发生。需要注意的是，由于心力衰竭常与心肌肥大相伴随，因此在心电图上多表现为电压升高或传导异常。而左心室肥大与心肌病有时会表现为心脏局部电活动受损,因此可能被误诊为陈旧性心肌梗死。在心力衰竭的患者中,如果出现了相应导联的 P-R 间期、QRS 段及 Q-T 间期的延长,则证明发生了心房传导阻滞。心脏的前述改变都会增加患者发生心律失常的可能性。而房性与室性心律失常是心力衰竭的常见表现,可以通过随机的心电监测得到。心电监测的时间越长,越容易捕捉到心律失常的发生,特别是通过 24 小时动态心电图监测或由患者触发进行记录的时候。

(2)胸部 X 线片:胸部 X 线片能够估测心腔的大小,通常被用于筛查心脏疾病。通过标准的后前位胸部 X 线片可以得到患者的心胸比,以评估整个心脏扩大的情况。而侧视图或斜位图则可以更好地评估左心室扩大的程度。当发生了左心室衰竭继发肺毛细血管压力升高的时候,肺血容量常被重新分配到上叶,从而在立位片中表现为左心衰竭的"头侧化"特征。正因如此,肺部浸润及纤维化有时会被误诊为心力衰竭。

(3)运动负荷试验:对于心力衰竭的患者来说,运动负荷试验不仅具有较高的安全性,而且具有重要的诊断与治疗价值。患者既可以选择在检查室中进行非正式的 6 分钟步行试验,也可以选择正式的心肺运动试验,即使用自行车测力计或跑步机,并同时对呼吸气体进行分析。正式的心肺运动试验既可以为运动受限的原因提供更详细的信息,也可以通过在运动期间的心电监测为缺血性心脏病提供线索。通过在运动试验中测定气体交换,可以更加准确地对无氧阈值、峰值耗氧量、通气效率及具有预后价值的其他参数进行评价,并且对心源性、肺源性、去适应作用和非运动性障碍提供鉴别依据。

(4)超声心动图与放射性核素心室显像:超声心动图与放射性核素心室显像技术能够对心室功能进行定量化测量。在正常静息状态下,左心室的射血分数不应低于 45%。一方面,超声心动图能够提供关于瓣膜功能与局部室壁运动的信息;另一方面,可以用于定量评估左心室大小、形状及室壁厚度,并为右心室的大小和功能进行定性分析。而且,多普勒血流测量还可以协助判断所观察到的瓣膜狭窄与反流病变的功能学意义,从而更好地从整体评估心力衰竭对心功能的影响并提供相应的病因学信息。由于心力衰竭患者通常存在多种诱发心力衰竭综合征的异常病变,因此超声心动图的综合评价显得十分重要。与超声心动图相比,放射性核素心室显像在测量左心室射血分数方面的精确度更高。因此,当需要连续监测患者的心室功能时(即使用蒽环类的患者),放射性核素心室显像可能更加有效。

(5)磁共振成像:在最近几年中,心脏磁共振成像(cardiac magnetic resonance imaging,CMRI)技术逐步成熟,其图像可以呈现高度详细的心脏结构，从而实现对心室功能（包括射血分数）与异常结构进行评估。而且，磁共振成像在评价心肌内的细微异常方面，例如浸润性疾病（结节病、淀粉样变性、血色素沉着病），以及心肌活力和（或）是否存在心肌纤维化方面具有极大的优势。不仅如此，磁共振成像也可以很好地显示心包结构。但由于许多患者体内存在例如起搏器、除颤器和人工机械瓣膜之类的金属结构，故无法进行 CMRI。

（6）冠状动脉造影与 CT 血管造影：在美国，冠心病占左心室收缩功能障碍所致心力衰竭病例的 50%～60%。因此，通常需要对患者进行冠状动脉造影和（或）CT 血管造影以明确左心功能不全的病因，即确定心力衰竭患者中冠状动脉疾病的存在、解剖特征和功能意义。其对于以下三类患者较为有用。

①已知患有冠状动脉疾病和心绞痛的患者。

②已知有冠状动脉疾病但无心绞痛的患者。

③尚未评估冠状动脉疾病可能性的患者。

由于持续性缺血是导致左心功能不全与心力衰竭的重要原因，因此在鉴别高级别冠状动脉疾病时，应迅速对心绞痛患者是否需要血运重建进行评估。对于无心绞痛的患者来说，通过核成像或负荷超声心动图进行功能试验，或许能够确定对血运重建有良好反应的存活心肌或缺血心肌。在患有左心室收缩功能不全且冠状动脉解剖结构未知的患者中，心导管检查可能会识别出适合血运重建的病变，从而可能改变疾病的发展进程，这尤其适用于伴有局部功能障碍、阵发性心力衰竭症状及胸部不适或心绞痛的患者。尽管尚无明确关于因左心室收缩功能不全、无心绞痛的心力衰竭患者的冠状动脉造影指南，但其中许多患者将从冠状动脉解剖结构的评价中获益。此外，由于无创性功能研究的敏感性有限，许多缺血性疾病患者存在发生临床无症状事件的可能性。在既往已将冠状动脉疾病排除为左心室功能不全的原因的患者中，通常不建议重复进行有创或无创的缺血评估。

（7）右心导管检查：由于已有高质量的超声心动图和多普勒检查，以及其他评估心脏功能的无创性技术，所以并非所有患者都需要进行右心导管检查。大多数药物都不是根据血流动力学指标，而是基于已证实的可以降低死亡率或缓解症状而用于心力衰竭的治疗。因此，血流动力学监测对于心力衰竭患者获益仍不确定。实际上，一项比较右心导管检查和无创检查策略的大型随机研究表明，接受有创性检查的患者没有任何实质性获益。但是，有创性血流动力学监测可以帮助患有复杂疾病的患者评估心脏容量与心排血量，特别是在考虑进行心脏移植或植入左心室辅助设备时。它还有助于将心力衰竭与其他疾病(如肺部疾病或败血症)相鉴别。尽管可以使用无创性方法(如经胸生物阻抗)来估算血流动力学测量值,但除非已证明可以改善心力衰竭患者的最终结局,否则不建议常规使用这类技术。

(8)心内膜心肌活检:心内膜心肌活检的有用性尚未得到充分证实。大多数非缺血性心肌病患者在活检中会显示出非特异性变化(肥大、细胞损失或凋亡、纤维化)。虽然活检标本显示符合心肌炎的淋巴细胞浸润具有诊断价值,但目前暂无治疗价值。很多心肌炎患者无须特殊治疗即可得到改善,而且目前尚无研究证明直接免疫抑制对这些患者有所帮助。由于巨细胞心肌炎已被证明具有恶性病程,因此,表现出巨细胞心肌炎的活检标本对评估患者预后具有一定的价值。尽管如此,巨细胞型心肌炎的治疗方法至今仍未经证实。截至目前,心内膜的活检结果可用于诊断结节病、淀粉样变性、血色素沉着病、嗜酸性心肌炎、洛弗勒(Loeffler)综合征和心内膜纤维弹力纤维增生症等,但是仍缺乏证明活检结果能够成功指导治疗的证据。没有证据表明通过进行活检来筛查这些疾病可以改善预后。需要注意的是,虽然发生严重并发症的风险不到1%,但不建议将心内膜活检纳入心肌病的常规评估中。只有在有充分理由表明活检结果会对随后的治疗决策产生有意义的影响时,才应进行心内膜活检。

4.实验室检查

在心力衰竭患者中,最重要的血液研究是血清电解质与肾功能检查。血钠浓度较低表明肾素-血管紧张素系统受到刺激,血管加压素水平升高,可以在接受大剂量髓襻利尿药的患者中观察到这种表现。另外,在接受利尿药治疗的患者中也可能观察到低血钾与浓缩性碱中毒。血尿素氮或血清肌酐水平升高提示存在由血管收缩和心排血量减少引起的器质性或功能性肾损害。肝功能异常可能提示肝淤血。而且,由于甲状腺功能减退症和甲状腺功能亢进症均可能是心力衰竭的主要原因,因此在初始评估时应测量促甲状腺激素的水平。当发生急性心力衰竭时,肌酸激酶和同工酶及肌钙蛋白I或肌钙蛋白T的测量结果可能提示存在活动性炎症或心脏缺血性损伤。血清铁蛋白和转铁蛋白饱和度可用于检测血色素沉着,但是这两个指标在无血色素沉着病的其他表现(如糖尿病、肝病和皮肤变化)的情况下含量有限。对于具有高危暴露或性传播疾病史,并具有病毒感染表现(如淋巴细胞减少、贫血、恶病质或机会性感染史)的患者,建议进行人类免疫缺陷病毒筛查。

近年来,在不明原因的呼吸困难情况下,通过检测B型利尿钠肽(brain natriyretic peptide,BNP)诊断心力衰竭并且对慢性心力衰竭的患者进行监测引起了越来越多的关注。在过去,需要通过复杂的放射免疫分析对 BNP 进行测量。在许多医院,这就意味着需要将样本送往转诊中心进行分析。最近,关于能够快速分析血样的便携式设备的研究表明,在急诊科现场对样本进行测量是可行的。而且,利尿钠肽水平可将心力衰竭与导致呼吸困难的肺部原因相鉴别,并协助检查者正确评估心力衰竭的严重程度。如前所述,连续检测 BNP 可指导医生根据指南推荐使用最佳剂量的药物治疗,但在急性失代偿性心力衰竭或降低住院率方面的作用尚不明确。

（五）鉴别诊断

确定收缩性心力衰竭的潜在原因可能会为治疗提供其他途径,从而可以改善患者的一般状况。由于动脉粥样硬化在人群中的患病率较高,因此必须首先考虑缺血或梗死。由于冠状动脉疾病为 50％以上收缩性心力衰竭患者的病因,所以鉴别其他病因的诊断意义不大。在对患者进行初步评价时,临床医生应能够识别出导致心力衰竭的原发性瓣膜疾病（如主动脉瓣狭窄、主动脉瓣关闭不全和二尖瓣反流）的患者。对于所有的主动脉瓣狭窄患者及许多主动脉瓣关闭不全的患者来说,瓣膜手术可大大改善其心力衰竭综合征的表现。尽管既往研究不建议在二尖瓣反流和收缩性心力衰竭的情况下进行二尖瓣置换术,但在非对照系列研究中显示,二尖瓣修复（保留乳头肌功能和心室形状）可改善这些患者的症状。经证实,经导管二尖瓣钳夹术（MitraClip）这种通过局部对合二尖瓣瓣叶边缘的经皮器械,在减少二尖瓣反流方面不如传统手术有效,但具有更高的安全性和相似的临床结局改善效果。该设备已在欧洲开售,但在美国仍处于试验阶段。高血压控制不佳的患者应使用最大剂量的 ACEI、β 受体拮抗药和氨氯地平及其他降血压药进行治疗。

对患者进行评估时,应确定其是否暴露于心脏毒素,如酒精或可卡因。戒酒和长期禁欲可使心脏功能得到恢复。快速性心律失常（如心房颤动伴快速心室率）的患者应接受心脏电复律或对心率进行控制,因为当心动过速停止时,心室功能可能会有所改善。另外,甲状腺功能减退症和甲状腺功能亢进症均可导致收缩性心力衰竭,因此在初次就诊时应检查促甲状腺激素水平。目前,已经有充分的证据证明通过治疗这类疾病可获得临床改善。对收缩性心力衰竭患者进行初步实验室评估时,可能表现为低钙血症或尿毒症,而这两种表现均已证明是扩张型心肌病的病因,但可通过纠正代谢异常而得到改善。其他营养（硒）和代谢（肉碱）缺陷也可能导致扩张型心肌病的发生,有望通过纠正这些缺陷改善心脏功能。

需要再次强调的是,不建议在收缩性心力衰竭患者的常规评估中进行心内膜心肌活检;但是,如果患者的症状和体征高度提示可通过活检确诊(尤其是当诊断已得到证实时),患者则可能会因心内膜活检和随后的定向治疗而受益。而表现为发热、肌痛或胸膜炎性胸痛的患者可能患有心肌炎或心肌心包炎,其心电图检查结果也可能提示心肌炎或心肌心包炎。然而,截至撰写本书时,除了支持疗法和针对心力衰竭的药物疗法以外,还没有发现其他针对心肌炎的有效疗法。

具有心外膜结节病史或房室传导阻滞的患者可能患有心脏结节病。有报道显示,使用糖皮质激素能够改善这些患者的病情。对于伴有肝脏疾病的患者,特别是具有糖尿病和皮肤古铜色的患者,可能会由于血色素沉着病(可通过心内膜心肌活检做出诊断)而发生收缩性心力衰竭。还有研究者展示了磁共振成像在心脏血色素沉着病诊断中的实用性。另外,部分嗜铬细胞瘤患者患有扩张型心肌病,但是至少在某些病例中通过手术切除肿瘤可以逆转病情变化。因此,如果患者表现出汗、心动过速(也常见于其他形式的心肌病)或头痛症状的患者,需要检测血浆和尿液中儿茶酚胺及其代谢产物,并进行腹部 CT 的检查。

收缩性心力衰竭的患者如果无法确定病因,将被归类为"特发性"扩张型心肌病。在 1230 例非缺血性扩张型心肌病患者中,有 50% 被诊断为特发性扩张型心肌病。由于无法确定这些患者的病因,因此,除了使用已经证实对全部收缩性心力衰竭患者有益的药物治疗外,没有其他的特异性疗法,本章稍后将对此进行论述。

(六)并发症

不幸的是,发病和死亡是收缩性心力衰竭患者的常见并发症。心力衰竭加重而需住院治疗是心力衰竭患者最常见的并发症之一。每年超过100 万名患者因心力衰竭住院,超过 180 万名患者初次确诊心力衰竭。心力衰竭患者住院治疗的原因包括慢性心力衰竭急性加重或者门诊难以处理的慢性加重。住院率因病情的严重程度而异。美国卡维地洛试验发现,平均6.5 个月的随访期间,纳入安慰剂组的门诊患者(NYHA 分级大多为Ⅱ～Ⅲ级)中 19.6% 的患者需要住院治疗,而卡维地洛组 14.1% 的患者需住院治疗。螺内酯随机评价研究(RALES)试验发现,入组时 NYHA Ⅳ级的患者,以及虽然入组时 NYHA Ⅲ级但入组前 6 个月内 NYHA Ⅳ级的患者,更可能需要住院治疗;24 个月的随访期间,安慰剂组 40% 患者需要住院治疗,而接受螺内酯治疗的患者 31.6% 需要住院治疗。

心力衰竭患者可能出现心律失常。超过 10% 的心力衰竭和收缩功能不全的患者同时伴发心房颤动。室性心动过速也很常见,大约 10% 的晚期心力衰竭患者出现过晕厥或高度心室异位节律,而需要植入心脏除颤器。低度心室异位节律,如非持续性室性心动过速,则更加常见,大约1/3患者在动态心电监测中至少出现3次室性心动过速。

脑血管意外是心力衰竭一种可怕的并发症,其发生可能是因为左心房存在附壁血栓,通常与心房颤动或左心室附壁血栓相关,还通常与低血流或血流停滞时前壁和(或)心尖部运动不稳或运动障碍有关。对于某些心力衰竭患者,使用华法林可以减少脑卒中的发生率。由于使用抗凝血药存在相关并发症,因此,对于不存在血栓栓塞的已知危险因素的心力衰竭患者,目前不推荐常规使用华法林。其中血栓栓塞的危险因素包括心房颤动、机械人工瓣膜、血栓栓塞史、存在附壁血栓或近期前壁/心尖部心肌梗死等。

晚期心力衰竭患者心排血量降低,还会引起器官灌注不良导致的并发症。若患者出现肾功能不全、肝功能不全、胃肠功能障碍或中枢神经系统功能障碍,通常视为病情严重程度的进展。这些并发症的出现会使心力衰竭导致的问题进一步恶化,比如加重水钠潴留,导致代谢紊乱,而且影响饮食治疗和药物治疗的依从性。当心力衰竭并发多器官衰竭时,生活质量和预后逐渐下降。在这种情况下,静脉肌力药物的姑息治疗可暂时改善患者的临床状况。

二、西医治疗

心力衰竭的治疗目标包括确定可纠正的病因和诱因,延缓疾病进展,维持体力活动,逆转水钠潴留,以及减少死亡风险。当然,其中一些目标只能通过针对心力衰竭的药物治疗来实现或优化,尤其是当心力衰竭进展到晚期时。血管紧张素转化酶抑制药(ACEI)推荐用于所有阶段的心力衰竭患者,不仅用于治疗,也用于预防心室功能不全的不断恶化。螺内酯是一种醛固酮受体拮抗药,已被证明其与标准治疗联用时可以明显降低死亡率。利尿药主要用于减轻症状、缓解水肿,但没有数据表明其可以延缓疾病进展。大多数临床医生认为,地高辛对于减少住院死亡率是安全有效的。近年来,β受体拮抗药也已成为心力衰竭的重要治疗,过去认为其缺乏获益甚至增加风险的误解已经消除。

(一)饮食及生活方式

心力衰竭的有效治疗需要限制饮食和其他生活方式的调整。限钠在心力衰竭患者的管理中始终存有争议,目前的指南认为"限钠对于有症状的心力衰竭患者可以减轻充血性症状"。限水同样是有益的。随着疾病进展,液体摄入量的管理也需要更严格,每天应不超过1.9 L。如果患者合并低钠血症,应更严格地限制水的摄入量。对于不限制水钠摄入的患者,即使是最强效的利尿药方案也效果不佳。

应鼓励所有心力衰竭患者戒烟,尤其是存在潜在缺血性疾病的患者。此外,成年男性每天酒精的摄入量应当不超过 25 g,成年女性不超过 15 g。而对于有酒精依赖史或酒精相关心肌病的患者,应建议戒酒。

对于病因为冠状动脉疾病的心力衰竭患者,如果存在血脂异常,应根据指南通过饮食和药物治疗降低胆固醇和甘油三酯水平。尽管有强有力的证据表明他汀类对大多数已确诊的心血管疾病患者有益,但两项大型随机试验发现,启动他汀类药物治疗对有症状的收缩性心力衰竭(缺血性或非缺血性)患者并无益处。因此,对于仅诊断收缩性心力衰竭的患者,如无其他适应证,不建议使用他汀类作为辅助治疗。肥胖可能是心力衰竭成功管理的一个重要混杂因素,因为肥胖直接影响心室形状和功能。事实上,肥胖的患者更容易患心血管疾病,包括心力衰竭。尽管如此,最近有研究者提出了"肥胖悖论",即轻度超重的心力衰竭患者生存率更高,但仍存有一定争议。然而,证实这一悖论的研究可能存在一定问题,因为其不同分组的患者疾病持续时间和严重程度存在差异。合理的目标是有益心脏健康的饮食和充足的体力活动,而非绝对的减重。除非极度肥胖,大多数心力衰竭患者不需要快速和积极的减肥,更合理的目标可能是永久的生活方式调整和适度的减重。

(二)运动

卧床休息曾被推荐用于急性心力衰竭的管理,尤其当病因为心肌炎时。但目前已不推荐用于急性失代偿期的初始治疗。目前的研究表明,心脏康复治疗和监督下的运动处方对维持整体循环调节和骨骼肌功能相当重要,并可降低心力衰竭患者的运动不耐受程度,提高生活质量。一项针对心力衰竭合并收缩功能障碍患者的大型试验(HFACTION)发现,正式的锻炼计划可适度改善峰值摄氧量(VO_2)和 6 分钟步行距离,总体上降低了医疗保健相关的花费。制订心脏康复计划作为心力衰竭长期管理的一部分时,需要考虑到所有的心力衰竭患者。

(三)特定药物类别

自 20 世纪 80 年代中期以来,评估心力衰竭患者药物治疗的安全性和有效性的终点发生了根本性的改变。虽然急性和慢性血流动力学终点对于评估新药的药理学特征十分重要,但更理想的长期终点包括减轻症状(改善生活质量)、改善运动耐量或运动能力、逆转神经体液异常及降低死亡率等。

20 世纪 80 年代末和 90 年代初心力衰竭方面的研究主要是大型多中心临床试验。这些试验旨在检测药物治疗对死亡率、疗效终点,以及有意义的不良反应的影响。这些研究的其他数据还包括治疗对不同亚组患者、室性心律失常的变化、生活质量、症状和用药情况的影响。这些研究往往没有提供有关药物作用机制的信息,病理生理过程的具体细节,或药物无效时的明确解释。收缩性心力衰竭患者根据 ACC/AHA 分期的治疗指南如下。

心力衰竭高危患者(A 期)的治疗建议[Ⅰ级(推荐)]:高血压和脂代谢异常应根据目前的指南控制;其他可能导致心力衰竭的情况,如肥胖、糖尿病、吸烟和已知的心脏毒性药物,应加以控制或避免。

左心室收缩功能障碍的无症状患者(B 期)的治疗建议如下:Ⅰ级(推荐):有心肌梗死史或 EF 降低的患者,使用血管紧张素转化酶抑制药或血管紧张素Ⅱ受体拮抗药以预防心力衰竭;心肌梗死和射血分数降低的患者,应循证应用 β 受体拮抗药以预防心力衰竭;心肌梗死的患者,应使用他汀类以预防心力衰竭;控制血压以预防有症状的心力衰竭;所有射血分数降低的患者均应使用血管紧张素转化酶抑制药以预防心力衰竭;所有射血分数降低的患者均应使用 β 受体拮抗药以预防心力衰竭。Ⅱa 级(可能适用):植入式心律转复除颤器适用于心肌梗死后至少 40 d、左心室射血分数≤30%,且在指南指导下进行药物治疗的无症状的缺血性心肌病患者。Ⅲ级(不推荐):钙通道阻滞药具有负性肌力作用。

有症状的左心室收缩功能障碍患者(C 期)的治疗建议如下:Ⅰ级(推荐):液体潴留患者使用利尿药;所有患者予 ACEI;ACEI 不耐受者予 ARB;所有稳定患者使用 3 种 β 受体拮抗药中的 1 种以降低死亡率;NYHA Ⅱ～Ⅳ级且 LVEF≤35% 的患者予醛固酮受体拮抗药;急性心肌梗死且 LVEF≤40%,同时有心力衰竭或糖尿病的症状者予醛固酮受体拮抗药;根据指南指导的药物治疗,NYHA Ⅲ～Ⅳ级的非裔美籍患者使用肼屈嗪和硝酸异山梨酯;慢性心力衰竭伴心房颤动,以及有心源性脑卒中的其他高危因素的患者,应接受抗凝血治疗;抗凝血药的选择应因人而异;心肌梗死后至少 40 d,伴 LVEF≤35%,指南指导的药物治疗下 NYHA 分级仍为Ⅱ～Ⅲ级,以及预期寿命>1 年的患者应予 ICD 作为心源性猝死的一级预防;LVEF≤35%、窦性心律、左束支传导阻滞型 QRS 波≥150 ms、指南指导的药物治疗下 NYHA Ⅱ～Ⅲ级或偶然出现Ⅳ级症状的患者应考虑心脏再同步化治疗(CRT)。心肌梗死后至少 40 d,伴 LVEF≤30%,指南指导的药物治疗下 NYHA Ⅰ级,且预期寿命>1 年的患者应予 ICD 作为心源性猝死的一级预防。Ⅱa 级(可能适用):ARB 是 ACEI 作为一线治疗时的合理替代;肼屈嗪和硝酸异山梨酯可用于不能用 ACEI 或 ARB 的患者;地高辛可能有益于降低住院率;慢性心力衰竭伴心房颤动而没有心源性脑卒中的其他危险因素的患者,长期抗凝血是合理的;ω-3 不饱和脂肪酸作为辅助治疗可降低死亡率和住院率;心脏再同步化治疗对于 LVEF≤35%、窦性心律、非左束支传导阻滞型 QRS 波≥150 ms、指南指导的药物治疗下 NYHAⅢ级或偶有Ⅳ级症状的患者可能有效;心脏再同步化治疗对于 LVEF≤35%、窦性心律、左束支传导阻滞型 QRS 波 120~149 ms、NYHAⅡ~Ⅲ级或偶有Ⅳ级症状的患者可能有效;心脏再同步化治疗可能对以下心房颤动且指南指导的药物治疗下 LVEF≤35%的患者有效;需要心室起搏或符合其他适应证的患者;房室结消融或控制心室率允许近 100%的心室起搏;心脏再同步化治疗对于指南指导的药物治疗下 LVEF≤35%、准备植入起搏器或更换起搏器伴预期心室起搏的患者可能有效。Ⅱb 级(可考虑,但有效性尚未证实):指南指导的药物治疗下仍存在持续症状且无醛固酮受体拮抗药适应证或醛固酮受体拮抗药不耐受的患者可加用 ARB;ICD 对于延长非猝死性高危患者(如频繁住院、乏力或严重并发症)的生存率是否有益尚存争议;对于 LVEF≤35%、窦性心律、非左束支传导阻滞型 QRS 波 120~149 ms,以及指南指导的药物治疗下 NYHA Ⅲ级或偶有Ⅳ级的患者,可以考虑心脏再同步化治疗;对于 LVEF≤35%、窦性心律、非左束支传导阻滞型 QRS 波≥150 ms、指南指导的药物治疗下 NYHAⅡ级的患者,可以考虑心脏再同步化治疗;对于 LVEF≤30%、心肌缺血所致心力衰竭、窦性心律左束支传导阻滞型 QRS 波>150ms、指南指导的药物治疗下 NYHAⅠ级的患者可以考虑心脏再同步化治疗。Ⅲ级(不推荐):常规联合使用 ACEI、ARB 及醛固酮受体拮抗药;醛固酮受体拮抗药在肾功能不全和(或)高钾血症患者中的不恰当使用;不伴心房颤动、既往血栓栓塞事件或心脏附壁血栓的患者进行抗凝血;仅存在心力衰竭时使用他汀类作为辅助治疗;使用营养补充品治疗心力衰竭;激素疗法而非纠正缺陷;已知对心力衰竭患者的临床状态有不利影响的药物(如大多数抗心律失常药、非甾体类抗炎药或噻唑烷二酮类降血糖药);长期使用静脉正性肌力药物,除非作为终末期患者的姑息治疗;不推荐钙通道阻滞药作为常规治疗;心脏再同步化治疗不推荐用于 NYHAⅠ~Ⅱ级、非左束支传导阻滞型 QRS 波<150 ms 的患者;心脏再同步化治疗不适用于因虚弱和(或)严重并发症预期寿命<1 年的患者。

难治性心力衰竭患者(D 期)的治疗建议。Ⅰ级(推荐):尚未确定最终治疗或解决方案的心源性休克患者予肌力药物以维持全身灌注,保护终末器官功能;尽管根据指南进行了药物治疗、器械或手术治疗仍进展为 D 期的心力衰竭患者,应仔细筛选存在心脏移植适应证的患者。Ⅱa级(可能适用):限水(1.5~2 L/d),尤其是低钠血症患者;对于等待机械循环支持或器械治疗的患者,持续静脉给予肌力药物作为"桥接治疗";预期进行最终治疗(如心脏移植)的经过仔细筛选的 D 期心力衰竭患者给予机械循环支持;对于经过仔细筛选的合并急症的心力衰竭患者,给予非永久性机械循环支持作为恢复或决策的桥接治疗;对于仔细筛选的 D 期心力衰竭患者可给予持续性机械循环支持以延长生存期。Ⅱb级(可考虑,但有效性尚未证实):存在器官功能障碍的临危住院患者可给予短期、持续静脉肌力药物作为支持治疗;长期持续静脉肌力药物可作为姑息治疗。Ⅲ级(不推荐):常规持续或间断静脉输注肌力药物(非姑息治疗);没有证据表明存在休克或终末器官功能障碍的住院患者短期静脉应用正性肌力药物。

1.利尿药

利尿药的疗效终点为减轻体重,逆转水肿和肺淤血,是治疗心力衰竭水肿的传统疗法。虽然没有长期随机对照研究显示利尿药治疗对心力衰竭发病率和死亡率的影响,但短期研究已证实利尿药可以改善容量负荷过重患者的症状和运动耐量。利尿药的种类包括襻利尿药(如呋塞米、布美他尼和托拉塞米)、噻嗪类利尿药(如氢氯噻嗪和美托拉宗)及留钾利尿药(如螺内酯、氨苯蝶啶和阿米洛利)。襻利尿药作用于近端肾小管,仅肾功能严重受损时无法发挥疗效。噻嗪类利尿药单独使用时往往效力较低,对中度肾功能受损的患者无效。由于慢性心力衰竭患者往往至少有轻度肾功能异常,因此在这一人群中,一般首选襻利尿药。但这并不意味着轻度心力衰竭的患者不能使用噻嗪类利尿药。对于心力衰竭较严重的患者,襻利尿药与噻嗪类利尿药联合使用更有效,因为它们作用于肾单位的不同部位而可以产生叠加效应。其目标是优化利尿、预防低钾血症、评估高钾血症的风险。患者不伴容量超负荷的症状或体征时无须使用利尿药。

如果选择利尿药作为容量超负荷的稳定心力衰竭患者的起始治疗,首选呋塞米,20~40 mg,每日 1 次。用药前和用药 5~7 d 后均需完善检查并记录,以评估是否存在低钾血症和容量受限。如果基线时血钾处于正常低线,则在使用利尿药的同时补充氯化钾。建议患者每天早上排尿后进行体重监测,并记录结果,体重变化应不超过 0.5~1.0 kg/d。开始起始剂量的利尿药治疗后,1 周内需再次联系患者以评估是否需要增加剂量。一般根据起始剂量成倍地逐渐加量,直至达到利尿效果。这通常导致服药后 30~60 min内排尿,需要关注加量后 3~6 h 内尿量的增加情况。如果出入量平衡,则无须增加利尿药剂量,而需要注意脱水的症状和体征。如果患者虽然有明显的利尿反应但仍存在容量超负荷,可以将用药方案增加到每日 2 次。如果每日 2 次的襻利尿药无法达到出入量平衡,应考虑加用噻嗪类利尿药(如氢氯噻嗪 25~50 mg,每日 1 次)。不建议间断使用大剂量利尿药(美托拉宗),因为其可导致容量的大量变化和低钾血症,而低钾血症可导致室性心律失常。

由于肠水肿、低灌注或肾脏机制,患者可能对利尿药产生耐药性。一般来说,利尿药耐药的患者可以通过增加药物剂量和(或)联用噻嗪类利尿药提高疗效。由于呋塞米的生物利用度可能会受到肠水肿的影响,这些患者使用布美他尼和托拉塞米可能吸收效果更好。所有口服利尿药均不能达到充分的利尿效应的患者应静脉应用利尿药。水肿减轻后,对利尿药的反应可能恢复。

2.地高辛

尽管医生将洋地黄用于治疗水肿已超过 200 年,但直到最近其疗效仍存争议。洋地黄通过抑制钠-钾 ATP 酶发挥作用。钠-钾 ATP 酶受到抑制后,心肌收缩力增强,但迷走传入神经功能也被阻断,因而导致心脏压力感受器敏感化。大多数患者的压力感受器对于生理动作的反应是正常的。对于心房颤动的患者,地高辛可以通过减缓心室反应改善心室充盈、冠状动脉灌注时间和心肌耗氧量。肾脏内的钠-钾 ATP 酶受到抑制使肾小管对钠的重吸收减少,从而导致尿钠增多。洋地黄治疗可降低血浆肾素活性和血浆醛固酮水平。急性期时,洋地黄还会降低儿茶酚胺水平。

RADIANCE 试验和 PROVED 试验两项研究评价了停用地高辛对临床和运动参数的影响。在两项试验中,被随机分配停用地高辛的患者都出现了运动能力下降和病情恶化。这些患者的病情在停用地高辛 4~8 周内明显恶化,表现为症状加重,需要更换药物,门诊和住院医疗管理增加。最近,地高辛研究组(DIG)进行了一项长期试验,发现随机分配到地高辛组或安慰剂组的 7500 例患者中,地高辛对于降低死亡率没有明显获益,但其住院风险降低了 8%。

有住院风险的心力衰竭患者(NYHA Ⅱ~Ⅳ级)应考虑地高辛治疗。然而,不应该为了促进地高辛起效而停用 β 受体拮抗药。地高辛的起始和维持剂量应为 0.125~0.25 mg,每日 1 次。老年患者或肾功能不全患者应予较低剂量(0.125 mg,隔日 1 次)。以前,研究者认为地高辛的治疗浓度可达血清水平 2.0 ng/mL。然而,DIG 试验的数据分析显示,达到这一浓度的患者更有可能发生不良反应,死亡率也可能更高,还可能诱发心律失常。目前的 AHA/ACC 指南推荐较低血浆水平的洋地黄(0.5~0.9 ng/mL),认为其更有可能与受益相关。医生应定期监测血药浓度,特别是在患者肾脏功能变化或合并慢性肾脏病时。

3.肾素-血管紧张素系统抑制药

与直接血管扩张药相比,血管紧张素转化酶抑制药(ACEI)用于任何分期的充血性心力衰竭患者都有很好的疗效。尽管 ACEI 具有扩张血管的特性,其作用机制还包括抑制血管紧张素Ⅱ、调节其他血管活性物质等。血管紧张素转化酶催化血管紧张素Ⅰ转换为血管紧张素Ⅱ,而血管紧张素Ⅱ是一种强效缩血管物质并能刺激醛固酮的释放。血管紧张素转化酶还能起到激肽酶的作用,其受到抑制后可以减少缓激肽的分解。血管紧张素转化酶的激肽酶活性可能是 ACEI 优于 ARB 的原因。

许多研究已经证实 ACEI 对于任何分期的心力衰竭患者在临床和死亡率方面均有获益。1987 年报道的 CONSENSUS 试验发现加用依那普利可以使 NYHAⅣ级患者的死亡率降低 31%。依那普利组的患者 NYHA 分级明显改善,心脏体积减小,对心力衰竭的其他治疗药物的需求减少。SOLVD 试验也证实了 ACEI(同样评估的是依那普利)对于无症状的心力衰竭患者(NYHAⅠ级)及轻中度心力衰竭患者(NYHAⅡ~Ⅲ级)的疗效。其治疗的亚组分析则比较了依那普利与安慰剂相比其治疗确诊的心力衰竭患者的疗效。在这一组中,依那普利与总死亡率降低相关(降低 16%),尽管猝死导致的死亡率没有显著改变。在一项针对无症状的左心室功能不全患者的独立预防亚研究中,依那普利可以预防充血性心力衰竭的进展。与安慰剂组相比,依那普利组患者总体死亡率没有改善,而随后出现临床明显心肌梗死的发生率降低。后续研究表明,ACEI 用于收缩性心力衰竭患者,其益处并不局限于任何特定的化合物,而是代表了一种"类效应"。

除了有研究表明 ACEI 对于轻度或无症状心力衰竭患者的获益,还有研究表明 ACEI 对于有急性心肌梗死史的患者也有获益。SAVE 评估了卡托普利对心肌梗死后射血分数<40% 的无症状患者的疗效。该研究还证实卡托普利可减少复发性心肌梗死的发生。一项在有症状的梗死后患者中进行的雷米普利的后续研究中显示,加用一种 ACEI 可以降低死亡率。最近,雷米普利已被证明可以降低心血管事件的风险(HOPE 试验),包括在无既往心脏病但有心血管风险因素的人群中,减少 23% 的发生心力衰竭的风险。将这些药物归为血管扩张药过于简单,因为该研究中使用雷米普利的患者平均收缩压/舒张压仅下降 3/2 mmHg。ACEI 似乎对血管、心脏、肾脏均有影响,远远超出了其微弱的降血压作用。在组织水平上抑制肾素-血管紧张素-醛固酮系统可以使血管、心脏和肾脏避免血管紧张素Ⅱ和醛固酮长期激

活的一些影响，包括生长、肥大、增殖、胶原沉积和组织重塑。

ACEI 的剂量选择需根据基线时的血压、肌酐、血钠水平等进行个体化分析。ACEI 滴注期间可能会出现轻度低血压（如收缩压 $80\sim90$ mmHg）和氮质血症（血清肌酐 $20\sim25$ mg/L），如果没有症状，这些不良反应可以耐受，以获得 ACEI 的益处。然而，有症状的低血压、进行性氮质血症或无法忍受的干咳有时需停用 ACEI。其他不良反应，包括皮疹和血管性水肿相对罕见。ACEI 的最佳剂量和治疗目标（血压 vs 试验目标剂量）尚未确定。有证据表明，阿司匹林和非甾体抗炎药可阻断 ACEI 的良好作用，增加其诱发肾功能不全的可能性，应尽量减少使用。冠状动脉疾病患者应将阿司匹林剂量减至 81 mg/d。

ARB 具有和 ACEI 相似的药理学作用，但也有关键的区别。理论上，通过阻断实际的血管紧张素受体，可以实现对肾素-血管紧张素系统更全面的阻断。一些临床试验验证了这一假设，即这一作用与 ARB 较传统的 ACEI 治疗生存率更高有关，但这一假设还没有在有效的死亡率试验中得到证实。尽管 ARB 较 ACEI 更贵，但 ARB 出现干咳较 ACEI 少，干咳为有时出现但常常难以忍受的一个 ACEI 不良反应。与 ACEI 相比，ARB 出现血管性水肿的可能也较小，但并非不会出现。目前的 AHA/ACC 指南建议 ACEI 作为所有心力衰竭患者（任何分期）的一线治疗，包括无症状的左心室收缩功能不全患者。对于由于干咳或血管性水肿而 ACEI 不耐受的患者可以使用 ARB。然而，这两类药物有时因肾功能不全或高钾血症而被禁用。少数情况下，对于常规治疗剂量足够但症状仍持续存在，且醛固酮受体拮抗药不耐受的患者，可以在 ACEI 的基础上加用 ARB。不推荐 ACEI、ARB、醛固酮受体拮抗药的三联疗法，因为有高钾血症和（或）肾衰竭的风险。

4.醛固酮受体拮抗药

尽管起初 ACEI 治疗会降低心力衰竭患者升高的醛固酮水平，但一些患者几个月后可能会出现"醛固酮逃逸"。已证实血清醛固酮水平与 NYHA 分级相关。在心力衰竭动物模型中，醛固酮水平升高与心肌细胞肥大和纤维化相关。

RALES 试验评估了螺内酯（一种醛固酮受体拮抗药）与地高辛、襻利尿药、ACEI 联合使用对严重心力衰竭患者（NYHAⅣ级和 NYHAⅢ级且 6 个月内静息时出现过症状的患者）的疗效。加用低剂量螺内酯（12.5～50 mg，每日 1 次）的患者死亡风险降低了 30%。最近，EMPHASIS-HF 试验证实了醛固酮受体拮抗药有益于减少轻度心力衰竭患者（NYHAⅡ级）死亡和因心力衰竭住院的风险。

螺内酯最常见的不良反应是高钾血症和男性女型乳房。由于螺内酯可使血钾平均升高 0.2 mmol/L,需注意补钾的剂量。医生应在基线时检查患者血钾水平,并在螺内酯治疗 5～7 d 后复查。血钾＞5.0 mmol/L 和血清肌酐＞25 mg/L 的患者在开始螺内酯治疗前应纠正血钾或血清肌酐水平。如果治疗开始后血钾升至 5.0～6.0 mmol/L,需将剂量减半,并在 5～7 d 后复查血钾。如果治疗开始后血钾升至 6.0 mmol/L 以上,则应停药,直到血钾正常再尝试降低剂量。

依普利酮是一种较新的醛固酮受体拮抗药,雌激素作用小于螺内酯,已有研究发现其用于梗死后轻度心力衰竭(NYHA Ⅱ级)的患者时,死亡率下降与螺内酯相似。尽管更昂贵,依普利酮可作为螺内酯的合理替代,尤其是存在螺内酯相关的男性乳腺发育的患者。与螺内酯相似,其同样需要监测血钾和肾功能。

目前的 AHA/ACC 指南建议,只要可以监测血钾和肾功能,醛固酮受体拮抗药适用于伴射血分数降低的轻到重度心力衰竭患者(NYHA Ⅱ～Ⅳ级)。这些指南不推荐同时使用 ACEI、ARB 和醛固酮受体拮抗药,因为高钾血症和肾衰竭的风险过高。

5.血管扩张药

尽管传统观念认为"血管扩张药"是慢性心力衰竭治疗的主要药物,但只有结合使用肼屈嗪和硝酸异山梨酯才能有效治疗心力衰竭,降低死亡率。根据早期分类方法,肼屈嗪被归为一种直接动脉血管扩张剂,硝酸异山梨酯等硝酸盐制剂则被归为静脉血管扩张药。但是将这些血管扩张药这般武断的分类根本经不起现代医学的仔细推敲。肼屈嗪可以直接作用于血管平滑肌细胞。尽管还需要进一步研究验证,但肼屈嗪对心排血量和心率的显著提高作用表明其很可能产生一种直接的正性肌力作用。虽然硝酸盐是静脉血管扩张药,但显而易见的是,它们也是动脉血管扩张药,因为它们可以模拟内皮依赖性一氧化氮的血管舒张作用。这种联合疗法对各种形式的充血性心力衰竭都有效果。一项美国退伍军人管理局的合作研究,即血管扩张药治疗中度心力衰竭的心力衰竭试验(V-HeFT),是第一个在与安慰剂作比较时,证实肼屈嗪与硝酸异山梨酯联合治疗可以降低死亡率的试验。V-HeFT Ⅱ 试验在不使用安慰剂组的情况下,分别对依那普利与肼屈嗪和硝酸异山梨酯的结合物对治疗中度充血性心力衰竭患者的疗效进行了比较。硝酸异山梨联合肼屈嗪组(Hydralazine-Isosorbide Dinitrate group)的死亡率实际上与 V-HeFT Ⅰ 试验中的硝酸异山梨联合肼屈嗪组的死亡率重叠。尽管依那普利可以更大幅度地降低死亡率,但硝酸异山梨酯基肼可以更大幅度地改善运动耐量并显著提高射血分数。

最近,美国一项权威的随机安慰剂对照试验对肼屈嗪与硝酸异山梨酯的结合物进行了测试,试验对象是患有收缩性心力衰竭的非裔美国人。结果表明,使用拜迪尔(Bidil)——一种由这两种药物组成的复方药片可降低43%的死亡率,降低住院率,并改善生活质量。目前,复方药 Bidil 并未在中国上市,而单独剂量的肼屈嗪与硝酸异山梨酯仍然是一个不错的选择。据目前的 AHA/ACC 指南建议,该结合物可用于正在接受 ACEI 和 β 受体拮抗药最佳药物治疗的非裔美国患者,他们通常出现Ⅲ或Ⅳ级的 NYHA 症状。这种结合物也适用于因肾功能不全、药物耐受力低或低血压而禁用ACEI 和 ARB 的患者。具有强大血管扩张药特性的 α 受体拮抗药哌唑嗪在心力衰竭患者中得到了广泛的检验。最初的 V-HeFT 研究表明,与安慰剂相比,哌唑嗪治疗并不能降低死亡。它可以影响肾素系统的激活与"未对抗的 β 类"肾上腺素的不良作用。α 受体拮抗药目前没有成为应用于慢性心力衰竭的治疗药物。其他类型的血管扩张药,如依前列醇前列腺素(氟兰)、米诺地尔、莫索尼定和硝苯地平都对收缩性心力衰竭患者有不利影响。令人失望的是,临床试验结果表明这些药物都具有强大的血管舒张作用。这表明,为收缩性心力衰竭患者提供血管舒张治疗并不成熟。

据研究表明,那些在降低收缩性心力衰竭患者死亡率和住院率方面疗效显著的药物对疾病中发生的神经激素适应性具有显著的疗效,而非仅仅产生单纯的血流动力学影响。

6.交感神经系统阻滞

晚期心力衰竭患者的交感神经系统已被激活。能证明这一变化的证据是人们已观察到血浆去甲肾上腺素水平与心力衰竭的死亡率相关,并且心率谱分析显示心力衰竭严重的患者,其低频心率反应得到了增强。鉴于多巴酚丁胺和其他正性肌力药临床试验的失败,部分欧洲国家进行较小规模的研究结果起初显示 β 受体拮抗对心力衰竭有积极作用。美托洛尔治疗扩张型心肌病(metoprolol in dilated cardiomyopathy,MDC)试验评估了中重度扩张型心肌病患者对美托洛尔剂量渐进性增加的反应(不包括冠状动脉疾病患者);与安慰剂相比,美托洛尔改善了心功能状态,并与联合终点(联合死亡率或心脏移植名单)的降低相关。尽管有这些成果,关于 β 受体拮抗药对心力衰竭的疗效仍受到许多怀疑。直到美国卡维地洛试验证明,卡维地洛(一种具有额外 α 受体拮抗特性的非选择性 β 受体拮抗药)可以有效降低 NYHA Ⅱ级及Ⅲ级患者 65% 的死亡率。在此之后,使用选择性 β 受体拮抗药(美托洛尔)和无 α 受体拮抗作用(比索洛尔)的非选择性 β 受体拮抗药试验已经证明β受体拮抗药对心力衰竭的好处很大程度上是一种分级效应。单纯β受体拮抗药的疗效和生存试验(BEST)未能证明β受体拮抗药(布辛多洛)对心力衰竭的疗效优于安慰剂。最近,卡维地洛的潜在随机累积生存率(COPERNICUS)试验表明,合用卡维地洛与β受体拮抗药合用可以降低NYHA IV级心力衰竭中静息症状无容量过载迹象患者的死亡率。

作为一类药物,与其他形式的治疗相比,β受体拮抗药在治疗期间可产生最大增量的射血分数。降低心率并改善舒张充盈时间可促进这一过程。β受体拮抗药可直接抑制肾素的释放,并从根源上中断肾素系统运作。卡维地洛的抗氧化特性可能同样有助于增加其对心力衰竭的疗效,无论是通过直接的化学氧化还原反应,还是通过减少氧消耗或氧化性应激的间接作用。

NYHA II级和III级症状患者和无容量负荷过重体征的患者应接受β受体拮抗药治疗,除非有禁忌证存在。在开始使用β受体拮抗药时,以及每次剂量调整时,患者可能会出现心脏功能状态暂时降低和液体潴留加重的情况。这个状态通常持续2～4周,这并且不需要额外的利尿药。β受体拮抗药不应用于因容量超负荷而住院治疗的患者起始治疗。心率低于60次/分的患者应谨慎使用β受体拮抗药。收缩压低的患者一般可以使用β受体拮抗药,试验结果表明,低于基线血压至正常血压的患者无进一步血压下降的情况。有明显支气管痉挛疾病的患者可能不是不耐受β受体拮抗药,或者相对于非选择性卡维地洛来说更能耐受比索洛尔或美托洛尔(含较少的β$_2$受体拮抗作用)。如果喘息能缓解多尿,应考虑将表现为心力衰竭和哮喘的肺充血患者当作最佳应用人选。

起初,卡维地洛每次应服用3.125～6.25 mg,每日2次;比索洛尔应每日服用1.25 mg;琥珀酸美托洛尔每日服用12.5～25 mg。β受体拮抗药的剂量在可承受范围内可在每2～4周增加一倍剂量。患者如出现体重增加、呼吸困难或低血压等可能延缓增加剂量的症状应及时向医生报告。卡维地洛应调整至患者的最大耐受剂量,目标为每次25 mg,每日2次;体重超过85 kg的患者,每次50 mg,每日2次。然而,与安慰剂相比,每日2次6.25 mg的低剂量能够使死亡率有所降低。接受美托洛尔治疗的患者应该每日有针对性地接受200 mg的剂量。在接受β受体拮抗药治疗时因容量超载入院的患者应接受静脉利尿药治疗。在没有出现血流动力不稳定或禁忌证的情况下心力衰竭症状加重时应继续使用β受体拮抗药。如果β受体拮抗药的使用受到限制,医生可以尝试减少剂量,而非突然停止拮抗药的使用。在优化容量状态并成功停用静脉利尿药、血管扩张药和肌力药物后,可以在住院期间开始使用β受体拮抗药。

据目前的 AHA/ACC 指南建议,任何有心肌梗死病史的患者和左心室功能不全的患者均可使用 β 受体拮抗药,即使是无症状的患者也可以使用,除非合并特别的禁忌证存在。

7.钙通道阻滞药

钙通道阻滞药在充血性心力衰竭的治疗中一直没有获得成功。并且除患有高血压或心肌缺血的患者外,在治疗心力衰竭患者时基本上没有作用。对其在充血性心力衰竭治疗中缺乏疗效的假设包括直接的负性肌力效应和不良神经激素通道的激活。在药理学上,这类化合物的种类有很多。维拉帕米和地尔硫䓬不能提升心率,而二氢吡啶可以提升静息和运动时的峰值心率。血浆儿茶酚胺水平也因许多二氢吡啶而增加。较新的二氢吡啶可能不会产生这些不良反应。虽然实验证明非洛地平和氨氯地平都是安全的,但它们对心力衰竭患者仍然无效。

8.正性肌力治疗

几项比较正性肌力疗法(多巴酚丁胺、米力农、维司利农、匹莫苯丹、伊巴巴胺、依诺莫酮等)与心力衰竭标准疗法效果的随机试验表明,这些药物增加了死亡的风险。推测其增加死亡风险的机制是应用正性肌力药物引发的室性心律失常,这些药物也可能通过造成心肌能量供应和需求之间的失衡及神经激素调节机制加速心力衰竭的进展。心力衰竭患者首先应尽可能避免使用这些正性肌力药物。心力衰竭晚期患者,尽管限制饮食,仍需要频繁住院治疗。其次,采用熟悉疗效的药物治疗可改善临床预后。此外,容量状态的优化可作为姑息性治疗目的人群或作为那些等待机械循环支持或心脏移植的桥接治疗的持续性静脉正性肌力药物支持的最佳选择。这种治疗应该以增加全身血流量为目标,以改善器官灌注,改善食欲,并提高容量状态维持的可能性,以便这些患者能够享受他们在医院外的时光。此外,对于心力衰竭患者间断使用正性肌力药物毫无疗效。

(四)植入式心脏除颤器

许多左心室收缩功能不全的心力衰竭患者意外死于心源性猝死(在心室颤动、无脉性室性心动过速或心动严重过缓的情况下)。植入式心脏除颤器能够连续监测心电图变化,并根据程序算法提供治疗(转复、拮抗心动过速起搏或异位心脏起搏)。两项一级预防试验表明,如果通过电生理试验中可诱发恶性室性心律失常,那么缺血性心脏病、左心室收缩功能障碍和非持续性室性心动过速的患者可受益于植入式除颤器。即使没有诱发性心律失常,缺血性心肌病患者发生心源性猝死的风险也很大。此外,在缺乏电生理测试的情况下,有 NYHA Ⅰ～Ⅲ级症状的缺血性左心室功能障碍(射血分数为 30％或以下)患者可通过放置植入式除颤器获益。

对非缺血性人群的动态心电图监测的效用我们知之甚少。心力衰竭中心源性猝死试验(SCD-HeFT)纳入了缺血性和非缺血性心肌病患者、NYHA Ⅱ级或Ⅲ级症状患者及左心室射血分数<35％的患者。患者被随机分为常规治疗、胺碘酮治疗和植入式除颤器。与安慰剂相比,胺碘酮治疗似乎没有降低死亡率,而植入式除颤器治疗降低了 23％的死亡率。这种效应不仅存在于缺血性疾病患者中,也存在于非缺血性心肌病患者中。

据目前的 AHA/ACC 指南建议,应对心肌梗死后至少达 40 d 并出现收缩性功能降低的心力衰竭患者进行植入式除颤器治疗。在指南指导下的药物治疗中,只要有合理的生存预期并维持 1 年以上的良好功能状态,射血分数在 35％或以下,症状级别在Ⅱ～Ⅲ级,就可以采取相应措施。指南中还建议此类植入式除颤器在Ⅰ级症状患者和射血分数为 30％或以下的类似患者中也可以进行使用。此外,还有一种植入式除颤器,可应用于那些频繁住院、身体虚弱或有严重并发症的非猝死风险高的患者。

顽固性心力衰竭(D 期疾病)患者通常不应该植入除颤器,而那些已经植入除颤器的患者应该接受关于其设备除颤功能是否失活的测试。猝死是无痛的,并可使患者免于出现末期心力衰竭相关的严重且无法忍受的症状折磨。

(五)心脏再同步化治疗

许多收缩性心力衰竭患者的心室不同步是由室内传导延迟或(左)束支传导阻滞引起的。左心室起搏可以通过特别设计的起搏器和除颤器组合来提供,这些起搏器将一根导线插入窦房结,直至前室间静脉或心中静脉。研究表明,双心室起搏或心脏再同步化治疗(CRT)可以改善左束支传导阻滞患者的不同步性,并能够增加心排血量、提升血压、改善运动耐量。CARE-HF试验将 NYHA Ⅲ～Ⅳ级症状患者随机分配到常规药物治疗组或使用旨在减少非同步化的多部位起搏器治疗组。结果显示,患者的心脏功能和生活质量不仅得到了改善,死亡率也降低了 36％。估算机械非同步的更好方法(与绝缘的电机非同步截然不同)有,使用各种超声心动图(包括组织多普勒测图在内的技术)是目前人们极感兴趣的话题,即便此治疗对大约1/3 的患者无效,且存在电不同步性。

当前的 AHA/ACC 指南推荐,在 NYHA Ⅱ级、Ⅲ级或动态Ⅳ级症状,射血分数≤35％,窦性心律,左束支传导阻滞伴 QRS≥150 ms 的患者中应进行 CRT。CRT 可能对出现 NYHAⅢ～Ⅳ级症状、左束支阻滞的患者有用,而非 QRS 持续时间仅为 120～149 ms 的患者和那些具有非左束支传导阻滞和 QRS≥150 ms 的患者。最后,CRT 可考虑应用到具有缺血性心肌病,LVEF<30%,NYHA I 级症状,左束支传导阻滞 QRS≥150 ms 的患者。对于 NYHA I 级或 II 级症状患者、非左束支模式、QRS<150 ms 的患者或患有共存病和(或)生存时间小于 1 年的患者,不应考虑 CRT。

(六)机械循环支持

机械循环支持(mechanical circulatory support,MCS)是一个快速发展的领域。可获得的捐赠器官数量与大量晚期心力衰竭患者之间的巨大差距导致了持久的机械循环支持的发展。机械循环支持最初是作为移植的桥梁来发展的,以支持那些被列入移植名单的患者,他们尽管有最佳的药物治疗,但血流动力学仍然显著恶化。最初的装置是循环驱动泵。这些装置可以使血流动力学正常化,改善器官功能障碍,并可提高生活质量。其在1994 年被美国食品药品监督管理局(FDA)批准用于移植。

随着 MCS 在移植人群中的初步积极结果,人们越来越有兴趣将 MCS 作为对不符合心脏移植患者的永久支持方法,这促进了机械辅助治疗充血性心力衰竭的随机评估(Randomized Evaluation of Mechanical Assistance for the Treatment of Congestive Heart Failure,REMATCH)试验的完成。与药物治疗相比,HeartMate XVE(一种气动的、产生搏动血流的辅助泵)显示了十分显著的效果,患者的 1 年生存率翻倍至 52%。FDA 于 2003 年批准了该设备,将其作为桥接移植的独立适应证。

尽管存活率有所提高,但第一代脉动泵存在显著的局限性,如体积大、不良事件多及频繁需要更换泵等。此外,尽管 REMATCH 研究结果显示,与药物治疗相比,MCS 生存率显著提高,实际上其 2 年生存率仍然很低(24%)。随着装置的发展,技术也有了一定的改进。这些泵体积变得更小,没有阀门,耗能少,运动部件也更少。第二代恒流泵(HeartMate II)与脉动泵的直接比较显示,生存率进一步显著提高(1 年生存率为 68% vs 55%;2 年生存率为 55% vs 24%),不良事件减少,心脏功能和生活质量显著改善。这些发现使 FDA 在 2008 年批准了 HeartMate II 作为移植的桥梁疗法,在 2010 年批准了目标疗法。自目标疗法获得批准以来,MCS 得到了更广泛的应用,其使用率增加了 10 倍以上。最近,第二种恒流泵(HeartWare)被批准用于移植桥接,目标疗法试验的结果仍在等待中。

尽管恒流泵的效果得到了显著改善,目前仍存在重大挑战。患者需要全身抗凝血治疗,消化道出血是常见的不良事件。脑卒中对 MCS 患者来说是一种急性和慢性的风险。植入后发生急性右心室功能不全是一个被持续关注的问题,并与发病率和死亡率升高有关。最后,恒流泵需要外部能量,这就需要一个经皮传动系统。传动系统是一种慢性感染灶,是长期 MCS 的显著缺点。目前正在努力使设备小型化,寻找有创更小的植入方法,以及开发消除传动系统的经皮能量系统。

三、中医治疗

（一）中医辨证论治

1.心肺气虚

证候：神疲乏力,短气自汗,动则加剧,食少纳呆,咳嗽喘促,心悸怔忡,面色无华。舌质淡或胖有齿印,舌苔薄白,脉沉无力或兼促、结代。

治法：养心补肺,健脾益气。

方药：养心汤合补肺汤。

加减：若喘促、痰多,加紫苏子、葶苈子泻肺平喘；若面白、肢冷,加熟附片（先煎）温补阳气；若水肿、尿少,加泽泻、猪苓利水消肿。

2.气阴两虚

证候：气短疲乏,心悸怔忡,头昏目眩,口干舌燥,心烦失眠,自汗盗汗。舌红苔少,脉细数或促、结代。

治法：益气养阴。

方药：生脉散合炙甘草汤加减。

加减：若兼有咳嗽,咳黄痰,去桂枝、阿胶,加黄芩、鱼腥草、川贝母、北杏仁等清热祛痰止咳；若兼尿少水肿者,加茯苓皮、猪苓、泽泻利水消肿。

3.心肾阳虚

证候：心悸,气短疲乏,动则气喘,身寒肢冷,尿少浮肿,腹胀便溏,面色晦暗。舌淡苔薄白,脉沉无力或促、结代。

治法：温补心肾。

方药：桂枝甘草龙骨牡蛎汤合金匮肾气丸。

加减：若水肿加重,加北五加皮等利水消肿；气虚明显者,加红参、黄芪益气养心。

4.阳虚水泛

证候：心悸气喘,畏寒肢冷,腰酸膝冷,尿少浮肿,面色苍白或青紫。舌质淡暗,舌苔白滑,脉沉无力或结代。

治法：温阳利水。

方药：真武汤。

加减：若水肿较甚者,加大猪苓、泽泻用量,茯苓改用茯苓皮加强利水；若兼外感风寒者,加荆芥（后下）、防风辛温解表；若兼咯血,加葶苈子、仙鹤草以泻肺止血。

5.气虚血瘀

证候:心悸气短,胸胁作痛,食欲缺乏,疲倦,颈部青筋暴露,胁下痞块,下肢浮肿,面色青灰,唇青甲紫。舌质紫暗或有瘀点、瘀斑,脉涩或结代。

治法:益气活血通络。

方药:人参养荣汤合桃红四物汤。

加减:若胸痛重者,加枳壳、降香、郁金理气活血止痛;饮停咳喘者,合用葶苈大枣泻肺汤。

6.痰饮阻肺

证候:心悸气急,咳嗽喘满,不能平卧,咳白痰或痰黄黏稠,胸脘痞闷,头晕目眩,尿少肢肿,或伴痰鸣,或发热口渴。舌苔白腻或黄腻,脉弦滑数。

治法:泻肺化痰逐水。

方药:苓桂术甘汤合葶苈大枣泻肺汤加减。

加减:若为寒痰,加干姜、细辛温化痰饮;若咳嗽、喘促重者,加莱菔子、苏子下气祛痰;若痰饮内蕴化热者,可改用清金化痰汤合千金苇茎汤加减。

(二)中成药治疗

(1)心宝丸:功效为温补心肾,益气助阳,活血通脉。用于治疗心肾阳虚,心脉瘀阻引起的慢性心功能不全。

(2)补益强心片:功效为益气养阴,活血利水。用于冠心病、高血压性心脏病所致慢性充血性心力衰竭(心功能分级Ⅱ～Ⅲ级),中医辨证属气阴两虚兼血瘀水停证者。

(3)芪苈强心胶囊:功效为益气温阳,活血通络,利水消肿。用于冠心病、高血压所致轻、中度充血性心力衰竭证属阳气虚乏,络瘀水停者。

(4)心脉隆注射液:功效为益气活血,通阳利水。用于慢性充血性心力衰竭气阳两虚、瘀血内阻证。

(5)参附注射液:功效为回阳救逆,益气固脱。用于阳虚证。

(6)生脉注射液:功效为益气养阴,复脉固脱。用于气阴两亏证。

(刘昕烨)

第四章　支气管扩张症

支气管扩张症是一种气道慢性炎症性和感染性疾病，以慢性咳嗽咳痰、反复感染和呼吸道损伤重构为主要特征。患者常表现为持续咳嗽、咳脓痰、反复胸部不适及精神萎靡等症状，伴随支气管扩张症的高患病率所造成的沉重医疗负担及人均住院费用的升高，支气管扩张症逐渐得到患者与医务人员的重视与关注。

早在 1819 年，听诊器的发明者、法国医生何内·雷奈克(Rene Laennec)就在他的著作《论间接听诊法及主要运用这种新手段探索心肺疾病》(*De L'Auscultation Mediate ou Traite du Diagnostic des Maladies des Poumons et du Coeur*)中第一次描述到支气管扩张症的概念。他通过研究病例报道、详细的临床检查和相关的验尸报告指出，任何以慢性咳痰为特点的疾病都可能导致支气管扩张症，最可能的致病条件是伴有肺结核和百日咳感染的情况。20 世纪中期，林恩·里德(Lynne Reid)利用支气管造影术明确了支气管扩张症的气道结构破坏征象，由此定义支气管扩张症的特征为支气管的永久性扩张，但人们对本病却知之甚少。

直至 1919 年，当时流感正在欧洲和北美大陆蔓延，"现代临床医学之父"威廉·奥斯勒(William Osler)医生与世长辞。他生前坚持要求为其诊治的医生在其去世之后对其尸体进行解剖，解剖结果让医生们怀疑 Osler 实际上死于未确诊的支气管扩张症的并发症，由此开启了对支气管扩张症的研究。

第一节　病因病机

支气管扩张症在传统中医学中没有相应的病名，现代中医学根据其临床证候特点，多将其归属于"咳嗽""肺痈""咯血"等病症，疾病后期亦有归属于"肺痿""劳嗽"等病症。

中医学认为，支气管扩张症病位在肺，涉及肝、脾、肾等诸脏，是本虚标实之证,本虚在肺、脾、肾的亏虚和素体因素,标实在痰、热、瘀等病理因素,多见阴虚痰热。

一、西医病因机制

多数儿童和成人支气管扩张症继发于肺炎或其他呼吸道感染(如结核)。免疫功能缺陷在儿童支气管扩张症患者中常见,但成人少见。其他原因均属少见甚或罕见。

(一)病因

1.感染

下呼吸道感染是儿童及成人支气管扩张症最常见的病因,占 41%～69%,特别是细菌性肺炎、百日咳、支原体及病毒感染(麻疹病毒、腺病毒、流感病毒和呼吸道合胞病毒等)。支气管结核和肺结核是我国支气管扩张的常见病因。非结核分枝杆菌感染也可引起。

2.免疫缺陷

最常见的疾病为普通多变型免疫缺陷病、X 连锁无丙种球蛋白血症及 IgA 缺乏症。严重、持续或反复感染,尤其是多部位感染或机会性感染者,应怀疑免疫功能缺陷的可能。继发性患者多为长期服用免疫抑制剂或 HIV 感染。

3.结缔组织疾病

2.9%～5.2%的类风湿关节炎患者肺部高分辨率 CT 检查可发现支气管扩张。干燥综合征、系统性红斑狼疮、强直性脊柱炎、马方综合征及复发性多软骨炎等疾病均可发生支气管扩张。

4.先天性疾病

本病常见于原发性纤毛不动综合征、α_1-抗胰蛋白酶缺乏、囊性纤维化等疾病。

5.先天性结构缺损

如黄甲综合征、巨大气管-支气管症、肺隔离症。

6.其他

本病的其他病因还有气道阻塞,如异物和误吸及气道内肿瘤等;毒性物质吸入,如氯气、氨气及二氧化氮吸入;炎症性肠病;器官移植等。

(二)发病机制

由于各种病因损伤了宿主气道清除机制和防御功能,致使气道易发生感染和炎症。细菌反复感染可使充满炎性介质和病原菌黏稠液体的气道逐渐扩大形成瘢痕和扭曲。支气管壁由于水肿、炎症和新血管形成而变厚。周围间质组织和肺泡的破坏导致了纤维化、肺气肿，或二者兼有。

二、中医病因病机

（一）病因

1.感受外邪

外感六淫，多由口鼻而入，或经皮毛感邪内合，侵及肺系，肺宣肃失令而为病。邪阻肺系，肺气上逆而咳嗽时作；水液失布，津液不化，而痰浊内生；痰蕴结于肺，日久郁而化为痰热；或邪伤肺络，血溢气道，引起咯血；或反复感邪，以致肺络痹阻不畅，发为喘闷。

2.饮食不节

痰湿之体，或因过食肥甘厚腻辛辣之品，积湿生热酿痰，蕴结中焦，循经干肺，出现咳吐黏痰；或饮食寒凉，脾胃失于运化，痰湿内生，循经干肺，出现痰吐清稀白沫。

3.情志失调

郁怒忧思太过，心肝火旺，邪火犯肺，肺失清肃，咳嗽气逆，遇情绪波动即见病情加重；或邪火伤及肺络引致咯血；或邪热炼液成痰，阻于肺络，咳出黄绿色脓性浊痰。

4.久病肺虚

慢性咳嗽日久不愈，肺气渐损，气不化津，水液失于输布，凝液成痰；或有哮喘、肺痿、肺痨病史日久迁延，或因风温未能透达、肺痈日久肺脏受伤，最终导致肺脏气阴不足。

以上病因中外感、情志和饮食因素，既可是原发病因，亦可成为支气管扩张症反复发作的诱因。

（二）病机

支气管扩张症病位在肺，属于中医肺系疾病，病证属于本虚标实，肺脾肾虚和素体因素为本，痰、热、瘀为标，而外感六淫、饮食不节、情志失调、久病肺虚是其发病因素。

从病变部位而言，支气管扩张症病在肺脏本身，可涉及肝、脾、肾。与肝有关者，因郁怒伤肝，邪郁化火，木火刑金，上逆犯肺；亦有木克土，土不生金之肺脏虚损。与脾有关者，因饮食不当，脾失健运，痰湿内生，上干于肺；或久病不愈，子盗母气，肺虚及脾，肺脾两虚。与肾有关者，因肺金久病不足，失于流下，肾水失养，肾阴暗耗，涎沫不摄，失于气化，上逆干肺。

从病理因素而言,支气管扩张症由于外感、内伤、久病等原因,导致脏腑功能失调,产生痰、热、瘀等病理因素。其基本病机为痰热互结,蕴阻于肺,熏灼肺络,发为本病。

支气管扩张症的痰的产生,或因外感风寒、风热之邪未能及时表散,肺气失宣,津凝为痰;或因情志失调,肝火灼津为痰;或因肝木克土,脾虚生痰;或因饮食甘肥,酿生痰热;或因寒食伤脾,失于运化,痰湿内停。痰热、痰浊蕴结于肺,肺失肃降,则见咳嗽、咳痰黄浊;如痰热入于血分,与瘀血搏结,则可蕴酿成痈,表现为咳痰有腥臭味,或脓血相间。

支气管扩张症的热有实热、虚热之别。实热或因外感风热、风寒化热入里所致,或因过食辛辣炙煿,醇酒厚味,以致酿痰生热,化火循经犯肺;也有郁怒伤肝,木火刑金。虚热多因久病肺肾阴精不足,不能制阳,阴虚火旺,虚火炎上。无论虚热还是实热,损伤肺络,血溢脉外则见咯血,故热邪亦是本病的主要病理因素之一。

支气管扩张症的瘀之形成,可因痰热互结,或阻滞气血运行,或热伤血络,离经之血不行而留瘀。久病肺气不足,无力推动血液运行,气虚血瘀,血不循经,亦是原因之一。

由此可见,痰、热、瘀是导致支气管扩张症的主要病理因素,且往往相互夹杂,贯穿于本病的整个过程。在疾病发作期主要是以标实为主,具体如痰热壅肺、肝火犯肺、热伤血络等,稳定期以虚为主,主要是肺脏气虚、肺肾阴虚,夹痰、瘀、湿等可导致支气管扩张症迁延不愈。

第二节　诊断与治疗

一、提示可能存在支气管扩张症的临床表现

并非所有支气管扩张症患者均在就诊时出现明显的呼吸道症状,因此可能部分患者仅仅在常规体格检查时候发现异常,进一步行胸部CT检查后才确定诊断。对此,临床上并不建议针对每人进行常规胸部影像学检查。结合英国支气管扩张症诊治指南,笔者建议患者在有以下情况时应进行胸部影像学检查:

（1）慢性咳嗽、咳痰。

（2）不明原因咯血。

（3）在慢性咳嗽、咳痰的基础上出现不明原因的气促、胸痛、发热。

（4）痰培养分离出铜绿假单胞菌、金黄色葡萄球菌。

(5)合并严重肺部感染(例如重症肺炎)后呼吸道症状仍持续的儿童。

(6)免疫功能缺陷者。

二、诊断的方法与选择

(一)诊断方法

1.胸部 X 线检查

胸部 X 线检查是最经济、简便、历史悠久的影像学检查手段。目前,国内大多数医疗机构(包括一级医院)已配备 X 线机,较多偏远地区也能够开展此项检查。因放射剂量远小于胸部 CT 检查,胸部 X 线检查是呼吸科医师首选的影像学检查手段。胸部 X 线片可以提供基本的肺部病变特点,但是其诊断的灵敏度和特异度有限,仍制约着其用于临床上诊断支气管扩张症的价值。例如,胸部 X 线片上可见的征象(如卷发样改变、囊状扩张)提示支气管扩张症的病变程度已较为明显,早期的支气管扩张症病变程度轻微,一般情况下不会直接表现为胸部 X 线片上的典型病灶;在影像学上,支气管壁增厚(还可见于支气管哮喘、下呼吸道感染患者)可能会被误判为支气管扩张症,故单纯依靠胸部 X 线片仍不能完全确诊支气管扩张症。必须承认的是,对于绝大多数临床表现显著的支气管扩张症患者(几乎每天均有咳嗽、咳痰等症状),胸部 X 线片仍具有较高的灵敏度和特异度。

目前,关于胸部 X 线检查对诊断支气管扩张症价值的文献尚较缺乏,多数仅为专家共识意见;在英国支气管扩张症诊疗指南中,专家建议每名支气管扩张症患者在基线期应进行至少一次的胸部 X 线检查,但后期当且仅当有临床需要(出现症状的急性加重,需要排除是否有肺部浸润增加、胸腔积液、气胸)时才考虑进行复查。

2.碘油造影术

在胸部 CT 检查发展以前,临床上对部分疑诊支气管扩张症的患者行碘油造影术。支气管碘油造影术是基于胸部 X 线检查和支气管镜而进行的检查,其有助于明确:

(1)有无出现支气管扩张症。

(2)支气管扩张症所在的部位、程度和范围。

然而,支气管碘油造影术并非是无创性检查手段,患者在检测过程中有一定的痛苦,而且个别患者可能因对碘油过敏而不能耐受检查。为此,既往当且仅当有如下的适应证时,临床医师才考虑开展支气管碘油造影术以诊断支气管扩张症:

(1)反复发作的肺炎,特别是同一肺叶或肺段反复发作的肺炎。

(2)长期的不明原因咯血。

(3)局灶性肺不张。

(4)患有一些可能引起支气管扩张症的先天性疾病。

行支气管碘油造影术以前,患者必须行强化的胸部物理治疗以尽可能排除痰液,减少造影剂充盈缺损的概率。手术过程中患者可能因为咳嗽、对造影剂过敏而出现误吸、过敏性休克等情况,对此术前应有充分的麻醉并注意排除碘油过敏的可能性。支气管碘油造影术一般可以显影第7~8段的支气管病变,但对于较为外周、早期或者孤立的病灶则诊断价值不大。此外,因需对双肺进行依次造影,故心肺功能不佳者不能承受检查。随着胸部CT检查的发展,支气管碘油造影术已逐渐退出临床应用,现已鲜有文献(包括英国支气管扩张症诊疗指南)报道其诊断价值。

3.胸部 CT 检查

与胸部 X 线检查相比,胸部 CT 检查对诊断支气管扩张症的灵敏度与特异度显著提高。尽管目前胸部 CT 检查的临床应用不断深入,其应用于诊断支气管扩张症的有效性与安全性的研究仍较匮乏。现有的认识大多数来源于临床实践的经验及国外文献报道,下文就临床医师较为关注的热点问题进行阐述。

(1)对诊断支气管扩张症最为合适的胸部 CT 检查技术:胸部 CT 检查包括若干种技术,其成像的质量取决于若干因素,主要有 X 射线管的电压、电流、扫描的层厚、扫描射线管的数量、扫描时程等,其中层厚对空间分辨率的影响较为显著。传统的胸部 CT 检查层厚较大(例如 5 mm、7 mm 甚至 10 mm),其分辨率不足以识别较外周气道或者病变较轻微的支气管扩张症。随着扫描技术的改进,高分辨率 CT(HRCT)可弥补传统胸部 CT 检查分辨率不足的缺点,其在临床上诊断支气管扩张症的应用越来越广泛。一般地,HRCT 指层厚在 2 mm 或以内的 CT,其使用高空间分辨度重构技术以还原胸部影像。HRCT 大大增加了临床医师发现较外周气道或者病变较轻微的支气管扩张症的概率,但这以人体暴露于更高的放射剂量为代价。多层 CT 技术(例如螺旋 CT)使得 CT 检查时间明显缩短、效率大大提高。较早期的螺旋 CT 扫描设置为层厚 3 mm、螺距 1.6、屏气时间 24 s,一些研究认为,螺旋 CT 对识别支气管扩张症的灵敏度较传统的 HRCT 高,但是螺旋 CT 的放射剂量暴露问题更为显著。最近的影像学发展一直努力在增加空间分辨率的同时,尽可能减少患者的放射剂量暴露程度,例如最新一代的 64 排螺旋 CT 放射剂量已与 32 排螺旋 CT 持平。与传统 HRCT 相比较,螺旋 CT 的最大优点在于其能够为临床医师提供三维成像,矢状面成像的诊断价值可能高于冠状面成像。但是螺旋 CT 对诊断支气管扩张症仍有不少缺点，例如：

①诊断的灵敏度并不一定显著高于传统 HRCT。

②放射剂量是传统 HRCT 的 4～6 倍,意味着受试者因检查而患恶性肿瘤风险增高。为尽可能减少螺旋 CT 的放射剂量暴露,有学者建议降低扫描射线管的电流和(或)电压,虽然这以牺牲 X 射线的数量和(或)穿透能力为代价,不过对于儿童、老人等人群而言仍具有重要的保护意义。

诚然,在目前关于胸部 CT 检查对诊断支气管扩张症研究不足的条件下,准确判断哪种 CT 技术的诊断价值最高并不合适。笔者认为,需综合考虑成像的分辨率、受试者的年龄、诊断的目的(首次诊断、复查)等因素,在根据病情的基础上充分尊重患者的意见,最后作出慎重决定。根据英国支气管扩张症诊疗指南,若临床医师选择常规 HRCT,则建议扫描电压为 120～140 kV,电流为 100～180 mA,获取图像时间小于 1 s,层厚为 1 mm,层距为 1 cm;若选取螺旋 CT(以 64 排 CT 为例),则建议扫描电压为 120～140 kV,电流为 120 mA,螺管旋转时间为 0.5 s,层厚为 1 mm,螺距为 0.9,以构建最清晰的图像。

(2)支气管扩张症的胸部 CT 检查典型表现:如前文所述,支气管扩张症是形态学诊断名词,故支气管管径的增大是诊断的必要条件。目前国际上公认的诊断标准有三条:

①支气管管径大于伴行肺动脉直径。

②随着支气管树的走行,支气管管径没有缩小的趋势(包括明显膨大)。

③距离胸膜 1 cm 处仍肉眼可辨认有支气管。

符合上述标准至少一条即可确诊支气管扩张症。需要指出的是,支气管扩张症指的是病理学、不可逆性的支气管管径增大;但在临床实践中,受检查过程中伪像、扫描的角度等影响,个别正常人也可能在体格检查过程中呈现部分疑似扩张的支气管。对此,影像学人员及临床医师需结合受试者的既往病史、现病史及影像学表现进行综合判定,若不能完全排除伪像的可能则可建议受试者在一段时间后(例如半年或 1 年以后)进行复查。个别正常人也可能呈现 1～2 段支气管管腔的扩大,对此临床医师不要轻易下"支气管扩张症"的诊断。

现有理论认为,支气管管腔的扩大是反复气道感染、炎症作用的结果,故支气管扩张症的发展多呈渐进式,即从柱型支气管扩张逐渐发展为曲张型支气管扩张,甚至囊状支气管扩张。在胸部 CT 检查中,支气管壁的增厚是支气管扩张症的常见表现,但其个体差异甚大;轻至中度的支气管壁增厚也可以见于慢阻肺、哮喘患者甚至是正常人中。此外,不同肺叶的感染状况差异可能甚为显著,例如某些肺叶里面可能共存以上三种形态的支气管扩张,而某些肺叶可能只有柱型支气管扩张或者没有受累。因此,除了评价支气管扩张症是否存在以外,影像学专家及临床医师需要注意评价:

①支气管扩张症受累的肺叶及其分布特征。

②支气管扩张症的程度。

③支气管扩张症所在的气道部位(中央气道、外周气道、两者均有受累)。

(3)胸部 CT 检查是否有助于判断支气管扩张症的病因:支气管扩张症是一种异质性疾病,病因多样。有趣的是,不同病因所致的支气管扩张症肺叶的分布情况不一(表 4-1)。可见,绝大多数的支气管扩张症受累肺叶为中、下叶,这与临床实践规律符合。但部分病因(例如肺结核、肺曲霉球)相关的支气管扩张症可单独出现在上叶,或以上叶为著;非结核分枝杆菌感染导致的支气管扩张症(Lady Windermere 综合征)多出现在右中叶、左舌叶。毁损肺或者先天性肺发育不良还可能只引起单侧肺的支气管扩张。某些病因可能导致不同肺段支气管的扩张,例如先天性骨软骨炎、马方综合征、变应性支气管肺曲霉病主要引起中心性支气管扩张症。此外,某些伴随征象(详见下文)还可以协助诊断支气管扩张症的病因。因此,笔者建议临床医师应充分评估支气管扩张症影像学的每一个特征,结合病史判断,通过这些简便的手段往往可以识别出某些重要但容易被忽略的病因。

表 4-1　不同病因相关的支气管扩张症肺段受累分布情况　　　　单位:%

病因	左上叶	左舌叶	左下叶	广泛分布	单肺受累	双肺受累	双肺不对称
免疫缺陷	20	37	42	9	8	38	28
特发性	6	25	28	3	15	20	15
误吸	9	13	20	6	10	15	14
PCD	5	17	18	0	5	15	15
先天性病变	3	2	3	0	4	1	1
儿童期感染	4	4	4	1	2	3	2

注:PCD 为 primary ciliary dyskinesia,原发性纤毛运动不良症。

(4)支气管扩张症的伴随胸部影像学征象:支气管扩张症并非是单纯的支气管管径增大,而是反复气道感染、炎症作用的结果,因此支气管扩张症患者往往表现出其他的伴随征象。以下为常见而且重要的伴随影像学征象：通气分布不均（马赛克灌注）、肺部结节、炎症渗出、黏液栓塞（包括树芽征）、肺部空洞、肺气肿、肺大疱、肺不张、毁损肺、内脏转位、钙化病灶、支气管腔狭窄、支气管壁增厚、胸膜增厚、胸腔积液、气胸。

某些伴随影像学改变可以协助提示支气管扩张症的病因。例如，肺气肿征提示合并慢阻肺的可能性；无有毒烟雾暴露史的患者出现多发肺大疱提示 α_1 抗胰蛋白酶缺乏症；中心性支气管扩张症提示先天性病变、变应性支气管肺曲霉病的可能性；上叶出现巨大空洞伴有支气管扩张需要考虑肺结核、肺曲霉球等的可能性；出现弥散功能下降、慢性鼻窦炎的支气管扩张症患者肺部外周出现多发性树芽征，需要考虑弥漫性泛细支气管炎的可能；毁损肺引起的支气管扩张症需要考虑肺结核、支气管出口狭窄、先天性支气管肺发育不良的可能性；非结核分枝杆菌感染导致右中叶和（或）左舌叶的支气管扩张症；支气管扩张症合并内脏转位、慢性鼻窦炎需考虑卡塔格内综合征的可能性。因此，对支气管扩张症的影像学评价不应仅针对支气管扩张症本身，临床医师需要更多关注伴随影像学的征象及其严重程度。

（5）胸部 CT 检查的放射性暴露问题：与胸部 X 线检查相比较，胸部 CT 检查（特别是螺旋 CT）的放射暴露问题尤为显著。根据 1990 年发表的国际放射线保护联合草案，放射剂量每增加 1 个希沃特（Sv），则普通人群罹患癌症的风险将增高 5％。假定胸部 CT 检查的有效放射剂量为 6 mSv，那么进行一次胸部 CT 检查以后平均每 1 万名患者中将额外增加 3 名患者罹患癌症。因此，进行和（或）增加一次胸部 CT 检查与罹患肺癌的风险不可忽略。目前，临床上尚没有最终结论，但是一般认为需要充分结合 CT 检查的优缺点综合考虑。对于出现典型症状的患者需进一步明确诊断，或者经过治疗以后病情出现明显改变，均提示有进行胸部 CT 检查的必要性。笔者认为需要严格控制每年复查胸部 CT 的频率，除紧急情况（比如考虑气胸、胸腔积液等而需要立即明确诊断）外不宜在同一年内对患者进行 3 次或以上的胸部 CT 检查。

（6）其他争议：虽然目前临床上已广泛应用 HRCT 诊断支气管扩张症，不少学者仍对其价值持保留态度。有学者认为，既然常规 CT 已经可以诊断绝大多数的支气管扩张症病例，而且许多基层的医疗机构尚未配备 HRCT，若指南对诊断方法作"一刀切"的硬性规定，则难免会降低社区或基层中诊断支气管扩张症的比例。

此外，目前在关于如何保持限制放射剂量暴露与提高空间分辨率平衡上仍未取得一致的共识，在胸部 CT 检查对诊断儿童支气管扩张症的意义方面缺乏足够的认识。多长时间应该进行一次胸部 CT 复查也是不少临床医师关注但感到困惑的问题,部分报道建议患者每年复查一次,但其尚缺乏研究数据的支撑。

最后,传统理论认为胸部 CT 检查结果的严重程度与肺功能损害程度相关性较显著。但在临床实践中,笔者发现不少支气管扩张症患者的肺功能损害与胸部影像学的严重程度并不完全平行,例如患者的肺叶受累数目较多但用力肺活量接近正常;某些患者肺部出现广泛的支气管扩张症但是其气道阻力仍在正常范围内;同样出现三个肺叶受累的支气管扩张症,某些患者主要表现为混合性通气功能障碍,而其他患者则单纯表现为阻塞性通气功能障碍。这些争议均有待今后的研究予以解决。

(二)诊断方法的选择

对疑诊的患者,首先行胸部 X 线检查进行筛查,发现异常征象、高度怀疑支气管扩张症时再行胸部 CT 检查以明确诊断。但在大型综合医院的临床实践中,考虑到缩短确诊时间等因素,胸部 CT 检查往往成为首选的检查手段。对于急性呼吸道疾病(例如肺炎、支气管炎)迁延不愈和慢性呼吸道疾病(例如支气管哮喘、慢阻肺)病程较长者,建议行胸部影像学检查以筛查、明确诊断。此外,对于既往明确诊断,但经过治疗后症状发生明显变化(显著恶化、好转)者,建议复查胸部 CT 以作对比。对既往仅做过传统 CT 者,若临床医师需了解外周肺段的支气管扩张等细节信息,可在权衡获益后考虑改行 HRCT。

三、其他诊断性检查

其他影像学检查技术仍较少用于常规诊断支气管扩张症中。同位素放射显影术(例如采用放射性碘-131)用于诊断支气管扩张症有少量报道,例如局灶性支气管扩张症摄取较大量的碘-131 后在影像学上的表现与巨大肿物相似,也有报道甲状腺癌患者在行同位素放射显影术时发现支气管扩张症的病灶(表现为弥漫性碘摄取增加)。故同位素放射显影术的优点是较高的灵敏度,但其空间分辨率低、放射剂量摄取多、诊断的间接性仍为限制其广泛开展的重要原因。MRI 没有任何的 X 射线放射风险,最近已有学者发现超短回声时间 MRI 有助于诊断囊性纤维化患者肺部的支气管扩张症,且其评分与胸部 CT 检查评分呈显著的正相关,MRI 可在一定程度上测量支气管壁的增厚程度。还有学者利用 MRI 评估非囊性纤维化支气管扩张症,研究结果提示 MRI 通气充盈缺损的程度在支气管扩张症受累的肺叶更高,而且大部分的支气管扩张症患者在经过强化的胸部物理治疗协助排痰以后

MRI通气充盈缺损的程度有所减轻。然而,空间分辨率较低、对支气管等组织的分辨能力较差限制了 MRI 对诊断支气管扩张症的临床应用。今后有必要寻找放射剂量较小、诊断灵敏度和特异度较高的诊断性检查。

四、支气管扩张症的影像学严重程度评估

为评价支气管扩张症的影像学严重程度,有学者使用过巴拉(Bhalla)评分系统,尽管其能够较全面地评价支气管扩张症及其伴随的影像学征象(如炎症渗出、通气分布不均),但是其直接来源于对囊性纤维化的评价,且内容较为复杂而不利于临床医师进行快速评分,故这些缺陷限制了其对支气管扩张症的评价。相对而言,改良雷夫(Reiff)评分是至今对评价支气管扩张症的影像学严重程度较为实用的评分系统,该系统仅针对支气管扩张症是否存在、程度进行评估。它把左舌叶独立出来,一共分成 6 个肺叶,每个肺叶按照以下规则评分:0 分为无支气管扩张;1 分为只有柱型支气管扩张;2 分为曲张型支气管扩张;3 分为已经出现囊状支气管扩张。因此,6 个肺叶的总分在 1～18 分,分数越高代表支气管扩张症的影像学严重程度越高。改良 Reiff 评分的最大优点是现在其已被发现与支气管扩张症患者的预后密切相关,且已被纳入综合严重程度评分[如支气管扩张严重指数(BSI)、支气管扩张症严重程度分级(FACED)评分]中。然而,Reiff 评分仅考虑到支气管扩张症的程度,往往忽略了其他常见的伴随影像学征象,今后仍需更多的研究以挖掘最适宜使用、鉴别的评分系统。

五、支气管扩张症的肺功能检查

(一)支气管扩张症患者进行肺功能检查的必要性

肺功能测试是呼吸生理的重要评价指标,肺功能检查已于 2017 年被纳入我国的常规体格检查项目,但其对评估支气管扩张症的临床意义尚未引起足够重视。不少医疗机构(特别是基层医院)尚未常规对支气管扩张症患者进行任何的肺功能测定,不少综合性医院呼吸科未曾对门诊或住院治疗的支气管扩张症患者定期复查肺功能变化。呼吸科医师对肺功能检查的认识也较为片面。例如,既往的文献单纯依靠第 1 秒用力呼气容积(FEV_1)来评估支气管扩张症的严重程度;然而除用力肺活量测定外,不同的检查手段(气道阻力、弥散功能、支气管扩张试验等)能够相互补充、更全面地评估肺功能受损程度。正确认识肺功能的损害程度将有助于判断支气管扩张症的疾病严重程度、制订诊治策略。

1.疾病严重程度的评估

既往一直缺乏评价疾病严重程度的综合评估系统。考虑到肺部受累情况可能与气流受限程度密切相关,前期的支气管扩张症研究主要从囊性纤维化或慢性阻塞性肺疾病的研究发现直接外推,即根据 FEV_1 的下降程度对支气管扩张症的严重程度进行分级。但是随着支气管扩张症研究的不断深入,人们逐渐认识到影像学严重程度与肺功能损害程度并不完全平行,单纯依靠肺功能损害程度的评价方法并不能全面地判断支气管扩张症的疾病严重性(急性加重的风险、死亡风险等)。但临床观察也确实发现,肺功能的损害程度与气道炎症、急性加重风险存在密切关联。自 2014 年,国外有学者开发出了疾病严重程度综合评价指标(如 BSI,FACED 评分),但肺功能损害程度(FEV_1 占预计值的百分比)仍是重要的评价构成指标。该指标也侧面反映了肺功能受损对判断预后的重要性(尽管现用的评价指标已不再单纯考虑肺功能的受损程度)。

2.临床疾病表型的确定

支气管扩张症是一种异质性疾病,其有不同的临床表型。在现有的数篇临床分型研究中,根据发病年龄、定植细菌、是否咳痰等进行分类,不同表型的支气管扩张症患者肺功能指标(特别是 FEV_1)存在显著差异。虽然造成以上差异的具体原因尚不够明确,肺功能损害程度可能与临床表型存在密切的关联。对肺功能受损程度的判断,可能有助于识别患者所属的临床表型。

3.疗效判断与疾病进展的监测

肺功能指标是判断用于治疗呼吸系统疾病(特别是哮喘、慢性阻塞性肺疾病)的某些治疗方式[如支气管舒张剂、抗白介素-5(IL-5)治疗]疗效的重要指标。与正常人相比,呼吸系统疾病患者的肺功能年下降速度往往更快。若患者对治疗反应较佳,则治疗后肺功能可能表现为一定程度上的改善或下降速度减缓。此外,不同研究已经证实铜绿假单胞菌定植可以加速肺功能的下降速度,因此,针对清除铜绿假单胞菌的抗感染治疗可能有助于减缓支气管扩张症患者的肺功能下降速度,改善其远期预后。

4.对合并症或重叠综合征的鉴别

支气管扩张症往往可以与其他呼吸系统疾病共存。近期研究表明,相当一部分的支气管扩张症患者合并有哮喘或慢性阻塞性肺疾病。与单纯患有支气管扩张症的患者相比,合并哮喘者急性加重更为频繁、气道反应性更高、症状更为显著且更常需要接受强化治疗。相似地,合并慢性阻塞性肺疾病的患者往往出现更为显著的气流受限(其不完全可逆)。开展支气管扩张试验等肺功能检查项目,可有助于鉴别单纯性支气管扩张症与合并哮喘/慢性阻塞性肺疾病的支气管扩张症患者。

（二）常用肺功能检查指标与临床意义

肺脏的主要功能是通气和换气，因此常用肺功能检查项目包括用力肺活量、慢肺活量、弥散功能测定；此外，根据呼吸生理的不同维度进行分类，肺功能检查还包括残气量、气道阻力、通气分布不均、运动耐量测定等。表4-2列举了评价支气管扩张症患者的常用肺功能检查指标及其临床意义。

表 4-2　常用肺功能检查指标及其临床意义

指标	英文缩写	临床意义	正常值范围	取值方法
肺通气功能检测				
用力肺活量	FVC	测定肺容积的大小，数值越低提示肺容积越小	≥80%预计值	根据3次重复性较高的测定，取最佳一次测定（FVC＋FEV_1数值最高）的结果
第1秒用力呼气容积	FEV_1	在一定程度上反映气流受限程度，数值越低提示气流受限越显著（定量指标）	≥80%预计值	根据3次重复性较高的测定，取最佳一次测定（FVC＋FEV_1数值最高）的结果
第1秒用力肺活容积与用力肺活量的比值（一秒率）	FEV_1/FVC	反映是否存在气流受限，但其数值大小并不能直接反映气流受限的程度（定性指标）	≥0.7或者正常值低限	根据3次重复性较高的测定，取最佳一次测定（FVC＋FEV_1数值最高）的结果
最大呼气中期流量	MMEF	又称用力呼气剩余25%～75%肺活量时的平均流量，是评价小气道气流受限的指标，数值越低提示小气道病变越严重	≥65%预计值	根据3次重复性较高的测定，取最佳一次测定（FVC＋FEV_1数值最高）的结果
用力呼出50%肺活量的呼气流速	FEF_{50}	评价小气道气流受限的指标，数值越低提示小气道病变越严重	≥65%预计值	根据3次重复性较高的测定，取最佳一次测定（FVC＋FEV_1数值最高）的结果

续表

指标	英文缩写	临床意义	正常值范围	取值方法
用力呼出75%肺活量的呼气流速	FEF_{75}	评价小气道气流受限的指标,在更大程度上反映外周气道功能,数值越低提示小气道病变越严重	≥65%预计值	根据3次重复性较高的测定,取最佳一次测定($FVC+FEV_1$数值最高)的结果
最大呼气流量	MEF	用力呼气时的最高气体流量,合并气道高反应性的患者MEF变异程度更高	≥80%预计值	根据3次重复性较高的测定,取最佳一次测定($FVC+FEV_1$数值最高)的结果
弥散功能测定				
一氧化碳弥散量测定-单次呼吸法(一口气法)	DLCO-SB	反映肺部气体弥散功能,数值越低提示弥散功能更差	≥80%预计值	取2次变异系数在10%或者平均值±3 mL/(min·mmHg)以内的弥散功能结果,计算平均值
经肺泡腔容积校正后的一口气法测定一氧化碳弥散量	$DLCO\text{-}SB/V_A$	反映弥散功能下降是否由于肺泡腔容积减少造成,数值越低提示弥散功能更差	≥80%预计值	取2次变异系数在10%或者平均值±3 mL/(min·mmHg)以内的弥散功能结果,计算平均值
重复呼吸法测定一氧化碳转移因子	$T_LCO\text{-}RB$	反映肺部气体弥散功能,数值越低提示弥散功能更差,其意义与DLCO相似	≥80%预计值	取2次变异系数在10%或者平均值±3 mL/(min·mmHg)以内的弥散功能结果,计算平均值
经肺泡腔容积校正后的重复呼吸法测定一氧化碳转移因子	$T_LCO\text{-}RB/V_A$	反映弥散功能下降是否由于肺泡腔容积减少造成,数值越低提示弥散功能更差,意义与$DLCO/V_A$相似	≥80%预计值	取2次变异系数在10%或者平均值±3 mL/(min·mmHg)以内的弥散功能结果,计算平均值

指标	英文缩写	临床意义	正常值范围	取值方法
肺容积测定				
残气量	RV	评估肺部无效腔气体量，数值越大在一定程度上反映过度充气程度更显著	65%～135%预计值	取 2 次功能残气量的变异系数在 15% 以内的弥散功能结果，计算平均值
肺总量	TCL	完全吸气后肺脏的总含气量，数值大于正常值高限提示可能存在过度充气	80%～120%预计值	取 2 次功能残气量的变异系数在 15% 以内的弥散功能结果，计算平均值
残总气量百分比	RV/TLC	评估肺部无效腔气体量，数值越大在一定程度上反映过度充气程度更显著，其较残气量更好地反映过度充气程度	<120% 预计值	取 2 次功能残气量的变异系数在 15% 以内的弥散功能结果，计算平均值
通气分布不均				
肺清除指数	LCI	冲洗肺部的检测气体所需的累积氧气容积与功能残气量的比值，数值越大提示通气分布不均程度越高	国内暂无	取 2 次功能残气量的变异系数在 15% 以内的结果，计算平均值
氮浓度Ⅲ相斜率	$S_{Ⅲ}$	一口气气体冲洗法呼气期第Ⅲ相的气体浓度增加的斜率，数值越大提示通气分布不均程度越高	国内暂无	不详
导气部通气不均指数	S_{cond}	评估外周气道（呼吸性细支气管）导气部通气分布不均程度，数值越大提示通气分布不均程度越高	国内暂无	不详
肺泡部通气不均指数	S_{acin}	评估外周气道（呼吸性细支气管）肺泡部通气分布不均程度，数值越大提示通气分布不均程度越高	国内暂无	不详

指标	英文缩写	临床意义	正常值范围	取值方法
气道阻力（脉冲振荡法）				
5 Hz 振荡频率对应的阻抗	Z_5	反映呼吸总阻抗（黏性阻力、弹性阻力、惯性阻力的加权），数值越大提示气道总阻抗越高	≤0.5 kPa/（L·s）	取 3 次该数值变异系数在 15% 以内的结果，计算平均值
阻抗 5	R_5	反映气道的总黏性阻力，数值越大提示气道黏性阻力越高	≤150% 预计值	取 3 次该数值变异系数在 15% 以内的结果，计算平均值
电抗 5	X_5	反映气道的总电抗（代表弹性阻力的大小），数值的符号仅代表变化方向，负值的绝对值越大提示电抗越大	≤0.2 kPa/（L·s）与预计值的差值	取 3 次该数值变异系数在 15% 以内的结果，计算平均值
阻抗 20	R_{20}	反映中央气道的黏性阻力，数值越大提示大气道的黏性阻力越高	≤150% 预计值	取 3 次该数值变异系数在 15% 以内的结果，计算平均值
共振频率	Fres	反映小气道功能的重要指标，数值越大提示小气道受损越严重	不详	取 3 次该数值变异系数在 15% 以内的结果，计算平均值
共振频率曲线下面积	AX	反映小气道功能的重要指标，其水平与共振频率密切相关，数值越大提示小气道受损越严重	不详	取 3 次该数值变异系数在 15% 以内的结果，计算平均值
运动心肺功能				
6 分钟步行试验	6MWT	在一定程度上反映活动耐量，数值越低提示活动耐量越小	不详	2 次该数值变异系数在 10% 以内的结果，优先采集后一次的测量数值

指标	英文缩写	临床意义	正常值范围	取值方法
氧脉	VO_2/HR	反映运动时氧耗量与心率的动态关系,是评估心血管反应的重要指标,数值越低提示心血管功能越差	>80%预计值	不详
呼吸商	RQ	二氧化碳通气量与氧气通气量之比,反映无氧和有氧呼吸的相对程度,数值越高提示无氧呼吸所占的比例越大	不详	不详
氧通气当量	VE/VO_2	摄入或消耗 1L 氧所需要进行的通气量,反映氧摄取的能力,数值越大提示无效腔通气越严重	<30	不详
二氧化碳通气当量	VE/VCO_2	评价无效腔通气的指标,数值越大提示无效腔通气越严重	<34	不详
无氧阈	AT	运动时有氧呼吸供应能量尚未需要无氧代谢来补充功能时对应的最大氧耗值,数值越低代表有氧代谢的能力越差	>40%的最大耗氧量预计值	不详
无效腔气量与潮气量比值	VD/VT	生理无效腔与潮气量的比值,数值越高提示无效腔样通气的程度越显著	0.3~0.4	不详
肺泡-动脉血氧分压差	$P_{A-a}O_2$	反映通气/血流比值不均程度,数值越高提示通气/血流不均程度更高	<35 mmHg	不详
动脉血-呼气末二氧化碳分压差	$P_{a-et}CO_2$	反映通气/血流比值不均程度,数值越高提示通气/血流不均程度更高	<0	不详

（三）肺功能检查的质控与临床常见问题

肺功能检查多数依赖于受试者的良好配合，因此，受试者的理解与配合对临床医师获取最有用、可信的肺功能信息至关重要。肺功能检查结果不能仅满足于对报告中的数据进行简单判读，技术人员、临床医师必须首先对受试者的配合程度、检查报告中的图形进行判读，以确保报告中数据的准确性及可靠性。不同的肺功能检查项目有不同的质控要求。下文就常见的检查项目进行归纳与概括。

1.用力肺活量测定

可接受标准：

（1）起始无犹豫，受试者尽最大努力呼气（最大呼气流速-容积曲线上出现最高呼气相曲线的尖峰）。

（2）呼气相均匀，无咳嗽或声门早闭。

（3）呼气持续至少 6 s，或容积-时间曲线图提示用力肺活量的数值不再增加，或单位时间内的增加数值可忽略。

（4）呼气结束后用力快速吸气至完全。

可重复标准：至少 2 次呼气动作的 FVC 和 FEV_1 数值变异范围不大于 5% 或 200 mL。

2.一口气法弥散功能测定

可接受标准：

（1）吸气相均匀快速（2 s 内完成），吸气容积应大于 90% 肺活量。

（2）屏气时间至少 10 s。

（3）呼气均匀（中等速度），在 4 s 内完成。

可重复标准：DLCO 的 2 次变异系数在 10% 或者平均值 ± 3 mL/（min·mmHg）以内。

3.重复呼吸法测定通气分布不均程度/肺容积

可接受标准：

（1）呼吸均匀，频率 12～16 次/分，深度约为 1 L。

（2）待检测气体的浓度逐渐下降，后一次呼吸对应的待检测气体浓度不能高于前一次呼气对应的浓度 1% 以上（排除漏气的可能性）。

（3）待检测气体的浓度下降至起始浓度的 1/40，或者已经冲洗 7 min 后待检测的气体浓度尚未达到起始浓度的 1/40。

可重复标准：至少 2 次功能残气量的变异系数不大于 15%。

4.脉冲振荡技术测定气道阻力

可接受标准：

(1)均匀呼吸，无漏气、憋气。

(2)潮气量不宜超过 600 mL。

(3)呼吸频率维持在 12～18 次/分。

可重复标准：至少 2 次气道阻力指标的数值变异系数不大于 10％。

5.运动心肺功能测定

可接受标准：

(1)呼吸均匀，无憋气、漏气。

(2)达到运动心肺测定终止的标准，极量运动(运动时最大心率＞90％心率预计值)或次极量运动(运动时最大心率＞80％心率预计值)或出现显著的气促、疲劳、心悸胸闷等紧急情况而不能继续运动。

可重复标准：暂无。

在所有检查的同时，技术员需留意受试者是否出现嘴角漏气、憋气，鼻夹是否已经夹紧，受试者的呼吸是否均匀；脉冲振荡技术测定，受试者必须使用双手按住颊部以减少颊部对脉冲振动波的吸收。技术员应在每次检查结束后给患者以鼓励或者教育、反馈，以减少其对检查的恐惧感。

在临床实践中，受试者对肺功能测定过程动作要领的理解有助于采集准确的数据。但是患者配合欠佳(特别是弥散功能或残气功能测定过程中嘴角漏气，一口气法弥散功能测定过程中不能屏气，脉冲振荡技术测定气道阻力过程中过于用力呼吸)往往会降低检查报告数据的可信度。大多数患者能够较好地配合用力肺活量测定，但是弥散功能测定、残气功能测定、气道阻力测定的配合度往往较低。因此，临床医师需要结合患者对测试的配合程度及检测结果来协同、综合评估肺功能损害程度。

除外上述的质控标准，技术员应至少每天对肺功能仪进行定标，部分检查项目(如弥散功能测定、重复呼吸法测定通气分布不均/肺容积、运动心肺功能测定)必须在每一次检查前进行校正、定标。此外，每个季度应重新对每一台肺功能仪进行定标、校正。

(四)支气管扩张症患者的肺功能损害特征

1.通气与换气功能障碍

不少支气管扩张症患者出现肺通气功能损害。笔者发现，在 142 例稳定期的支气管扩张症患者中，限制性、阻塞性、混合型通气功能障碍分别占 14.8％、23.2％、28.2％，肺通气功能正常或大致正常的患者占 35.2％。以 FEV_1 低于 50％预计值为界值，笔者发现病程大于 10 年、痰培养出铜绿假单胞菌、胸部 CT 评分至少 12 分者更可能出现如此明显的通气功能损害。事实上,前期已有研究发现,相对于其他机会致病菌或正常菌群感染的支气管扩张症患者,铜绿假单胞菌感染的患者用力肺活量更低、恶化的速度更快。

换气(弥散)功能障碍可见于 21.8% 患者中,但该比例显著低于通气功能障碍者。然而,经过模型校正后,仅有至少 4 个受累肺叶数是弥散功能下降的危险因素。因此,识别出病程长、痰培养分离出铜绿假单胞菌、支气管扩张症影像学病变程度显著的患者,临床医师应更关注其肺功能损害的情况,以协助评估支气管扩张症的严重程度。

2.运动耐量损害

目前国内外关于支气管扩张症患者运动耐量的报道均较少。

在个别大型药物临床试验中,支气管扩张症患者 6 分钟步行试验(six-minutes walk test,6MWT)的均数为 510 m。有研究报道发现,6 分钟步行试验与用力肺活量(FVC)、受累肺叶数、圣乔治呼吸评分相关;受累肺叶数、圣乔治呼吸评分是影响 6 分钟步行试验的重要因素。在广州地区支气管扩张症研究中,6 分钟步行试验均数为 504 m,且其与年龄、双肺支气管扩张、囊状支气管扩张、胸部 CT 评分、气促指数、弥散功能、生活质量相关;此外,6 分钟步行试验结果下降的影响因素为:弥散功能下降、气促指数增高。然而,6 分钟步行试验受混杂因素的影响较多,更客观的检查手段(如功率自行车运动心肺测试)更可能有助于发现不同发病阶段支气管扩张症患者的心、肺、代谢功能损害。

3.气道阻力

气道阻力可以从另外一个侧面评价肺的生理。有研究者曾使用脉冲振荡技术测定支气管扩张症患者的气道阻力,发现:

(1)气道阻力指标增高的程度与支气管扩张症的疾病严重程度相关。

(2)疾病严重程度更高者,其气道阻力指标增高程度更显著、异常的指标数目更多。

(3)相对于传统检测的"金标准"(FEV_1),气道阻力指标可更敏感地识别外周气道结构异常。

(4)若将任一气道阻力指标异常定义为气道阻力增高,则这将更好识别早期或轻度的支气管扩张症。

4.通气分布不均

事实上,很早以前已有不少关于通气分布不均的检查,随着对呼吸生理了解的深入,这些检查手段被重新引进至呼吸道疾病(如支气管扩张症)的临床评价中。

重复呼吸气体(如氮气、六氟化硫)冲洗法是简便易行的一种方法。有研究发现,肺冲洗指数(lung clearance index,LCI)的可重复性、敏感性高,其水平与 FEV_1 呈负相关,且对识别支气管扩张症患者的早期肺功能损害更优于 FEV_1。支气管扩张症患者的 LCI 异常程度较囊性纤维化患者小,但与 FEV_1 呈负相关;此外,痰培养的细菌谱并不显著地影响 LCI 的数值。

FEV_1 反映大气道气流受限,MMEF 主要评价小气道功能。目前,国内相当一部分的医疗机构仍未配备残气功能评价的仪器,而某些支气管扩张症患者可能因漏气等原因而不能配合 LCI 测定。研究者发现,MMEF 可在评价通气分布不均方面替代 LCI,故用力肺活量检测这一简便的手段也有可能协助评价支气管扩张症患者的通气分布不均,特别是对于未配备残气功能测定仪器的医疗机构或者不能配合检查的患者。

5.气道反应性与可逆性气流受限

部分支气管扩张症患者同时合并哮喘,其病情较单一患有支气管扩张症的患者更严重,急性加重更常见。需指出的是,长期气道感染也可诱发气道高反应性,找出鉴别哮喘的诊断方法(如呼出气一氧化氮检测)将有助于临床医师判断是否需要在现有的支气管扩张症治疗方案基础上增加平喘药物。

值得注意的是,部分支气管扩张症患者并未合并哮喘,但也表现出可逆性气流受限。研究者发现,在支气管扩张症患者中,可逆性气流受限程度与血、痰嗜酸性粒细胞计数无关;与支气管扩张症的病程、细菌谱等的临床指标无显著相关;程度更高者疾病严重程度更高、肺功能更差,但急性加重风险更低。

6.急性加重期与恢复期的肺功能变化

与其他慢性气道炎症性疾病(哮喘、慢阻肺、间质性肺疾病等)相似,病毒感染、细菌移行、细菌毒力因子释放、宿主免疫功能下降、空气污染等因素可诱发支气管扩张症的急性加重。支气管扩张症急性加重的定义仍无"金标准",但大多数研究者认为咳嗽频率、痰量或脓性显著增加是充要条件。既往对支气管扩张症急性加重的肺功能定义是单纯从囊性纤维化的研究发现而外推的,即 FEV_1 较基线下降至少 10% 提示急性加重。出人意料的是,研究者对比稳定期、急性加重期、恢复期(14 d 抗生素治疗后 1 周),发现不仅大多数的用力肺活量指标没有显著下降,而且急性加重与恢复期的气道阻力、小气道指标、LCI 变化均不甚显著;此外,FEV_1 与 FVC 在急性加重时的下降虽有统计学意义,但无临床意义(相对于基线水平变化在 5% 以内)。这些发现显然有别于囊性纤维化、慢阻肺、哮喘急性加重期的肺功能变化特点。

目前,尚未有研究解释上述发现,因目前的肺功能研究多数为单中心研究,样本量偏小很可能是重要原因。但在不同研究中,治疗急性加重的抗生素种类、剂量、时间存在差异,支气管扩张症急性加重的定义各异,现有发现也可能受到了各种混杂因素的影响。不过,即便增加样本量,上述结论可能仍然不会发生根本性转变。最近文献报道,静脉滴注抗生素与胸部物理治疗并不能显著改善支气管扩张症及囊性纤维化患者的肺冲洗指数,提示通气分布不均程度可能不依赖于抗生素治疗。今后仍需进一步研究以探讨急性加重与肺功能改变的关系。

六、支气管扩张症的支气管镜下表现

(一)支气管镜在支气管扩张症中的适应证

(1)原因不明的咯血或痰中带血。

(2)反复咳嗽咳痰,或大量脓痰,伴痰中带血。

(3)肺部听诊有局限性或双侧多发湿啰音。

(4)影像学检查如胸部 X 线或 CT 检查提示支气管扩张症。

(5)合并诊断不明的肺部感染性疾病或弥漫性肺部疾病,需经支气管镜检查,做支气管肺活检、刷检或冲洗等,进行细胞学及细菌学检查。

(6)病原学示不明的支气管扩张症伴感染,需经支气管镜灌洗取样行细菌学检测。

(7)确诊支气管扩张症,排痰困难或大量痰液难以排净,需通过支气管镜吸除痰液辅助治疗。

(二)支气管扩张症在支气管镜下的表现

支气管扩张症是慢性气道损伤引起的支气管壁平滑肌和弹力支撑结构破坏所导致的单一或多发支气管不可逆扩张。其主要病理机制为支气管及相关肺组织感染和支气管阻塞引起的解剖学改变。因此,支气管扩张症在支气管镜下存在不同的表现,且部分为特异性改变。通过观察支气管镜下图像能快速进行定位和诊断,同时为进一步治疗奠定基础。

1.支气管黏膜充血水肿

支气管扩张症伴有感染时往往在镜下可见黏膜肿胀充血,由于支气管黏膜局部炎症反应出现上述表现。黏膜充血为非特异性镜下表现,易被操作者忽视,此时需结合影像学资料及患者的临床特征进行诊断。当发现黏膜充血肿胀的支气管时应尽可能伸入支气管镜,观察远端支气管有无特异性改变。

2.支气管管腔分泌物增多

此为支气管扩张症患者的镜下特异性改变,可见病变部位管腔内大量脓性分泌物。分泌物可流入其他管腔,通过吸引器吸除后在远端仍可见分泌物涌出。收集此类分泌物有助于进行诊断、细菌学鉴定及药敏试验。在操作中需注意先健侧后患侧的观察顺序,以免将脓性分泌物带入正常支气管造成感染播散。

3.支气管管腔内痰栓

部分支气管扩张症患者在远端小支气管内见痰液阻塞,称为痰栓形成。痰栓在支气管镜下较容易观察到,其特征为分泌物黏稠,不易吸引,清除后远端支气管通畅,通过这些表现可以和支气管内新生物进行鉴别。痰栓如吸引困难,可以注入生理盐水稀释后吸除,也可以使用冻切的方法,将冷冻探头伸入远端,冰冻后取出。

4.支气管壁增厚变形

由于脓性分泌物堵塞,长期刺激支气管壁,造成管壁增厚、变形,甚至出现引流不畅而导致支气管狭窄闭塞。常发生于堵塞段的近端,是一种慢性改变,提示患病已久。

5.支气管管腔扩张

由于局部防御机制和清除功能降低,反复感染引起炎性分泌物和微生物潴留使支气管壁平滑肌萎缩,张力下降,久而久之便形成支气管扩张症。其病变位置多发生于下叶,亚段以下的小支气管。因为小支气管管腔直径小,管壁组织薄弱,管腔容易变形、凹陷或呈囊性改变。再加上小管腔易发生痰液潴留,因此易产生支气管扩张症。镜下可见支气管直径增大、管壁变薄、黏膜苍白等特征性改变。扩张大多发生在小气道,如大气道明显扩张需与巨气管支气管症(Mounier-Kuhn 综合征)相鉴别。

6.囊状支气管扩张改变

囊状支气管扩张在支气管镜下可见局部多发小支气管扩张,呈囊腔样、蜂窝状改变。普通支气管镜可伸入 7～9 级支气管。远端管壁菲薄,黏膜苍白,部分伴有炭末沉着。此类表现为特异性改变,通过支气管镜便能进行诊断。

7.出血

当支气管扩张症伴有出血时,支气管镜下可见目标支气管中有血液。新鲜出血为鲜红色,陈旧性出血为褐色。活动性出血时可见血液不断从支气管内涌出,或者有血块堵塞支气管,可通过吸引后观察有无血液再流出来判断是否存在活动性出血。少量出血可腔内注入止血药物进行治疗,观察至血止后退镜;中等量以上出血如药物效果不佳需尽快行血管介入手术;如出现致命性大咯血需及时开放气道,患侧卧位,积极止血抢救,必要时行手术治疗。

七、支气管扩张症的临床分期

支气管扩张诊断后仍需要判断其临床分期,目前分为稳定期和急性加重期。

(一)稳定期

对于支气管扩张症患者,患者的症状处于相对稳定状态可认为处于稳定期。对于稳定期的支气管扩张症患者,咳嗽、咳痰症状常见,严重的患者可咳黏液脓痰或者脓痰,呼吸道病原菌的培养也可为阳性。因此,仅根据患者咳黏液脓痰、脓痰或者呼吸道分离出病原菌(如铜绿假单胞菌),不足以支持抗生素的使用。

对于支气管扩张症患者,需要对其进行病史病情的记录,从而制订个体化的稳定期标准,便于及时发现病情变化与加重;记录患者 24 h 痰量、痰液的性质;定期评估支气管细菌定植情况(可选择痰培养或者经支气管镜检查,二者效果相当)。

(二)急性加重期

2021 年版《中国成人支气管扩张症诊断与治疗专家共识》指出,当患者出现下列 6 项中的 3 项及以上,且持续时间超过 48 h,临床医生认为需要处理的情况,可诊断为支气管扩张症急性加重期。

(1)咳嗽增加。

(2)痰量增多。

(3)脓性痰出现恶化。

(4)呼吸困难加重或运动耐量下降。

(5)疲倦或乏力。

(6)出现咯血。此时应考虑应用抗菌药物。

痰量性质的改变包括黏稠度、与脓性相关的颜色。可参考默里(Murray)评分,颜色的变化与支气管炎症、疾病严重度相关,并对治疗效果有一定提示作用。

患者的治疗可分门诊口服抗生素和入院治疗,针对是否需要入院治疗,英国胸科协会分别对儿童和成人列出了相关条件(表 4-3)。治疗成功与否,可从患者的临床症状(咳嗽、喘息、呼吸困难,个人主观评价)是否缓解,痰液的性质和量判断。

支气管扩张症的急性加重是否由定植菌群引起尚有争议，文献报道60%～80%的稳定期支气管扩张症患者气道内定植有潜在致病菌，其中流感嗜血杆菌和铜绿假单胞菌最为常见。而对于急性加重期患者，最常分离的细菌依旧为流感嗜血杆菌和铜绿假单胞菌。有研究对支气管扩张症患者痰液做微生物组学分析，发现在急性加重治疗过程中细菌构成无明显变化，认为细菌群构成的变化并不是导致急性加重的重要原因。急性加重也可能是病毒感染引起的，但是目前还没有研究探讨抗病毒药物在支气管扩张症中的作用。

表 4-3　需要入院治疗的急性加重标准

人群	入院标准
成人	①家庭处理不足 ②发绀、意识不清 ③呼吸困难，呼吸频率≥25 次/分 ④循环衰竭 ⑤呼吸衰竭 ⑥体温≥38 ℃ ⑦无法口服药物治疗 ⑧口服抗生素治疗后疗效不佳，需静脉用药
儿童	①呼吸困难：呼吸频率增加，呼吸费力 ②循环衰竭 ③呼吸衰竭 ④发绀 ⑤体温≥38 ℃ ⑥无法口服药物治疗 ⑦口服抗生素治疗后疗效不佳，需静脉用药

研究表明，有铜绿假单胞菌定植的支气管扩张症患者每年的急性加重频率高于未定植患者，且肺功能更差，肺功能下降速度快于未定植者。而铜绿假单胞菌所含毒力因子基因不同也会对急性加重频率产生影响（未发表数据）。欧洲支气管扩张症调查和研究联盟最新的研究涵盖欧洲和以色列的 10 个支气管扩张症临床中心，共计 2596 名患者，铜绿假单胞菌慢性感染占比 15%（$n=389$）。多因素模型中铜绿假单胞菌慢性感染对死亡率并无影响，但是，进一步分层研究发现，在每年加重次数≥2 次的患者中，铜绿假单

胞菌慢性感染与增高的死亡率相关。

目前,对频繁加重的定义在不同文献中有差异,英国胸科协会的指南中,每年急性发作次数大于3次为多发。多发患者需要定期随访,以便监测患者病情变化。该指南也提出,每年需要抗生素治疗的急性发作次数大于等于3次的患者需要考虑吸入性抗生素的治疗。目前,国内尚无商品化的吸入性抗生素。同样来自欧洲支气管扩张症调查和研究联盟的研究总结了10个临床中心共计2572名支气管扩张症患者的数据,发现随访期间患者每年急性加重越频繁,将来急性加重的次数也会越多,且生活质量评分更低,随访期间死亡率增加,提示使支气管扩张症患者频繁加重的这种"表型"相对稳定。目前,针对支气管扩张症提出的FACED评分和BSI评分都包括患者的急性加重情况。鉴于每年加重次数对病情的提示意义较大,临床医师在采集患者病史时,需要了解患者往年(尤其前一年)的急性加重情况,包括次数和抗生素使用情况等。

中性粒细胞弹性蛋白酶(neutrophil elastase,NE)或许可作为支气管扩张症患者的生物标志物,用于提示疾病变化和转归。NE和锁链素(desmosine)是内源性的弹性蛋白降解的生物标志物。分析支气管扩张症患者的血液锁链素和痰液NE活性发现,痰液NE活性与频繁次数增多、FEV_1降低有关,且有助于辨别情况较重的急性加重。支气管扩张症患者发生急性加重时,痰液NE活性增高,使用抗生素治疗后,活性会对应下降。血液锁链素水平与痰液NE呈低系数($r=0.42$)相关,与急性加重有关但和肺功能下降无明显关系。

不同的支气管扩张症研究中,对急性加重的定义有所差异。在阿奇霉素治疗支气管扩张症的研究中,基于就诊、服用抗生素记录的急性加重次数在实验组和安慰剂组之间有显著差异,然而基于患者症状变化的急性加重次数在两组间没有显著差异。可见主观定义的急性加重缺乏准确性,相比较而言客观的急性加重(使用抗生素药物治疗,入院治疗)更有意义。

八、西医治疗

(一)稳定期治疗

本病西医治疗原则是控制感染,保持引流通畅,必要时手术治疗。其目标包括:纠正或消除潜在的基础疾病;提高气道分泌物清除能力;消除或减少细菌定植和感染细菌负荷,控制炎症反应;避免支气管扩张进一步加剧。

1.基础疾病治疗

对活动性肺结核伴支气管扩张应积极抗结核治疗,低免疫球蛋白血症可用免疫球蛋白替代治疗。

2.抗菌药物治疗

支气管扩张症患者出现急性加重合并症状恶化,即咳嗽、痰量增加或性质改变、脓痰增加和(或)喘息、气急、咯血及发热等全身症状时,应考虑应用抗菌药物。仅有黏液脓性或脓性痰液或仅痰培养阳性不是应用抗菌药物的指征。

早期经验性抗感染治疗,可选用阿莫西林,或二代头孢菌素、三代头孢菌素,或喹诺酮类。对于反复感染及重症患者经验性的治疗要注意覆盖铜绿假单胞菌,可选择与β内酰胺酶抑制剂联合的抗生素或合用喹诺酮类或氨基糖苷类抗菌药物,疗程建议 2 周。可依据痰革兰氏染色和痰培养指导抗生素的应用。

3.非抗菌药物治疗

(1)祛痰剂:气道黏液高分泌及黏液清除障碍导致黏液潴留是支气管扩张症的特征性改变。急性加重时应用溴己新,每次口服 8～16 mg,每日 3 次;或氨溴索每次口服 30 mg,每日 3 次;或稀化黏素每次口服 300 mg,每日 3 次,可促进痰液排出。羟甲半胱氨酸可改善气体陷闭。

(2)支气管舒张剂:部分患者由于合并气流阻塞及气道高反应性,导致痰液堵塞难以排出,可用 $β_2$ 受体激动剂或 M 受体拮抗剂吸入。不推荐常规应用甲基黄嘌呤类药物。

4.物理治疗

物理治疗可促进呼吸道分泌物排出,提高通气的有效性,维持或改善运动耐力,缓解气短、胸痛症状,其包括:体位引流、震动拍击、主动呼吸训练、气道湿化(清水雾化)、雾化吸入等。

(二)急性加重期治疗

1.急性加重期的治疗原则

(1)早期识别危险因素:如原有的细菌定植史、鼻窦支气管综合征、胃食管反流、高龄、免疫功能障碍等,并应积极进行预防,早期控制症状,阻止病程进展,改善预后。

(2)重视患者的病情评估:通过详细询问病史,了解每年急性加重的次数及抗菌药物使用情况、痰液的性状及痰量等;并通过一些相关的疾病严重度评分如 CPIS、CURB-65、APACHEⅡ、SOFA 等,区分患者病情轻重,决定是否需要住院或住重症监护病房(ICU)和治疗。

(3)积极控制感染:支气管扩张症患者由于反复出现细菌感染,多有广谱抗生素治疗史,感染的耐药致病菌较多。对急性感染患者,应尽可能根据痰或肺泡灌洗液的培养及药敏结果选择抗生素。同时应警惕合并活动性结核或真菌感染者,应积极进行相应的检验和治疗。

(4)舒张气道与排痰:部分支气管扩张症患者存在可逆性气流受限和气道高反应性,使用支气管扩张剂治疗不仅可缓解气急的症状,也有利于痰液的排出,改善患者肺功能。痰液的顺利排出可使感染更快地得到有效控制并缩短住院时间。有效的排痰方法包括物理治疗、药物祛痰及经支气管镜吸引等。

(5)积极的物理治疗:包括体位引流、震动叩击、雾化、呼吸训练等。对分泌物较多的患者,每天进行数次体位引流和胸部叩击有利于排出黏痰,这对于患者的治疗具有重要的意义。体位引流的原则是将病变部位抬高,引流支气管开口向下,使痰液能流入大气道并咳出,每日 2～3 次,每次 15～30 min,适宜在饭前或饭后 1～2 h 内进行。

(6)机械通气:伴有呼吸衰竭时需要根据病情给予有创/无创机械辅助通气,通过呼吸支持为基础疾病治疗、呼吸功能改善和康复争取时间和条件。

2.氧疗

(1)氧疗的目的

①纠正低氧血症:氧气可提高肺泡内氧分压,增加氧弥散量,使肺毛细血管的氧分压上升,纠正因通气血流比例失调及弥散功能障碍所引起的低氧血症,使动脉血氧分压(PaO_2)上升。

②减少呼吸功:氧疗能使肺内气体交换恢复到较正常水平,以维持适当的肺泡氧分压,使总通气量下降,减少呼吸功,降低氧耗量。

③减轻心脏负荷:心血管系统对缺氧和低氧血症的反应为心率增快,增加心脏做功,氧疗能有效地降低心脏的做功,减轻心脏负荷,从而改善患者生活质量和神经精神状态。

(2)氧疗的适应证

①急性加重期低氧血症:理论上,凡存在低氧血症,便是氧疗指征。但最好根据血气分析结果决定是否实施氧疗及如何实施,其中 PaO_2 测定尤为重要,同时参考动脉血二氧化碳分压($PaCO_2$)来确定缺氧的类型与严重程度。

单纯低氧血症:其 PaO_2 低于正常而 $PaCO_2$ 尚正常,包括所有通气功能正常或有轻度抑制的患者。这类患者存在换气功能障碍,可给予无控制性氧疗,任何较高浓度的氧都能维持满意的血氧分压,但应注意长时间吸入较高浓度氧的危险。氧疗后 PaO_2 的理想水平是 60～80 mmHg。

低氧血症伴高碳酸血症:其 PaO_2 低于正常,而 $PaCO_2$ 高于正常,包括所有通气功能异常、主要是依赖低氧来兴奋呼吸中枢的患者。这类患者的氧疗指标相对严格,在 $PaO_2 < 50$ mmHg 时才开始氧疗,结合患者的通气功能实施控制性氧疗,以避免因解除低氧性呼吸驱动而抑制呼吸中枢的危险。

②稳定期低氧血症:

轻度低氧血症:这类患者通常已适应轻度低氧血症,一般不需用氧疗。对病情可能恶化的患者,早期氧疗可能具有一定的治疗作用。

中重度低氧血症:对长期处于慢性缺氧状态的阻塞性通气功能障碍患者,给予氧疗是有益的。当出现肺部感染加重时,通常合并有明显的低氧血症患者需要氧疗,氧疗期间还可能出现渐进性通气量降低,$PaCO_2$ 可能升高（>55 mmHg），出现二氧化碳（CO_2）潴留者宜选用控制性氧疗,吸入氧浓度应控制在 28% 左右。

（3）普通氧疗的评估及方法

①氧疗前的评估:每位接受氧疗的患者都应先进行或同时进行其他治疗,包括适当的药物治疗、物理治疗、戒烟、减少饮酒及治疗红细胞增多症。通过动脉血气分析确诊患者是否存在低氧血症。简单的运动测试和夜间血氧仪可以用来检查患者吸氧和不吸氧时的情况,且患者在不同状况下,缺氧的程度和所需的吸氧流量并不相同,如运动、睡眠、进餐时都不一样,因此,每位需要氧疗的患者均需要进行周期性的评估。

②处于急性加重期且伴有低氧血症的患者:应尽可能长时间吸氧,最好24 h 持续吸氧;存在阻塞性通气功能障碍的慢性缺氧患者,最好吸氧时间不低于 15 h/d。应鼓励患者尽量吸氧,包括进餐、如厕时。可以通过便携式吸氧装置和延长氧导管来帮助患者实现长时间吸氧。

③低流量氧疗系统:

鼻导管和鼻塞给氧:是临床上最常用的简单便捷的方法,也是国内外最常用的轻中度低氧血症的氧疗工具,简单、廉价、方便、舒适的特点使得多数患者易于接受。但吸入氧浓度不稳定,主要与吸入氧的浓度、患者通气量和吸气时间占呼吸周期的比值有关。粗略估计鼻导管吸入气氧浓度（FiO_2）= $21 + 4 \times$ 氧流量（L/min）。当吸氧流量达 5 L/min 以上时,对局部有刺激作用,可导致鼻黏膜干燥、痰液黏稠。

简单面罩:可提供比鼻导管更高的 FiO_2。但应注意需要足够的氧流量才能把呼出的 CO_2 排出面罩外,否则面罩给氧可能加重 CO_2 潴留。适用于缺氧严重而无 CO_2 潴留的患者。

附贮气袋面罩:在简单面罩上装配一个贮气袋,可用低流量氧为患者提

供较高的 FiO_2。氧气在呼气和呼吸间歇期间进入贮气袋,吸气时主要由贮气袋供氧。

3.高流量氧疗系统

高流量氧疗系统主要是指经鼻高流量氧疗(high-flow nasal cannula, HFNC),高流量给氧系统提供的气流一般大于患者的吸气峰流速,可完全满足患者的吸入需要,患者的呼吸方式对 FiO_2 没有影响。过去曾使用的有空气卷吸面罩、空气卷吸雾化器、氧帐等。

近年来,HFNC 在临床的应用同样取得了良好的疗效,在国外已有十余年的发展历史,已经逐步成为部分替代无创通气或传统氧疗的治疗措施。

(1)HFNC 的特点

①可调节的高流量氧气,$2\sim70$ L/min。

②可提供精确的氧浓度($21\%\sim100\%$)。

③适度的加温、加湿,可达到 100% 的相对湿度。

这些技术优势使 HFNC 具有改善氧合、提供低水平呼气末正压、降低无效腔通气、减少呼吸做功、增加患者舒适度和依从性、无明确禁忌证等优点,在急性呼吸衰竭恢复期应用 HFNC 治疗可减少机械通气天数,对降低呼吸机相关性肺炎的发生率可能有帮助。

(2)HFNC 的临床应用

①急性低氧性呼吸衰竭:无论是急性加重期还是恢复期的序贯阶段,很可能是使用 HFNC 的首选指征。关于急性加重期的治疗,迄今已有 3 项随机对照试验(RCT)证实,HFNC 可以用于治疗急性低氧血症,特别是急性呼吸窘迫综合征(acute respira-tory distress syndrome,ARDS)患者。其中最具影响力的研究是 2015 年发表在《新英格兰医学杂志》上的一项 RCT,该研究比较了经面罩氧疗、HFNC 及无创机械通气三种方法对急性低氧血症患者(主要病因为肺炎)的预后影响,结果发现 HFNC 组 28 d 气管插管率最低。在排除 $PaO_2/FiO_2>200$ mmHg 患者后,HFNC 组的 90 d 病死率下降近 50%。与此同时,HFNC 也应用于急性低氧血症恢复期的患者。已有 5 项 RCT 证实了 I 型呼吸衰竭患者在脱机拔管后给予 HFNC 序贯治疗的安全性和有效性,其中 2 项发表在《美国医学会杂志》(JAMA)上的研究较为明确地提出,术后使用 HFNC 可以促进患者尽早脱机拔管并降低再次插管率。我国的临床应用也发现,给予 I 型呼吸衰竭急性加重期患者 HFNC 治疗,明显提高了患者对治疗的舒适性和依从性;在恢复期应用 HFNC 治疗则减少了机械通气天数,可能降低了呼吸机相关性肺炎的发生率,而其总体的临床疗效不劣于无创通气或传统氧疗。

②拒绝插管的急性呼吸衰竭：可以尝试给予 HFNC。既往该类患者一般接受无创通气治疗。近年来，HFNC 治疗也应用在拒绝插管患者中，结果发现患者在治疗前后的氧合和心率均有所改善，81%的患者可以持续使用HFNC，只有 18%的患者需要更换为无创通气治疗，因此，HFNC 可以部分改善该类患者的氧合状态。而在临床工作中，对于拒绝插管的患者而言，HFNC 确实成为了更为舒适、更能被患者本人和其家属所接受的另一种治疗选择。

③免疫抑制患者的急性呼吸衰竭：虽然 JAMA 发表的一项 RCT 研究表明，对于存在免疫抑制的急性呼吸衰竭患者，无创通气的疗效并不优于有创机械通气，但研究者面对该类患者接受有创治疗后的高感染率和高病死率，仍倾向于选择无创通气治疗。近期，虽然一项 RCT 研究表明，针对免疫抑制的急性呼吸衰竭患者，HFNC 治疗效果并不优于无创通气，但该治疗的耐受性通常优于无创通气。因此，对于合并急性呼吸衰竭的免疫功能抑制患者，可以尝试应用 HFNC。

④慢性气道疾病：长期氧疗对于慢性气道疾病，特别是慢阻肺患者的益处已是众所周知。在慢阻肺和支气管扩张症患者中，每日≥7 h 持续应用HFNC 也再次被证实有助于支气管扩张症患者的痰液引流，减少慢阻肺患者急性加重的次数。但由于目前家用设备尚不完善，价格较高，因此还不具备将 HFNC 作为长期家庭氧疗仪进行全面推广的条件。

⑤气管切开的患者：患者在气管切开后，如何进行后续治疗始终是个难题。目前，只有一项相关 RCT 包含了 HFNC 这一治疗，结果提示 HFNC 可能有益于气管切开后长期带管生存的患者。有研究在部分该类患者中应用HFNC，结果发现患者气道由于获得了最佳加温、湿化，从而保持纤毛运动的功能，痰液引流较为理想；同时可能由于气道内存在正压，减少了气溶胶的误吸。因此，采用 HFNC 治疗增加了患者舒适度，同时也可能减少下呼吸道感染的发生。

⑥其他应用：在呼吸道相关的有创操作实施过程中，HFNC 可以作为一种较为便捷的支持措施。这主要包括应用在气管插管前的氧预充和纤维支气管镜检查过程中，这种鼻塞式给氧不会干扰喉镜或气管镜的操作。

4.抗菌药物的治疗

（1）支气管扩张症急性加重期与呼吸道感染：支气管扩张症急性加重表现为咳嗽、咳痰、气短等症状加重或出现发热、疲倦、肺功能下降等，其中咳嗽、痰量增多是最常见的急性加重症状，而导致急性加重最主要的因素就是继发细菌感染或原有感染的加重。一项研究表明，当支气管扩张症急性加重时,症状评分改变与肺功能相关,而肺功能中 FEV_1 的改变与痰液中细菌总数呈负相关。这提示感染时致病细菌数量增多,影响患者肺功能,导致多种临床症状的急性加重。

下呼吸道感染是儿童及成人支气管扩张症最常见的病因,同时也是急性加重的主要因素。支气管扩张症的致病机制中,感染、炎症和肺组织破坏往往互为因果。当患者下呼吸道有细菌(如铜绿假单胞菌、金黄色葡萄球菌)定植,其急性加重比无细菌定植的患者更多,这同样说明了定植菌大量繁殖导致感染后引发急性加重的可能。

(2)急性加重感染的病原学分布及耐药特点:早年报道支气管扩张症最常见分离的定植菌为流感嗜血杆菌和铜绿假单胞菌。近年来有研究指出,急性加重期感染病原体的检出率为 72.4%,最常见的为铜绿假单胞菌、大肠埃希菌和鲍曼不动杆菌等革兰氏阴性杆菌。另一份调查表明,急性加重期患者痰培养中以铜绿假单胞菌、流感嗜血杆菌、金黄色葡萄球菌、烟曲霉、肺炎链球菌、卡他莫拉菌最常见。最近的荟萃分析表明流感嗜血杆菌、铜绿假单胞菌、肺炎链球菌、金黄色葡萄球菌、卡他莫拉菌为支气管扩张症患者最常见的分离菌种。当出现脓臭痰时,要考虑厌氧菌的感染,特别是基础的肺结构明显破坏的患者。其他少见的病原体包括病毒、分枝杆菌等。

是否存在铜绿假单胞菌定植对抗菌药物的选择有重要意义。铜绿假单胞菌感染的危险因素包括:近期住院,发作频繁(每年 4 次以上)或近期(3 个月以内)应用抗菌药物,重度气流阻塞(FEV_1<30%),口服糖皮质激素(最近 2 周口服泼尼松>10 mg/d),当符合 4 条中的 2 条和(或)既往细菌培养存在铜绿假单胞菌时,经验性治疗应该覆盖铜绿假单胞菌。

支气管扩张症急性加重时是否存在耐药菌感染,不同研究结果间差异较大,往往和当地医院的流行病学、患者用药情况、肺部结构破坏等情况相关。对肺炎链球菌来说,耐青霉素株是其主要的耐药性形式,不恰当抗菌药物方案可能导致病死率增加。耐青霉素肺炎链球菌(penicillin resistant Streptococcus pneumoniae,PRSP)在欧美分离率为 6.7%~40%。在我国,链球菌对大环内酯类耐药率要比欧美高。链球菌对喹诺酮类药物耐药逐渐被重视,虽然发生率不高,大致不超过 3%。卡他莫拉菌对 β-内酰胺类药物耐药较少,但对复方磺胺甲噁唑耐药率可达 50% 左右。流感嗜血杆菌对 β-内酰胺类药物耐药率为 0.7%~17.6%,对阿奇霉素和喹诺酮类药物耐药相对较少。

(3)支气管扩张症急性加重时感染的诊断标准:当急性加重的患者表现为痰液变脓或脓痰量增加,结合血清炎性标志物如血常规白细胞和中性粒细胞计数、红细胞沉降率（ESR）、CRP 升高等，可考虑为支气管扩张症急性加重伴感染。如果胸片提示肺部阴影，符合感染征象，则诊断为肺炎。

（4）全身抗菌药物的合理应用：支气管扩张症急性加重的治疗需要综合处理，抗菌药物治疗是关键。开始抗菌药物治疗前应送检痰培养加药敏试验，在等待培养结果时即应开始经验性抗菌药物治疗。经验性抗菌药物治疗应参考既往的痰培养结果。既往无痰培养结果的中重度支气管扩张症患者，因国内支气管扩张症患者铜绿假单胞菌分离率最高，应常规覆盖铜绿假单胞菌，选择具有抗铜绿假单胞菌活性的药物。临床疗效欠佳时，需根据药敏试验结果调整抗菌药物，并即刻重新送检痰培养，有条件时可行支气管镜下灌洗及刷检取样进行微生物培养。急性加重期抗菌药物治疗的最佳疗程尚不确定，建议疗程为 14 d，轻度急性加重的支气管扩张症患者可适当缩短疗程。

急性加重期抗菌药物治疗的最佳疗程尚不确定，建议所有急性加重治疗疗程均应为 7～14 d，具体疗程应根据患者的感染控制情况如临床表现、炎症标志物、影像学、治疗反应等决定。较长时间使用抗菌药物的目的是降低症状的严重程度和急性加重频率，提高生活质量，防止疾病进展；但长期使用抗菌药物治疗的不良反应明显，包括增加不良反应和经济负担，更重要的是可能会诱导耐药性的产生，需要严格掌握适应证。具体的疗程应如何设定尚需要更多的临床研究来确认。

（5）局部雾化抗菌药物的合理应用：雾化抗菌药物也是近来提及相对较多的治疗方案。雾化吸入时气道内抗菌药物的浓度可以达到血浆的 20 倍，这对一些耐药细菌可能仍有作用，特别是对那些频繁急性加重、长期反复使用抗菌药物的患者有较大的临床意义。雾化吸入理论上有效、不良反应小，但国内缺乏抗菌药物的雾化制剂（静脉制剂含有的一些溶剂雾化时可出现气道高反应性），证据等级高的临床研究并不充分，需要进一步研究。在吸入抗菌药物前给予 β_2 受体激动剂可缓解雾化抗菌药物带来的气道反应性。一些雾化装置和制剂正在研究中以达到更好的药物投送率、黏膜分泌物穿透率和较低的气道反应性。雾化抗菌药物一般应与全身抗菌药物给药同时进行，以增加疗效和减少耐药性的产生。雾化治疗的具体疗程尚无明确的界定，通常为 2 周，需要临床医师依据患者的实际情况来选择。

常用的雾化抗菌药物：

①氨基糖苷类抗生素：包括阿米卡星、庆大霉素和妥布霉素。妥布霉素是应用和研究较多的一种雾化抗菌药物，雾化治疗时可降低气道内细菌量，但对患者肺功能和生活质量的改善价值有限，部分患者可能对雾化不能

耐受。

②多黏菌素:主要是多黏菌素 E,对大多数耐药革兰氏阴性菌保持高度敏感,但雾化的疗效不太确切,多黏菌素雾化量尚无有效的研究。多黏菌素长期用于非囊性纤维化支气管扩张症(NCFB)患者,2 年后患者咳痰量及痰液中细菌数量减少,急性加重次数及住院率下降(回顾性的研究)。

③环丙沙星:国外目前已经有环丙沙星的脂溶性和干粉吸入制剂,用于临床和研究;吸入环丙沙星有良好的耐受性,可减少细菌负荷和急性加重的次数。

④氨曲南:一份荟萃分析提示氨曲南吸入治疗在稳定期患者有一定临床获益,但对于急性加重患者似乎不能改变住院率和临床症状,甚至会降低患者的肺功能,这似乎是局部使用 β-内酰胺类抗生素时常出现的问题。

其他吸入抗菌药物还有左氧氟沙星等。由于目前国内缺乏雾化抗菌药物剂型,尚难以开展大规模的临床研究,使用经验不足,需要进一步积累。

(三)支气管扩张症铜绿假单胞菌急性感染的治疗

铜绿假单胞菌是支气管扩张症患者最常见的致病病原体之一,因为其细胞膜通透障碍而天然耐多种抗菌药物,加之其获得性耐药,同时又易在医院内各种潮湿环境中生存,而成为医院感染常见、难治疗的革兰氏阴性杆菌之一。

1.急性加重期的治疗

(1)抗菌药物治疗

①单药治疗:根据临床危险因素给予经验性抗生素治疗,若对环丙沙星敏感,可单一口服环丙沙星作为一线治疗;口服环丙沙星无效时,采用抗铜绿假单胞菌药物单药静脉治疗,如酶抑制剂复合制剂(哌拉西林-他唑巴坦、头孢哌酮-舒巴坦)、头孢菌素类(头孢他啶、头孢吡肟)和碳青霉烯类(美罗培南、亚胺培南)。临床治疗疗效欠佳时,考虑根据药敏结果调整抗菌用药;抗菌药物治疗失败者需即刻重新痰培养。若有一个以上的病原菌,应尽可能选择可覆盖所有致病菌的一种抗菌药物。急性加重期抗菌药物治疗的最佳疗程尚不确定,建议所有急性加重治疗疗程均应为 14 d 左右。

②联合治疗:建议耐药或者病情严重时应选择联合治疗。

多耐药治疗:据 2015 年中国细菌耐药监测网(CHINET)数据,铜绿假单胞菌对亚胺培南和美罗培南的耐药率高于 20%;对多黏菌素 B 和阿米卡星的耐药率分别为 1.1% 和 9.2%;对 2 种酶抑制剂复方制剂、庆大霉素、环丙沙星、头孢他啶、头孢吡肟和哌拉西林的耐药率<20%;同时,动态分析 2005~2014 年 CHINET 铜绿假单胞菌耐药监测数据,对铜绿假单胞菌敏感

率一直保持较高的药物依次为：阿米卡星＞头孢他啶＞头孢吡肟＞环丙沙星＞美罗培南＞哌拉西林-他唑巴坦＞亚胺培南＞头孢哌酮-舒巴坦，可作为经验性用药的依据。美国临床和实验室标准协会（Clinical and Laboratory Standards Institute，CLSI）建议，对铜绿假单胞菌所致耐药及严重感染患者的治疗应联合用药，结合这两次监测结果，联合用药时建议选择头孢他啶或头孢吡肟联合阿米卡星或环丙沙星。

泛耐药菌感染治疗：广泛耐药（extensively drug resistant，XDR）是临床抗感染治疗非常棘手的问题，但耐药监测结果显示，2012 年以来，我国铜绿假单胞菌泛耐药株的分离率保持在 1.0%～1.1%，较前有所下降。根据国外及我国相应的指南或专家共识，对于铜绿假单胞菌泛耐药株感染，推荐以多黏菌素为基础的联合给药。目前，临床可用品种是硫酸多黏菌素 B 或多黏菌素 E。

（2）对症治疗：对慢性咳痰或有黏液阻塞征象者应尽可能选择个体化的气道廓清技术。

2.维持治疗

（1）长期口服抗菌药物或抗感染药物：适用于每年急性加重且需要抗菌药物治疗≥3 次的患者，或急性加重次数较少，但病情严重的患者。国外多项研究表明，长期口服抗菌药物可改善症状、降低痰量和急性加重率，但不能降低铜绿假单胞菌的定植率，肺功能及生活质量无明显改善。以红霉素为主的大环内酯类低剂量使用是常用选择。研究证明，长期使用红霉素治疗能改变支气管扩张症患者呼吸道菌群的组成，但是在没有铜绿假单胞菌气道感染的患者中，红霉素并没有显著降低急性加重情况，因此对大环内酯类在没有铜绿假单胞菌呼吸道感染患者中的使用应谨慎。有报道利用阿托伐他汀的抗感染和免疫调节作用，作为稳定期支气管扩张症的治疗，6 个月后咳嗽减少，但对肺功能、气道细菌的定植菌和生活质量没有影响。以上这些还有待于更多临床实践证实。

（2）长期吸入性药物治疗：首次分离出铜绿假单胞菌者应口服环丙沙星14 d 以清除细菌，口服失败者可采用静脉给药和（或）雾化清除治疗。针对支气管扩张症患者铜绿假单胞菌定植率高的风险，一些药企近年研发了可吸入性抗菌药物制剂，以期能降低痰中细菌浓度，降低急性加重风险。研究表明，吸入多黏菌素、环丙沙星脂质体及环丙沙星干粉可显著降低痰中铜绿假单胞菌的浓度，降低急性加重风险，且其耐受性良好，是一种安全有效的方法。有研究显示吸入抗生素比安慰剂或对症治疗根除痰液细菌的可能性高 4 倍，其亚组分析显示吸入环丙沙星比氨基糖苷类抗生素和多黏菌素在降低痰中细菌浓度方面更加有效,但不同抗生素在细菌清除率上差异无统计学意义。氨曲南在治疗铜绿假单胞菌感染的囊性纤维化时可减轻症状,延缓下一次急性加重的发生,改善肺功能,有研究发现氨曲南吸入治疗并不能为非囊性纤维化支气管扩张症的治疗提供临床益处。为增强对铜绿假单胞菌的清除,有学者建议使用静脉或者单独口服环丙沙星联合 3 个月的雾化多黏菌素治疗,使部分患者保持痰中无铜绿假单胞菌,这可能会实现长期清除并降低恶化率,但有部分患者出现再次感染,这个结果需要临床前瞻性研究予以证实。

(3)长期雾化治疗:对于每年急性加重且需要抗菌药物治疗≥3 次的患者,或急性加重次数较少但病情仍严重的患者,有铜绿假单胞菌定植时,应考虑长期雾化治疗。有研究发现长期雾化吸入庆大霉素有临床益处,可降低痰中细菌浓度、减少脓痰和急性加重次数,对肺功能无明显改善,其持续的有效性还需进一步研究。

(4)黏液溶解剂:有报道,长期吸入渗透剂甘露醇或定期雾化使用 7% 高渗盐水,可能改善非囊性纤维化支气管扩张症患者首次发作时间、肺功能、生活质量,并改善痰液黏稠度使痰液易咳出,并缩短抗生素治疗时间。

(四)支气管扩张症的免疫调节治疗

虽然支气管扩张症的诊断已经存在上百年,但相应的治疗却进展缓慢。近些年对非囊性纤维化支气管扩张症的免疫机制理解的加深,指导了药物研究的方向,涌现出了一些新的治疗药物。已知抗生素可以打断恶性循环,但之前有关长期使用抗生素在支气管扩张症中治疗的荟萃分析结果却令人失望。不过新近有研究在支气管扩张症患者中长期使用庆大霉素雾化可显著减少痰菌量和急性加重次数,并改善患者活动耐量,使人对抗生素在支气管扩张症中的长期应用再次燃起希望。

1.支气管扩张症的免疫调节治疗药物

(1)大环内酯类:大环内酯类作为抗生素用于临床已有 50 多年。基于大环内酯类结构,大环内酯类包括三类:14 元环的红霉素、罗红霉素和克拉霉素,15 元环的阿奇霉素,16 元环的螺旋霉素和交沙霉素。大环内酯类通过结合细胞内核糖体亚单位从而抑制蛋白合成而发挥抗革兰氏染色阳性、革兰氏染色阴性和细胞内微生物的活性。大环内酯类是近年来在支气管扩张症患者中研究比较充分的一个药物。其本身对革兰氏阳性菌、革兰氏阴性菌和胞内菌如衣原体、军团菌均具有较好的疗效,是临床上广泛用于呼吸道感染的抗生素之一。与支气管扩张相关的是大环内酯类具有抗流感嗜血杆菌、卡他莫拉菌和肺炎链球菌的作用。大环内酯类对容易形成生物被膜的铜绿假单胞菌也有一定活性,表现在大环内酯类能抑制铜绿假单胞菌的毒力因子。

大环内酯类不仅具有抗微生物活性,还具有抗感染和免疫调节作用。大环内酯类改善气道炎症主要通过以下几个机制发挥作用。

①作用于细菌,减少生物膜形成,减少负责细菌黏附与运动的分子的生成,减少细菌分泌细胞毒成分。

②作用于气道黏膜,通过减少气道分泌糖复合物和抑制 MUC5AC mRNA 基因表达与蛋白分泌以减少黏蛋白,从而减少黏液分泌,减轻咳痰。

③免疫调节,通过减少促炎性细胞因子与趋化因子[IL-1、IL-4、IL-5、IL-6、IL-8、肿瘤坏死因子-α(TNF-α)、粒细胞-巨噬细胞集落刺激因子(GM-CSF)等]的生成及抑制黏附分子[L 选择素、ICAM-1、CD11b/CD18、网络血管细胞黏附分子(VCAM-1 等)]的生成以减少中性粒细胞在炎症部位的汇集,对氧自由基及核转录因子也有一定的调节作用;此外,还可促进中性粒细胞凋亡,加速巨噬细胞对中性粒细胞的吞噬。

侵入机体的细菌释放的内毒素直接或间接通过 Toll 样受体刺激人支气管上皮,触发炎症因子瀑布导致核因子(NF)-κB 激活,NF-κB 调节了编码前炎因子 IL-6、IL-8、TNF-α 和细胞间黏附分子-1(intercelluar adhesion molecule-1,ICAM-1)的活性。体外研究表明红霉素和克拉霉素具有抑制NF-κB 活性的作用,以及抑制激活上皮细胞释放 IL-1、IL-6、IL-8 和 ICAM-1的能力。大环内酯类还具有调节中性粒细胞活性的作用。支气管扩张症的动物实验研究表明,大环内酯类通过抑制 ICAM-1 从而抑制中性粒细胞在气道的募集。14 元环大环内酯类还具有抑制呼吸爆发和中性粒细胞弹性蛋白酶释放的作用。

黏液高分泌是支气管扩张症的典型特点,阿奇霉素能降低 MUC5AC 和MUC2 基因表达,因此具有抑制人气道上皮细胞合成黏液的能力。有研究表明使用阿奇霉素治疗 12 周后,支气管扩张症患者 24 h 平均痰量明显减少,生活质量显著提高。

有研究表明,使用罗红霉素治疗支气管扩张 6 个月,能够显著降低炎症标志物的水平。还有研究显示,低剂量克拉霉素能够降低支气管扩张症患者外周血 CD+ Th17+ T 细胞和呼出气冷凝汽中 IL-17 的水平。

中性粒细胞在支气管扩张症的发病中起重要作用,随着对中性粒细胞迁移机制的了解,可能启发支气管扩张症的针对性治疗思路,比如抗 IL-8 单克隆抗体在慢阻肺中的一个 II 期研究表明药物很安全,并且可改善临床症状。但并不是所有类似研究均能获得预期结果,如研究发现慢阻肺或哮喘患者并不能从抗 TNF-α 治疗中获益，并且在慢阻肺试验中发现有增加恶性肿瘤和肺炎发病率的趋势。作为中性粒细胞脱颗粒过程中释放的最重要的酶，弹性蛋白酶也成为支气管扩张症治疗中重要的目标，许多药物公司正在研发口服弹性蛋白酶抑制剂以用于支气管扩张症和其他慢性呼吸道疾病的治疗，但其在慢阻肺中的研究未能获得阳性结果。

（2）他汀类降脂药物：他汀类药物具有多向性作用，除了降低胆固醇外，还具有免疫调节作用，包括调节先天和过继免疫系统以减轻炎症的作用。他汀类药物能减轻人和动物无菌性炎症的中性粒细胞的募集。金黄色葡萄球菌感染的动物实验研究还表明，高剂量他汀类药物通过吞噬增强肺部细胞外 DNA 捕获作用，避免了细菌在机体的播散；并且实验动物模型结果显示，长时间使用高剂量他汀类药物以剂量依赖效果为机体提供了肺炎链球菌感染的保护作用，其保护作用表现为减少中性粒细胞浸润、维持血管的完整性和减少趋化因子的释放。他汀类降脂药物还可抑制支气管上皮细胞释放 IL-17 诱发的 IL-8、IL-6、GM-CSF 和血管内皮生长因子（VEGF），并抑制转化生长因子诱发的 IL-6、GM-CSF 和基质金属蛋白酶。他汀类药物在支气管扩张症中应用的相关研究已经在开展中。使用 6 个月阿托伐他汀可降低支气管扩张症患者循环中 IL-8 水平，降低支气管扩张症患者呼吸道分泌物的趋化活性。阿托伐他汀的免疫调节作用在慢阻肺中得到证实，阿托伐他汀治疗 2 年，能显著降低慢阻肺患者的死亡率，还有研究显示阿托伐他汀还能降低肺移植患者闭塞性细支气管炎的发生。最近一项随机安慰剂对照的前瞻性研究显示 6 个月阿托伐他汀治疗能显著减少支气管扩张症患者的咳嗽指数，提高生活质量。

2.支气管扩张症免疫治疗展望

目前，治疗支气管扩张症的新药物是针对中性粒细胞炎症。以前的研究证明了中性粒细胞弹性蛋白酶在支气管扩张症中的重要作用，这代表了有希望的治疗靶位。口服中性粒细胞弹性蛋白酶抑制剂 II 期临床试验正在进行，但临床收益有待报道。CXC 趋化因子受体 2（CXCR2）主要表达于中性粒细胞，它是炎症过程中中性粒细胞的重要趋化因子，抑制 CXCR2 可减轻气道黏液分泌、抑制中性粒细胞浸润气道及对杯状细胞的直接抑制作用。CXCR2 抑制剂（AZD5069）II 期临床试验表明，CXCR2 抑制剂可降低支气管扩张症患者痰中中性粒细胞计数达 69%。

有限的证据显示，23 价肺炎球菌疫苗可作为成人支气管扩张症患者常规治疗。

目前，正在中国支气管扩张症患者中进行的临床研究是使用口服免疫调节剂 OM-85(含 8 种呼吸道感染常见病原体包括流感嗜血杆菌、肺炎球菌、肺炎克雷伯菌、臭鼻克雷伯菌、金黄色葡萄球菌、草绿色链球菌、化脓性链球菌、卡他莫拉菌的提取物)。OM-85 通过增强巨噬细胞、T 淋巴细胞功能及增加支气管黏膜表面分泌型 IgA 的水平,从而发挥抗病原微生物的功能;OM-85 还具有调节 T 淋巴细胞功能的作用。随机双盲安慰剂对照的临床研究证实 OM-85 具有预防慢阻肺急性加重和预防儿童喘息的作用。而在中国支气管扩张症患者进行的这项研究目的是看 OM-85 能否减少支气管扩张症的急性加重。但支气管扩张症的免疫治疗的证据非常有限,需要开展更多的临床研究。

九、中医治疗

(一)辨证要点

支气管扩张症辨证首先要分虚实。实证于急性发病期多见,以咳嗽、黄黏痰为主要表现,伴见身热、烦渴、胸痛、便干等,以邪气犯肺为主。虚证多为慢性迁延,病程较长,以慢性咳嗽、痰多为主症,伴有气短、疲劳、纳呆、口干咽燥等症,以正气亏虚为主,伴有余邪未清。支气管扩张症往往病程较长,病势缠绵,临床多见于虚实夹杂之象。

实证还需要辨风热犯肺、痰热蕴肺和肝火犯肺之不同。风热犯肺者,多见恶寒轻发热重、咳嗽痰黄,或见痰中带血,咽痛头痛;痰热蕴肺者,可见咳痰黄稠,或有腥臭味,咯血鲜红,身热烦渴,口干口苦;肝火犯肺者,多见呛咳,痰中带血或咯吐纯血,胸胁疼痛,烦躁面赤汗出,情绪易于波动。

虚证应辨阴虚火旺、气阴两虚之不同。阴虚火旺者,多见干咳,痰少质黏难咳,痰中带血或反复咯血,潮热,颧红;气阴两虚者,咳而气短,痰白质稀量多,或见痰中带血,神疲声怯。

(二)辨证分型与论治

1.急性发作期

(1)风热犯肺证

证候:发热初起,微恶风寒,或有汗出,咳嗽,痰黄质黏难咳,或咯吐少量鲜血,咽痛喉痒,口干鼻燥,胸闷气急,舌红少津,苔薄黄,脉细数。

证候分析:风热之邪侵袭人体,卫表失和,故此发热,微恶风寒;肺失清肃,故见咳嗽、气急;肺热内郁,蒸液为痰,而见咳痰黄稠难咳;热伤肺络,则痰中带血;肺热伤津,故口干鼻燥;肺络不和,气机不畅,故胸闷;舌红少津,苔薄黄,脉细数,皆为风热在表之象。

治法:清宣肺热,凉血止血。

取方:银翘散加减。

方药分析:方中银花、连翘、竹叶清热透邪,牛蒡子、薄荷、枇杷叶疏风宣肺,干芦根、白茅根清热生津,山栀炭、侧柏叶凉血止血。若由风寒化热者,加荆芥、苏叶、防风温散宣肺;痰热壅肺而见痰多黄稠者,加柴胡、黄芩、桑白皮、前胡清热肃肺,或合千金苇茎汤既能清肺热,又可化瘀滞;表邪已解,津伤较甚,干咳痰少带血,舌红少津,去薄荷之辛散,加南沙参、天花粉、玄参养阴生津;燥热犯肺,痰少,口鼻咽喉干燥,加桑叶、南沙参、知母、石膏润肺生津。

(2)痰热蕴肺证

证候:咳嗽,咳痰色黄质黏量多,口干口苦,或有身热,胸闷胸痛,便秘,小溲黄赤,或咳吐脓血腥臭痰,痰中带血,甚则咯吐鲜血。舌红,苔黄腻,脉滑数。

证候分析:邪热壅肺,炼液成痰,故见咳痰黄稠;肺之肃降无权,则见咳嗽;肺络受损,则痰中带血;痰热郁蒸,故口苦口干;痰热壅盛,肺络不和,气机不畅,故胸闷胸痛;舌红,苔黄腻,脉滑数为痰热壅肺之象。

治法:清热化痰,凉血止血。

取方:千金苇茎汤加减。

方药分析:方中芦根清热生津、排脓解毒,冬瓜子、薏苡仁、败酱草、苦杏仁、玉桔梗化痰排脓,黄芩、生甘草清肺泻热,枳壳宽胸理气。若痰热较甚,胸闷,咳痰黄稠量多,加鱼腥草、浙贝母加强清肺化痰;瘀热相结,痰黏稠臭,或咳脓血痰,量较多,加金荞麦、葶苈子、桃仁、柴胡解毒泻肺排脓;热伤肺络,出血较多,去桔梗之升散,加白茅根、地骨皮、藕节炭清热凉血止血,三七、花蕊石、云南白药活血止血。

(3)肝火犯肺证

证候:咳嗽阵作,气逆呛咳,情绪波动时易于引发。痰黏量少咳吐不畅,痰中带血或咯吐鲜血,胸胁胀痛,烦躁易怒,面红目赤,口干口苦,舌质红,苔薄黄,脉弦数。

证候分析:肝火上逆犯肺,肺失清肃,肺络受损,故咳嗽咯血;肝之络布于胁肋,肝火偏亢,脉络壅滞,故胸胁胀痛;肝火上炎,故口苦,烦躁易怒;舌质红,苔薄黄,脉弦数为肝火偏亢之象。

治法:清肝泻肺,顺气降火。

取方:泻白散合黛蛤散加减。

方药分析:方中桑白皮、地骨皮清肺泻热,丹皮、山栀、赤芍清泻肝火,青黛、海蛤壳清肺凉肝止咳,仙鹤草、白及、侧柏叶凉血止血。若肝气上逆,心烦咳呛,面部升火,加矮地茶、代赭石、灵磁石泻降肝气;肝络不和,胁痛胸闷,加川楝子、郁金、丝瓜络疏肝和络;腑实热结,大便秘结,舌苔黄燥,加生大黄、瓜蒌仁泻火通腑;肝火动血,血热妄行,咯血量多势急,加水牛角、赤芍、参三七、白茅根清热泻火,凉血止血;火郁伤津,口干口苦,咳嗽日久不减,可加沙参、麦冬、天花粉、诃子养阴生津敛肺。

2.迁延期

(1)阴虚火旺证

证候:病程较久,干咳气急,痰少质黏难出,痰中带血或反复咯血,血色鲜红,口干咽燥,颧红,五心烦热,或见午后潮热,盗汗,腰膝酸软,舌质红或红绛,少津液,苔少或花剥,脉细数。

证候分析:肺金失养,清肃失令,故咳嗽,痰少而黏;火热灼肺,损伤肺络,故痰中带血或反复咯血:阴虚津乏,不能上承,故口干咽燥;阴虚火旺,则颧红,五心烦热,潮热盗汗;舌质红或红绛,少津液,苔少或花剥,脉细数为阴虚有热之象。

治法:滋阴降火,宁络止血。

取方:百合固金汤加减。

方药分析:方中生地、熟地、麦冬、白及滋养肺肾之阴,百合、玄参养阴润肺清热,南沙参、川贝母、生甘草润肺止咳,仙鹤草、白芍止血。诸药共起滋阴降火润肺止血之效。若火旺较甚,身热明显,颧红,加胡黄连、黄芩、生石膏、知母以坚阴清热;痰热蕴肺,咳嗽痰黏色黄,胸闷,加桔梗、金荞麦、浙贝母清热化痰;咯血量多,虚火灼络者,加紫珠草、山栀炭、花蕊石等凉血活血,止血而不留瘀;痰出紫暗血块,伴有胸痛,可加三七、花蕊石、郁金化瘀和络止血;盗汗明显,可加地骨皮、桑白皮、穞豆衣、麻黄根、浮小麦等敛阴止汗。

(2)气阴两虚证

证候:咳而无力,声低气短,咳痰清稀色白量多,偶见痰中带血,或咯血,血色淡,神疲乏力,头晕心悸,面色少华,食少便溏,或午后潮热,畏风,自汗盗汗,舌淡,边有齿印,或舌红少津,脉细弱。

证候分析:肺脾两伤,气阴耗伤,清肃失司,故见咳嗽;肺不主气,气不化津,故见痰稀色白;肺虚络损,则痰中带血;气虚不布,阳陷入阴,故见午后潮热,畏风,自汗盗汗;脾虚不运,清气下陷,则见神疲乏力,头晕心悸,面色少华,食少便溏。舌有齿印,或舌红少津,脉细弱,为肺脾不足,气阴两伤之象。

治法:益气养阴,补肺健脾。

取方:保真汤加减。

方药分析:方中人参、黄芪、白术、茯苓、甘草补肺益气,健脾助运。天冬、麦冬、生地、五味子滋阴养肺、润燥和络。陈皮、砂仁、桔梗化痰理气。可以加天花粉、芦根以清热生津排痰,仙鹤草、白芍、阿胶珠养血止血,浙贝母清肺化痰。若肝肾阴虚,腰膝酸软,足心发热,加女贞子、旱莲草滋养肝肾;痰热未清,咳嗽痰黄,胸闷苔腻加橘红、枇杷叶、瓜蒌皮、鱼腥草清热化湿排痰;咯血较多,头晕心慌,加诃子、花蕊石、五味子敛肺宁络止血;骨蒸、盗汗者,可加鳖甲、牡蛎、银柴胡等调和阴阳;便溏、腹胀、纳呆,应加白扁豆、薏苡仁、莲子肉等甘淡健脾。

（三）综合治疗

本病可选针灸治疗。

（1）急性加重期治疗:选孔最、膈俞、肺俞、三阴交为主穴。若痰湿盛者配丰隆、公孙;阴盛火旺配太溪、劳宫;肝火犯肺配太冲、阳陵泉;肺肾气虚配脾俞、足三里。每日针 1 次,平补平泻,可留针 10～20 min。出血量多者,加灸涌泉。

（2）缓解期治疗:预防感冒,可取穴肺俞、膻中、迎香、太溪、三阴交,留针15 min,隔日 1 次。增强体质,提高免疫能力,取穴大椎、足三里、血海、肺俞、命门、三阴交,留针 15 min,隔日 1 次。

（朱鹏飞）

第五章　慢性阻塞性肺疾病

慢性阻塞性肺疾病(chronic obstructive pulmonary disease,COPD)简称"慢阻肺",位列我国居民死因排名第 3 位,具有高患病率、高死亡率、高疾病负担的特点。最新流行病学数据显示我国 20 岁及以上人群慢阻肺患病率为 8.6%,40 岁及以上人群慢阻肺患病率达 13.7%,估算患病人数达 9990 万,造成了严重的疾病和社会经济负担。我国基层慢阻肺诊疗存在知晓率低、漏诊误诊率高的问题,仍然面临严峻的防控形势。

慢阻肺已成为全球第三大致死性疾病,是全球范围内致残率和死亡率增加的主要原因之一。基于阻塞性肺疾病负担(the Burden of Obstructive Lung Diseases, BOLD)和其他大型临床调查研究显示,全球 30 岁以上人群中,慢阻肺患病率从 1990 年的 10.7% 上升到 2015 年的 11.6%,累计人口数达 3.2 亿人。2019 年全球疾病负担(GBD2019)报告指出,慢阻肺导致死亡数从 1990 年的 293 万人上升到 2019 年的 328 万人,占全球死亡人数 6%。随着发展中国家吸烟率的增加和发达国家老龄化的增加,慢阻肺的发病率在其后的 10 年会持续上升,预计在 2030 年死亡人数将接近全球死亡数的 8.5%。

我国的情况如何呢? 基于 2012~2015 年中国成人肺部健康研究显示,我国 20 岁以上人群慢阻肺患病率为 8.6%,累计人口数量近 1 亿;男性和女性患病率分别为 11.9% 和 5.4%,男性显著高于女性;农村和城市的患病率分别为 9.6% 和 7.4%,农村显著高于城市。无论在男性还是女性、城市还是农村,慢阻肺的患病率随年龄增大而增加。根据 2017 年的慢性阻塞性肺疾病全球倡议(GOLD)指南分期,我国 GOLD 分级,1 级、2 级和 3~4 级的患病率分别为 6.9%、4.0% 和 1%。慢阻肺患者中仅 39.8% 有咳嗽、咳痰、气促等症状,只有 55.8% 患者曾被诊断为慢阻肺,20 岁以上人群中仅 2.6% 曾接受过肺功能检查。

2016 年公布的《中国慢性病报告》中指出 2016 年中国慢阻肺死亡率为 64.10/10 万,死亡人数 87.63 万。2019 年全球疾病负担报告(GBD2019)显示,慢阻肺成为继脑血管疾病和缺血性心脏病后居我国死亡率第三位的疾病,所致死亡数约占全体死亡数总人数的 7.0%。

第一节　病因病机

一、西医病因机制

(一)吸烟

吸烟是引起 COPD 最常见的危险因素,烟草中含焦油、尼古丁和氢氰酸等化学物质,可损伤气道上皮细胞和纤毛运动,促使支气管黏液腺和杯状细胞增生肥大,黏液分泌增多,使气道净化能力下降,还可使氧自由基产生增多,诱导中性粒细胞释放蛋白酶,破坏肺弹力纤维,诱发肺气肿形成。临床上本病多为慢性支气管炎的并发症,吸烟者烟龄越长,吸烟量越大,COPD 患病率也越高。

(二)空气污染

空气污染包括生物燃料烟雾和二手烟[又称环境烟草烟雾(ETS)]造成的室内空气污染,燃烧物质燃料为主的工厂烟囱排放的废气所致的工业污染,机动车辆尾气所形成"交通相关空气污染"造成的室外环境污染。由于机动车辆数量的快速增加,发展中国家工业化步伐的日益加快,城市空气污染越来越严重,生活在城市的近 50% 世界人口受到影响;生物燃料烟雾污染非常普遍,其造成的空气污染可能是慢阻肺的头号致病因素。我国一项横断面研究分析显示,环境中的颗粒物含量(PM2.5/PM10)与慢阻肺存在相关性。该研究在中国南部进行,从广东四个城市随机抽取 7 个人群中心,纳入研究对象约 6000 人。监测 2014 年 4 月至 2015 年 1 月 7 个中心的平均 PM2.5/PM10 质量浓度,发现室外 PM(PM10/PM2.5)因季节、地区和日期而异,在夏季明显较低,但在冬季明显较高。使用模型在调整可用的混杂因子后进一步检查全年日平均 PM 浓度与慢阻肺之间的关系发现,以空气中 PM2.5 浓度范围小于 35 $\mu g/m^3$ 作为标准,浓度在 35~75 $\mu g/m^3$ 时,危险度是 35 $\mu g/m^3$ 以下的 2.4 倍(OR 2.416,95% CI 1.417~4.118),超过 75 $\mu g/m^3$ 时是 35 $\mu g/m^3$ 以下的 2.5 倍(OR 2.530,95%CI 1.280~5.001)。日均 PM2.5 浓度较高可能与慢阻肺患病率相关,PM2.5/PM10 高水平地区出现慢性咳嗽、呼吸困难、咳痰、喘息或胸闷的风险高于低水平地区。此外,其他慢性呼吸道疾病的风险也增加,如哮喘、慢性支气管炎、肺结核、支气管扩张、间质性肺疾病、过敏性鼻炎和过敏性鼻窦炎。

有证据表明空气污染对肺成熟和发育有重要影响。例如，儿童健康研究发现，室外二氧化氮（NO_2）和 PM2.5 最高的社区儿童肺功能降低的可能性几乎是室外二氧化氮（NO_2）和 PM2.5 最低的社区儿童的 5 倍。重要的是，环境 NO_2 和 PM2.5 水平的降低显著减轻了肺部生长受损的风险。然而，高峰值暴露和长期低水平暴露尚未得到解决。

我国大规模人群研究（CPHS）揭示了慢阻肺流行现状，同时也对空气污染和慢阻肺之间的关系进行了深入探究。大量接触 PM2.5（年均暴露于 PM2.5 浓度在 $50\sim74\ \mu g/m^3$ 及 $75\ \mu g/m^3$ 以上）与慢阻肺患病率显著相关，是中国慢阻肺主要的危险因素之一。与中老年（40 岁及以上）人群相比，PM2.5 与慢阻肺患病率的相关性在青年（小于 40 岁）中更显著。这从另一方面提示了空气污染对青少年肺发育的危害可能比老年人更大。调整了年龄和性别影响后，生物燃料的使用与慢阻肺患病率有关。但对所有混杂因素进行调整后，二者之间的关系没有统计学意义。这点与其他文献报道有所不同，考虑为严重室外空气污染掩盖了生物燃料的效应。

（三）感染因素

与慢性支气管炎类似，感染也是 COPD 发生与进展的重要因素之一。

（四）氧化应激、炎症及蛋白酶-抗蛋白酶失衡机制

许多研究表明，COPD 患者的氧化应激增加；中性粒细胞、巨噬细胞、T 淋巴细胞等炎症细胞也参与了 COPD 发病过程。气道、肺实质及肺血管的慢性炎症是 COPD 的特征性改变，中性粒细胞的活化和聚集是 COPD 炎症过程的一个重要环节，通过释放中性粒细胞弹性蛋白酶、中性粒细胞组织蛋白酶 G、中性粒细胞蛋白酶 3 和基质金属蛋白酶引起慢性黏液高分泌状态并破坏肺实质。

二、中医病因病机

本病的发生是由于久病肺虚，导致痰瘀互结，呼吸道不畅，肺气壅滞，胸膺膨满，不能敛降而成，逐渐损及脾、肾、心。每因复感外邪诱使病情发作或加剧。本病病位早期在肺，继则影响脾、肾，后期及心。病性为本虚标实，有偏虚、偏实之不同，平时稳定时偏于本虚，感邪发作时偏于标实。本虚早期多属气虚、气阴两虚；晚期气虚损及阴阳，导致阴阳俱虚。邪实有外邪痰浊、瘀血、水饮。本虚与标实每每互为影响，如气虚卫外不固，复感外邪，痰饮难蠲；阴虚则外邪、痰浊易从热化，而致痰热内郁。正气不足，外邪乘虚而入，

诱发本病反复发作。素有痰饮,复感风寒,则致外寒内饮;外感风热或痰郁化热,则致痰热证;痰浊壅盛,或痰热内扰,蒙蔽清窍,则成痰蒙神窍;肝风夹痰或热盛动风,则可致抽搐;邪热迫血妄行,则可致出血;病情进一步发展可致元阳欲脱之象。

第二节　诊断与治疗

一、诊断

(一)病史

1.危险因素

吸烟、职业性或环境有害物质接触史是慢阻肺的危险因素。

2.既往史

患者有幼年反复呼吸道感染史、哮喘史、过敏史等。

3.家族史

慢阻肺有家族聚集倾向。

4.发病年龄和好发季节

本病多于中年以后发病,秋冬寒冷季节高发。

(二)症状

慢阻肺的特征性症状是进行性加重的呼吸困难、咳嗽和咳痰。

1.呼吸困难或气短

这是慢阻肺的标志性症状。早期仅于劳力时出现,后逐渐加重,是患者生活质量下降,劳动能力丧失的主要原因。

2.慢性咳嗽

这通常是慢阻肺患者的首发症状。初起呈间歇性,晨起较重,进展则整日均咳,但夜间咳嗽不显著,部分患者气促明显但无咳嗽症状。

3.咳痰

本病患者常见少量黏液性痰,晨起症状明显。急性加重期或合并感染时痰量增多,常有脓性痰。

4.喘息和胸闷

喘息和胸闷并非慢阻肺的特异性症状。部分患者特别是气流受限明显的患者有喘息症状;胸部紧闷感常于劳力后发生,与呼吸费力、肋间肌等容性收缩有关。

5.全身性症状(肺外效应)

患者常见体重下降、食欲减退、骨骼肌功能障碍、精神抑郁和(或)焦虑等。

(三)诊断标准

有呼吸困难、慢性咳嗽、咳痰者,且有危险因素病史的患者,临床上需要考虑慢阻肺的诊断。肺功能检查是诊断的金标准,即在吸入支气管舒张剂后,$FEV_1/FVC<70\%$,可明确持续存在的气流受限,除外其他疾病后可确诊慢阻肺。

(四)GOLD 临床分级

慢阻肺评估的目标是确定气流受限的程度,以及其对患者健康状态的影响、未来负性事件的风险(如急性加重、住院、死亡),以指导治疗。

为达成这一目标,慢阻肺评估应分别从以下几个方面考虑:肺通气功能异常及其严重程度;当前存在的症状及其严重程度;既往中重度急性加重的病史及未来风险;是否存在合并症。

1.气流受限严重程度的分级

慢阻肺气流受限严重程度分级列于表 5-1 中。使用特定的呼吸计量分界点是为了简化而设计的。肺通气功能测定应在至少一种充足的短效支气管舒张剂吸入之后进行,以减少变异性。

表 5-1　慢阻肺气流受限严重程度的分级

GOLD 分级	肺功能分级	支气管舒张剂之后 FEV_1
1 级	轻度	$FEV_1 \geqslant 80\%$预计值
2 级	中度	$50\% \leqslant FEV_1 < 80\%$预计值
3 级	重度	$30\% \leqslant FEV_1 < 50\%$预计值
4 级	极重度	$FEV_1 < 30\%$预计值

值得注意的是:第一秒用力呼气容积(FEV_1)与症状及健康损害之间仅存在微弱的联系。因此,正式的症状评估是必要的。

2.症状评估

在此列出最为广泛使用的 mMRC 呼吸困难量表(改良版英国医学研究委员会问卷,表 5-2)。学术界曾认为慢阻肺是以呼吸困难为特征的疾病。由于 mMRC 呼吸困难量表与患者健康状态及死亡风险相关性很好,故认为类似问卷针对呼吸困难的简单评估是足够的。

表 5-2 mMRC 呼吸困难量表

呼吸困难	呼吸困难严重程度	评级
0 级	剧烈运动时才会呼吸困难	
1 级	于平地快步行走或爬缓坡时出现呼吸困难	
2 级	由于呼吸困难导致平地行走比同龄人慢或需要停下来休息	
3 级	平地行走 100 m 或数分钟后需要停下来喘气	
4 级	因严重呼吸困难无法离家或者穿脱衣动作会导致呼吸困难	

注:在符合你情况的那一行打勾(单选)(0～4 级)。

不过,现在普遍认识到慢阻肺的影响不止呼吸困难一方面。因此,推荐使用全面的症状评估而不是单一的呼吸困难量表来进行评估。最全面的特定疾病健康状态问卷如慢性呼吸问卷(CRQ)以及圣乔治呼吸问卷(SGRQ)对于日常应用过于复杂,无法在常规实践中使用。简短一些的全面量表如慢阻肺评估测试(CATTM)以及慢阻肺控制问卷(CCQ)则是适合使用的。

CATTM 包含了 8 项关于慢阻肺健康状态损害的一维量表。它是为全球广泛应用而发明的,并有许多语言的正确翻译版本。其得分从 0 分到 40 分,与 SGRQ 密切相关,并在众多出版物中广泛记载。

3.临界值的选择

CATTM 与 SGRQ 为慢阻肺症状影响的评估提供了量化标准,但并没按指导治疗的目的将患者按症状严重程度分类。SGRQ 是记录最广泛的全面评估量表,确认慢阻肺的患者很少出现得分小于 25 分的情况,而正常人也极难出现评分高于 25 分的情况。因此,建议使用 SGRQ≥25 分作为考虑使用治疗干预包括呼吸困难在内的症状的"门槛",特别是因为这个范围是相当于招募到试验中的患者的严重程度,这些患者为治疗建议提供了证据基础。

mMRC 对应的临界点分数无法计算出来,因为一个单纯的呼吸困难分界是无法与全面症状评估分界点分数等同起来的。大多数 SGRQ 评分≥25 的患者 mMRC≥1;不过,mMRC 评分<1 的患者可能存在一些慢阻肺的其他症状。因此,推荐使用全面症状评估,但由于 mMRC 的广泛使用,mMRC≥2 仍被采纳为区分"呼吸困难较轻"与"呼吸困难较重"的分界点。尽管如此,使用者应警惕评估其他症状也是必要的。其他一些可用的量表不再详细讨论。

4.急性加重风险的评估

慢阻肺急性加重的定义是呼吸道症状的急性加重,并导致需附加治疗。这些事件可被分类为:轻度[仅需使短效支气管舒张剂(SABDs)],中度[短效支气管舒张剂加抗菌药物和(或)口服激素],重度(需住院或急诊就诊)。重度急性加重可能并发急性呼吸衰竭。一些使用 GOLD 肺功能分级系统分组患者的大型研究表明:患者之间急性加重的概率差异非常大。对于频繁急性加重(一年两次以上急性加重),最好的风险预测因子是存在既往接受治疗的事件。

另外,气流受限的恶化与急性加重率、住院率及死亡风险相关。因慢阻肺加重入院与预后不良及死亡风险有关。肺功能受损严重程度与急性加重及死亡的风险也有显著的相关性。在大量人口层面,大约20%的 GOLD 2级患者会经历慢阻肺频繁加重,而 GOLD 3 级、4 级的患者这一比例则明显升高。不过,仅使用 FEV_1 作为急性加重或死亡的预测因子缺乏足够的准确性(也就是变异区间大)。

5.血嗜酸性粒细胞计数

一项针对两个临床试验的事后分析表明,血嗜酸性粒细胞计数增高可能是以长效 β_2 受体激动剂(LABA)治疗[未加吸入糖皮质激素(ICS)]的患者急性加重率的一个预测因子。更进一步,与 LABA 相比,ICS/LABA 在嗜酸性粒细胞计数增高的人群中获益更多。这些发现提示着血嗜酸性粒细胞计数是预测有急性加重病史患者的未来急性加重风险的一个生物学指标,可预估 ICS 对急性加重的预防作用。其他一些临床试验的事后分析也表明 ICS 对急性加重的预防效应与血嗜酸性粒细胞升高有关。一项关于慢阻肺大型队列研究表明血嗜酸性粒细胞计数升高与急性加重频度升高存在相关性,不过这种关联未表现在另一队列研究中。不同试验之间差异可能是由于所选患者急性加重病史及 ICS 使用情况不同而导致的。需通过前瞻性研究确定血嗜酸性粒细胞计数可预测 ICS 效应,并确定一个预计存在急性加重病史的患者未来急性加重风险升高的分界点,并确认该分界点可被应用于临床。血嗜酸性粒细胞计数增多与 ICS 在慢阻肺治疗中效应增加之间存在相关性的原因尚不明确。

6.评估慢性合并症

患者在被诊断为慢阻肺时常合并一些重大的慢性合并症,因为慢阻肺代表的是机体(特别是老年人)对一系列常见危险因素(如老龄、吸烟、酒精、饮食情况及活动减少)刺激而出现的多种变化中的一个重要组成部分。慢阻肺本身也会有肺外(全身)效应,包括体重下降、营养不良和骨骼肌功能障碍。骨骼肌功能障碍特征是少肌症（肌细胞丢失）和残余细胞功能异常。其病因是多因素的（如活动减少、饮食不佳、炎症和低氧血症），可参与导致慢阻肺患者活动耐量下降及健康状态不良。值得重视的是，骨骼肌功能障碍是引起活动耐量下降的一个可矫正的因素。

常见的合并症包括心血管疾病、骨骼肌功能障碍、代谢综合征、骨质疏松、焦虑和肺癌。慢阻肺的存在可增加许多疾病的患病风险，这在慢阻肺与肺癌的关系中表现得异常显著。尚不清楚这种联系到底是由于共同危险因素（如吸烟），还是易感基因，抑或是致癌物质清除受损。

合并症可发生于轻度、中度、重度气流受限的慢阻肺患者中，对死亡率和住院率有独立的影响作用，应被针对性治疗。因此，对慢阻肺患者应常规排查合并症，并给予合理治疗。关于慢阻肺患者合并症的诊断、严重程度评估及管理的推荐与其他患者是相同的。

7.慢阻肺综合评估

将患者的症状评估与患者的肺功能分级和（或）急性加重风险结合起来，才能充分了解慢阻肺对患者影响。原来评估是基于简单的肺功能分级系统，2011年GOLD更新的"ABCD"评估工具是由此向前发展的一个主要进步，因为它融入了患者报告的结局并强调了在慢阻肺管理中预防急性加重的重要性。但是，它也存在一些局限。首先，相较于肺功能分级系统，在预测死亡及其他一些重要的健康事件方面，该系统并无优势。其次，D组的产生由两个参数影响：肺功能和（或）急性加重病史，由此可能造成困惑。为处理这一点及其他一些关注点（同时保持一致性及临床医生使用的简单性），提出了将肺功能分级与分组分离开的改进方案。根据一些治疗建议，分组将仅由患者症状及其急性加重病史确定。另一方面，与患者症状及其中度、重度急性加重病史结合起来，肺功能测定对诊断、预后及其他治疗方案上的考虑，地位仍是非常重要的。在新评估计划中，患者应行肺功能测定以确定气流受限程度（也就是肺功能分级），并以mMRC进行呼吸困难评估或使用慢阻肺评估测试问卷（CAT）进行症状评估。最后，记录其中度、重度急性加重（包括入院）病史。将症状少（mMRC 0～1或CAT<10）且急性加重少（0或1次未导致住院）定义为A组；将症状多（mMRC≥2或CAT≥10）但急性加重少（0或1次未导致住院）定义为B组；将症状少（mMRC 0～1或CAT<10）但急性加重风险高（≥2次或至少有1次住院）定义为C组；将于症状多（mMRC≥2或CAT≥10）急性加重风险高（≥2次或至少有1次住院）定义为D组患者。

等级反映气流受限严重性（肺功能分级1～4级），字母反映症状负担及可用于指导治疗的急性加重风险。FEV_1 在人口(大范围的人群)层面上,是反映如死亡率、住院的重要预测因子,也是考虑非药物治疗(如肺减容术、肺移植)的一个重要参数。不过,值得重视的是,在个体水平上,FEV_1 失去了精确性,因此不能单独用来决定所有治疗选项。甚至,在一些情况下,如在住院或急诊就诊期间,允许临床医师仅根据修订版 ABCD 评估方案启动初始治疗,而可以不参考肺功能测定。这套评估方法承认 FEV_1 在患者个体治疗中指导治疗的局限性,并强调慢阻肺治疗中,症状及急性加重风险的指导意义;气流受限与临床参数的分离使得被评估和排列的内容更加清晰明了;有助于为患者提供更准确的治疗建议。

8. α_1 抗胰蛋白酶缺乏

WHO 建议所有诊断了慢阻肺的患者均应进行 α_1 抗胰蛋白酶缺乏(AATD)筛查,特别是在高发地区。尽管经典 AATD 通常是全小叶肺气肿的年轻患者(<45 岁),但近来认识到由于诊断延误导致一些 AATD 患者在年龄较大时才被发现,这时他们的肺气肿分布更为典型(小叶中央型肺气肿)。低浓度(小于正常值 20%)高度提示纯合子性缺乏。家庭成员应接受筛查,并与患者一起至专科中心接受建议及管理。

9.进一步检查

(1)影像:胸部 X 线检查虽然对诊断没有帮助,但对排除其他疾病及确诊重大合并症(如肺纤维化、支气管扩张、胸膜疾病等呼吸性疾病,脊椎后凸等运动系统疾病以及心脏肥大等心脏疾病)存在优势。与慢阻肺相关的 X 线改变为肺过度充气征(膈肌低平、胸骨后气体空间增大),肺透光度增加,血管纹理迅速变细。胸部高分辨 CT 对辨别小叶中心型肺气肿和全小叶型肺气肿以及确定肺大疱的大小和数量有较高的敏感度和特异度,还有助于慢阻肺的早期诊断和表型评估。当存在合并症时,CT 扫描对于鉴别诊断是有帮助的。另外,若拟行肺减容术之类的手术治疗,或考虑行非手术肺减容治疗,则必须行 CT 扫描,因肺气肿分布是判断是否适合手术的最重要因素,评估肺移植亦须行 CT 扫描。

(2)肺容量和弥散功能:慢阻肺患者从疾病早期就表现出气体陷闭(残气容量上升),随着气流受限加重而出现静息过度充气(肺容量上升)。这些变化可被体描仪或氦稀释肺容量测定(精确度较差)发现。此检查可协助对慢阻肺严重程度进行分级,但并非患者管理的关键。弥散功能测定可提示慢阻肺在功能上的影响,适用于呼吸困难严重程度与气流受限不成比例的患者。

(3)血氧测定与血气分析:脉氧仪可用于评估动脉血氧饱和,并评估氧疗的必要性。对所有存在提示呼吸衰竭或右心衰的患者均应行脉氧测量。若外周血氧饱和<92%,则应行动脉血气分析。

(4)运动耐量和体力活动评估:运动耐量损害测定(由自主步行距离的减少值或通过实验室内增强运动测试而测量出来)是健康受损程度的提示指标,也是判定预后的强预测因子。

二、一般治疗

(一)戒烟药物治疗

尼古丁替代产品(尼古丁口香糖、吸入剂、鼻喷雾剂、透皮贴、舌下含片、锭剂)可提高长期戒烟率,作用明显强于安慰剂。尼古丁替代治疗禁忌证包括近期心肌梗死、脑卒中。其中,急性冠脉综合征(ACS)是否是禁忌尚不明确,现有证据表明治疗应在冠脉事件两周后开展。持续咀嚼尼古丁口香糖会导致唾液分泌,从而导致尼古丁被吞下而不是从口腔黏膜吸收,最终导致吸收不良,并有可能引起恶心。酸性饮料,特别是咖啡、果汁和软饮料,均影响尼古丁吸收。

药物(瓦仑尼克林、安非他酮、去甲替林)可提高长期戒烟率,但应被作为一种补充干预措施,而不是单独戒烟措施。降压药可乐定的作用被其副作用所限。

(二)疫苗

1.流行性感冒疫苗(流感疫苗)

流感疫苗可降低慢阻肺患者感染率(如需住院治疗的下呼吸道感染)和死亡率。只有少数研究评估了急性加重情况:与安慰剂相比,接种疫苗群体发生急性加重次数明显减少。推荐使用包含灭毒或灭活病毒体的疫苗,因为它们对老年患者更有效。人口水平研究表明,慢阻肺患者接种流感疫苗的许多年内,缺血性心脏病的发病风险降低,不良反应发生往往是轻微并短暂的。对慢阻肺患者,尤其是>65岁的患者,推荐每年接种流感疫苗。

2.肺炎球菌疫苗

肺炎球菌疫苗(PCV13和PPSV23)推荐用于所有≥65岁的人群(表5-3)。23价肺炎球菌多糖疫苗(PPSV23)还被推荐用于合并有重大心肺疾病的慢阻肺患者。专门针对PPSV和PCV对慢阻肺患者作用的研究较少且互相矛盾。一项纳入7个研究的系统性回顾分析显示肺炎及急性加重发生率均下降,但未达统计学意义。PPSV23可降低65岁以下$FEV_1<40$预计值或存在合并症(特别是心脏疾病)的慢阻肺患者社区获得性肺炎的发病

率。在慢阻肺患者注射疫苗后两年内,相较于 PPSV23,13 价肺炎联合疫苗(PCV13)表现出更高或至少相同的免疫原性。一项大型 RCT 显示,在年龄≥65 岁的成年人中,PCV13 对预防疫苗同型病原所致社区获得性肺炎及疫苗同型病原所致侵袭性肺炎球菌病有明显预防作用(发病率分别降低 45％及 75％),且作用可维持 4 年。我国相关指南也推荐 60 岁及以上或存在包括慢阻肺在内的肺炎链球菌感染高危因素的人群接种 PPSV23,每 5 年接种肺炎球菌疫苗。

表 5-3　稳定期慢阻肺疫苗接种推荐

证明水平	稳定期慢阻肺疫苗接种预后	推荐级别
I	流感疫苗降低慢阻肺患者疾病的严重程度和死亡率	B级证据
II	PPSV23 可降低 65 岁以下 $FEV_1 \leqslant 40\%$ 预计值或存在合并症的慢阻肺患者社区获得性肺炎的发病率	B级依据
III	在大于 60 岁的普通人群中,PCV13 对减少肺部感染和侵袭性肺炎球菌病有显著作用	B级证据

三、西医治疗

(一)慢阻肺常用药物分类

1.支气管扩张剂

支气管扩张剂可松弛支气管平滑肌、扩张支气管、缓解气流受限,是控制慢阻肺患者症状的主要治疗措施。由于吸入剂的不良反应小,因此多首选吸入治疗。吸入治疗时要注意药物输送的有效性,注意训练患者的吸入技术。

(1)β_2 受体激动剂:β_2 受体激动剂通过激动 β 肾上腺素能受体,增加环磷酸腺苷(cAMP)浓度而松弛气道平滑肌。按疗效持续时间可分为短效和长效两类。

短效 β_2 受体激动剂(SABA):主要有沙丁胺醇和特布他林等,数分钟内起效,15~30 min 达到峰值,疗效持续 4~6 h,每次剂量 100~200 μg,每日不超过 8~12 喷。主要用于缓解症状,按需使用。

长效 β_2 受体激动剂(LABA):主要有福莫特罗、沙美特罗和茚达特罗等。福莫特罗、沙美特罗作用持续 12 h 以上。吸入福莫特罗后 1~3 min 起效,常用剂量为 4.5~9 μg,每日 2 次。吸入沙美特罗后 30 min 起效,常用剂量为 25~50 μg,每日 2 次。茚达特罗起效快,支气管扩张作用长达 24 h,常

用剂量为 $150\sim300~\mu g$,每日 1 次吸入。其他新型长效 β_2 受体激动剂还有奥达特罗、维兰特罗等。

β_2 受体激动剂的不良反应:窦性心动过速、心律失常、肌肉震颤。虽然可以出现低钾血症和休息时氧耗增加,但人体对这两种反应表现为快速耐受。PaO_2 可有轻度下降,其临床意义不明。

(2)抗胆碱能药:支气管的收缩及黏液的分泌由胆碱能神经通过毒蕈类胆碱受体(M 受体)调节。人肺 M 受体有 5 种亚型:M_1 和 M_3 受体介导支气管收缩和黏膜下腺兴奋;M_2 受体位于神经末梢突触前膜,通过抑制副交感神经末梢释放乙酰胆碱起负反馈调节作用;M_4、M_5 受体在人气道中的作用尚不明确。抗胆碱能药也分为短效(SAMA)和长效(LAMA)两类。短效抗胆碱能药主要有异丙托溴铵,对 M 受体亚型无选择性,定量吸入时开始作用时间较沙丁胺醇等短效 β 受体激动剂略慢,但其持续时间长,$30\sim90~min$ 达最大效果,可维持 $6\sim8~h$,使用剂量为 $40\sim80~\mu g$(每喷 $20~\mu g$),每日 $3\sim4$ 次。长效抗胆碱能药主要有噻托溴铵,其与 M_2 受体的解离速度快于 M_1 和 M_3 受体,因此被认为可选择性作用于 M_1 和 M_3 受体,作用长达 24 h 以上,吸入剂量为 $18~\mu g$,每日 1 次。有研究显示,早期慢阻肺患者使用噻托溴铵治疗可增加 FEV_1,降低中度恶化次数,降低吸入支气管扩张剂后 FEV_1 的下降率。其他长效抗胆碱能药还有格隆溴铵、乌美溴铵、阿地溴铵等。

抗胆碱能药非常安全,不良反应有口干,偶有前列腺症状。有报道异丙托溴铵可使心血管事件发生率轻度增加,但尚需进一步研究证实。面罩雾化给药时可能会导致急性青光眼。

慢阻肺患者常用吸入及雾化支气管扩张剂的用法及作用持续时间见表 5-4。

表 5-4　常用吸入及雾化支气管扩张剂

化学名及剂型	商品名	规格	用法	作用持续时间
β_2 受体激动剂				
短效(SABA)				
沙丁胺醇气雾剂	万托林、舒喘灵等	$100~\mu g\times200$ 喷	每次 $100\sim200~\mu g$,必要时,每天 $\leqslant8\sim12$ 喷	$4\sim6~h$
沙丁胺醇雾化液		$5~mg/2.5~mL$ $2.5~mg/2.5~mL$	每次 $2.5\sim5~mg$,每天 4 次	$4\sim6~h$

化学名及剂型	商品名	规格	用法	作用持续时间
特布他林雾化液	博利康尼	5 mg/2 mL	每次 5 mg,每天 3 次	4~6 h
长效(LABA)				
茚达特罗粉雾剂	昂润	150 μg×30 粒	每次 150~300 μg,每天 1 次	24 h
奥达特罗喷雾剂	思富迪能倍乐	2.5 μg×60 揿	每次 5 μg,每天 1 次	24 h
抗胆碱能药				
短效(SAMA)				
异丙托溴铵气雾剂	爱全乐	20 μg×200 喷	每次 40~80 μg,每天 3 次或每天 4 次	6~8 h
异丙托溴铵雾化液	爱全乐	500 μg/2mL	每次 500 μg,每天 3 次或每天 4 次	6~8 h
长效(LAMA)				
噻托溴铵粉雾剂	思力华天晴速乐彼多益	18 μg×10 粒 18 μg×6 粒	每次 18 μg,每天 1 次	24 h
噻托溴铵喷雾剂	思力华能倍乐	2.5 μg×60 揿	每次 5 μg,每天 1 次	24 h
格隆溴铵粉雾剂	希润	50 μg×30 粒	每次 50 μg,每天 1 次	12~24 h
在一个装置中同时含有短效 β_2 受体激动剂和短效抗胆碱能药(SABA/SAMA)				
沙丁胺醇/异丙托溴铵雾化液	可必特	3 mg/2.5 mL, 500 μg/2.5 mL	每次 2.5 mL,每天 3 次或每天 4 次	6~8 h
在一个装置中同时含有长效 β_2 受体激动剂和长效抗胆碱能药(LAMA/LABA)				
格隆溴铵/茚达特罗粉雾剂	杰润	50 μg/110 μg×30 吸	1 吸/次,每天 1 次	12~24 h
乌美溴铵/维兰特罗粉雾剂	欧乐欣	62.5 μg/25 μg×30 吸	1 吸/次,每天 1 次	24 h

化学名及剂型	商品名	规格	用法	作用持续时间
噻托溴铵/奥达特罗喷雾剂	思合华能倍乐	2.5 μg/2.5 μg×60撮	2撮/次,每天1次	24 h
在一个装置中同时含有长效 β₂ 受体激动剂和吸入激素(LABA/ICS)*				
福莫特罗/倍氯米松气雾剂	启尔畅	6 μg/100 μg×120喷	1~2喷/次,每天2次	12 h
福莫特罗/布地奈德粉雾剂	信必可	4.5 μg/160 μg×60吸	1~2吸/次,每天2次	12 h
		9 μg/320 μg×60吸	1吸/次,每天2次	
沙美特罗/氟替卡松粉雾剂	舒利迭	50 μg/250 μg×60吸	1吸/次,每天2次	12 h
		50 μg/500 μg×28吸		
维兰特罗/氟替卡松粉雾剂	万瑞舒	25 μg/100 μg×30吸	1吸/次,每天1次	24 h

注:* 表示吸入 LABA/ICS 后需用水漱口吐出。

(3)茶碱类药:茶碱与沙美特罗合用有进一步改善 FEV_1,缓解患者气短症状的作用。

2.抗炎药

(1)糖皮质激素:对于长效支气管扩张剂治疗下仍有恶化的患者,可加用吸入激素(ICS)治疗。不推荐对慢阻肺患者采用单一 ICS 治疗。大多数研究显示单独 ICS 不能阻止慢阻肺患者 FEV_1 的长期降低趋势,也不降低死亡率。对有恶化史的中度至极重度慢阻肺患者而言,ICS 联合 LABA 在改善肺功能、生活质量、减少急性发作次数方面要较单一制剂更有效。ICS/LAMA/LABA 三联治疗则要比 ICS/LABA、LABA/LAMA、LAMA 单药更有效。最近的研究显示,血嗜酸细胞数可预估患者对 ICS 的反应:含 ICS 的治疗方案对血嗜酸细胞数<100 个/微升的患者几乎没有疗效,最有可能从 ICS 中获益的是血嗜酸细胞数>300 个/微升的患者。此外,ICS 的疗效还与患者的恶化史有关,对于前一年有≥2 次恶化或 1 次住院的患者,含 ICS 的治疗方案效果较好。目前常用的含 ICS 的药物有舒利迭(氟替卡松/沙美特罗)、信必可(布地奈德/福莫特罗)、启尔畅(倍氯米松/福莫特罗)。口服激素有明显的不良反应,其中一个重要的不良反应是类固醇肌病。对于极重度慢阻肺患者来说,类固醇肌病可致患者肌肉无力、功能下降和呼吸衰竭。因此,稳定期慢阻肺患者不建议长期口服激素治疗。慢阻肺急性加重期则建议全身使用激素,因为全身使用激素可改善患者的症状、肺功能,降低治疗失败率,缩短住院天数,预防以后的急性恶化。

对于长期吸入激素的慢阻肺患者能否停用激素,目前的研究结论不一。有报道慢阻肺患者(吸入支气管扩张剂前的 FEV_1 在 $25\%\sim80\%$ 预计值之间)停用吸入激素后恶化风险增加、生活质量下降。另有报道,重度、极重度 COPD 患者在 3 个月内逐步撤除吸入激素,不增加恶化风险,但肺功能显著下降。最近的研究显示,对于基线血嗜酸细胞≥300 个/微升的患者,撤除 ICS 可导致 FEV_1 下降、恶化次数增加。

吸入激素的不良反应:口腔念珠菌感染、声音嘶哑、皮肤擦伤,并增加肺炎的发生率。长期吸入激素对骨密度和骨折的影响结论不一。

(2)磷酸二酯酶-4(PDE-4)抑制剂:主要药物有罗氟司特,此药无直接扩张支气管的作用,但能通过抑制细胞内环腺苷酸降解而减轻炎症反应。对于存在慢性支气管炎、重度至极重度气流受限、ICS/LABA 或 ICS/LABA/LAMA 治疗下仍有急性加重的慢阻肺患者,可加用罗氟司特,因其能改善肺功能,降低需激素治疗的中重度急性加重发生率(可降低 $15\%\sim20\%$)。罗氟司特用法:500 mg 每日 1 次,口服。注意:磷酸二酯酶-4 抑制剂需与至少一种长效支气管扩张剂联合应用,但不要与茶碱同时应用。

(3)抗生素:合适治疗下仍有恶化史的患者可加用大环内酯类药物,因为研究显示,阿奇霉素(500 mg 每周 3 次或 250 mg 每日 1 次)、红霉素(500 mg 每日 2 次)服用 1 年可减少恶化率,但对于目前吸烟者效果不佳。注意:阿奇霉素可增加细菌耐药率和听力试验受损的发生率,还可导致 QT 间期延长。

(4)黏液溶解剂和抗氧化剂:对于未接受 ICS 治疗的患者,规律使用黏液溶解剂,如厄多司坦(300 mg 每日 2 次)、羧甲司坦(500 mg 每日 3 次)、N-乙酰半胱氨酸(600 mg 每日 2 次),可降低恶化风险、中度改善健康状态。

(5)其他抗炎药物:2005 年以前的两个随机对照研究显示,免疫调节剂能降低慢阻肺急性加重的严重程度及频率,但尚需进一步研究证实其长期效果。目前,尚无足够研究探讨尼多考米纳、白三烯调节剂对慢阻肺的治疗作用,因此目前不建议使用。

(二)慢阻肺稳定期的药物治疗

首先,应鼓励患者戒烟,可辅以必要的戒烟药物;其次,应根据患者的症状及急性加重风险对患者进行个体评估,不同组别的患者选择不同的起始治疗方案。

　　药物治疗途径以吸入为佳。对于所有患者，均应给予短效支气管扩张剂用于迅速缓解症状。A组患者可选用短效或长效支气管扩张剂。B组患者则应选用一种长效支气管扩张剂，如果呼吸困难严重，初始治疗即可联合使用两种支气管扩张剂，同时评估有无合并症。对于C组患者而言，LAMA在降低恶化率方面优于LABA。D组患者可先以LAMA进行治疗，因为LAMA即能减轻呼吸困难，也能降低恶化次数，如果患者症状重（CAT≥20），尤其是有明显的呼吸困难和（或）运动受限，初始治疗可选用LABA＋LAMA，因为LABA＋LAMA在减轻症状方面优于LAMA。对于血嗜酸细胞≥300个/微升的患者，或有哮喘史的慢阻肺患者，初始治疗可选用ICS＋LABA，因为对于这部分患者，ICS＋LABA最有可能降低恶化次数。ICS有一些不良反应，如肺炎，因此只有在临床获益大于不良风险时才考虑使用。所有患者均不建议使用茶碱，除非其他可长期使用的支气管扩张剂不能获得或负担不起，也不建议长期单独吸入激素和长期口服激素。

　　给患者处方吸入药物时，要指导患者如何使用该类药物，确保患者吸入技术正确。治疗期间应定期随访，注意患者是否已经戒烟，原有症状是否改善，有无急性加重（注意急性加重的频率、严重程度、可能原因），有无并发症发生，是否规律用药，吸入技术掌握如何，有无药物不良反应。根据评估结果决定是否需要升级或降级治疗，是否需要更换吸入装置，是否需要在同类药物中换用其他品种。

　　对于初始治疗后反应良好的患者可维持原有治疗。如果初始治疗疗效不佳，则首先需要判断治疗目标（减轻呼吸困难还是降低急性加重），如果既要减轻呼吸困难，又要降低急性加重，则选用双联吸入剂。每次更改治疗方案后都需要再次评估和调整。如果缺乏疗效或出现不良反应，应考虑降级治疗。COPD患者接受治疗后某些症状缓解、可能需要减少治疗时也可考虑降级治疗。对于接受降级治疗的患者更应严密监测和评估。

　　长效支气管扩张剂单药治疗下仍有持续呼吸困难或运动受限的患者建议联用两种支气管扩张剂。ICS＋LABA治疗下仍有持续呼吸困难或运动受限的患者建议加用LAMA，即升级为三药联合。如果最初ICS的用药指征不合适（如对于无恶化史的患者使用ICS来缓解症状）或对ICS的治疗缺乏反应或使用ICS后出现副作用，可将ICS＋LABA改为LABA＋LAMA。注意：对所有患者均应评估有无非COPD原因导致的呼吸困难，并给予相应治疗。

　　长效支气管扩张剂单药治疗下仍有恶化的患者，建议升级为ICS＋

LABA 或 LABA+LAMA。对于有哮喘史或临床提示存在哮喘的患者优先建议使用 ICS+LABA。外周血嗜酸细胞计数可预测患者对 ICS 的疗效,每年有 1 次恶化且外周血嗜酸细胞计数≥300 个/微升的患者最有可能从 ICS+LABA 的治疗中获益;对于每年有≥2 次中度恶化,或前一年有 1 次需住院的重度恶化的患者,外周血嗜酸细胞计数≥100 个/微升时也应考虑使用 ICS+LABA 治疗。LABA+LAMA 治疗下仍有恶化的患者有两种选择:①外周血嗜酸细胞计数≥100 个/微升时,可升级为 ICS+LABA+LAMA。②外周血嗜酸细胞计数<100 个/微升时,加用罗氟司特或阿奇霉素。对于 ICS+LABA 治疗下仍有恶化的患者,可升级为 ICS+LABA+LAMA,如果患者对 ICS 缺乏反应或出现副作用,也可改为 LABA+LAMA 治疗。

ICS+LABA+LAMA 治疗下仍有恶化的患者有三种选择:①加用罗氟司特:适用于 FEV_1<50%、有慢性支气管炎的患者,尤其是前一年有恶化住院史的患者。②加用大环内酯类药物(尤其是阿奇霉素):适用于目前不吸烟者。③停用 ICS:如果出现 ICS 相关的不良反应(如肺炎)或缺乏疗效,可考虑停用 ICS,但需注意,外周血嗜酸细胞≥300 个/微升的患者撤除 ICS 时有可能增加恶化风险,需严密监测。

对于慢阻肺导致的肺动脉高压,不建议使用治疗原发性肺动脉高压的药物。随访评估时还需注意患者有无合并症,如阻塞性睡眠呼吸暂停、充血性心力衰竭、缺血性心脏病、心律失常、骨质疏松、抑郁/焦虑、肺癌,并给予相应治疗。肺功能则至少每年复查 1 次。

(三)慢性阻塞性肺疾病药物吸入方法

1.吸入装置的选择

吸入性支气管舒张剂和(或)糖皮质激素是慢阻肺稳定期的核心治疗药物。只有正确使用吸入装置,药物才能进入下呼吸道靶部位发挥治疗作用,并减少不良反应。为了确保患者能够正确使用吸入药物,处方时不仅要考虑给予什么药物,更要考虑给予何种装置以完成药物递送。

吸入药物有干粉、液体喷雾和雾化溶液等形式。根据形式和药物的不同,吸入装置有不同的设计和适用人群,应根据患者的病情、使用偏好和使用能力选择合适装置。总体上吸入装置有气雾剂、干粉吸入剂和小容量雾化器三类,其主要特点和吸入要求如下:

(1)气雾剂:气雾剂均要求使用者能够缓慢且深的吸气(超过 4～5 s),对患者吸气流速的要求为 10～30 L/min(理想的吸气流速为 30 L/min 左右)。

气雾剂包括以下两类：

1）加压定量吸入剂（pMDI）：

①传统 pMDI：传统 pMDI 装置则要求手口协调性好，需按压罐体的同时吸气，使用过程中振摇次数、持续时间和震荡的强度都会影响每次揿压喷出的药物比例。

②共悬浮技术（Aerosphere ©）pMDI：最新的 pMDI 共悬浮装置能使药物的剂量和比例不受使用前振摇的强度、次数和时间的影响，口咽部沉积少，高微细颗粒含量、肺部沉积率高，同时有计量器窗方便患者知晓剩余剂量。

③pMDI＋装有单向阀的储雾罐：适合手口协调能力差、揿压阀门时难以保证同步缓慢深吸气的患者。

2）能倍乐©软雾吸入剂（SMI）：释放出的雾滴微细，软雾运行速度慢、可吸入时间长，对手口协同性的要求略低。

2）干粉吸入剂（DPI）：DPI 均要求使用者能够快速用力吸气（2～3 s），这是因为 DPI 的使用需要吸气驱动，对吸气流速的要求为 20～60 L/min（理想的吸气流速为 60 L/min 左右）。值得注意的是，此处的"吸气流速"是针对药粉的驱动流速，不等同于患者吸气流速。由于装置的结构差异，取得相同吸气流速对于不同装置而言，克服内部阻力所需要的吸气能力不同。对于下述 DPI，取得最佳吸气流速所需的吸气努力大致为：比斯海乐＜准纳器＜易纳器＜都保。

DPI 包括以下三类：①单剂量胶囊型（如吸乐、比斯海乐）。②多剂量储库型（如都保 30 L/min，60 L/min）。③囊泡型（如准纳器、易纳器）。

（3）小容量雾化器：对于无法规范使用手持吸入装置或治疗后仍有显著呼吸困难影响生活质量的患者，应考虑使用雾化器。使用雾化器时，患者应适当深长吸气并避免过度通气。

2.常用吸入装置使用要点

医生应在首次处方或更换吸入药物时教会患者正确的使用方法，并在每次随访时检查吸入技术，从而确保患者能掌握吸入技术。

一般而言，吸入药物时应做到：

（1）有合适的吸气流速。

（2）延长吸药后的屏气时间（一般 10 s 左右），以增加吸气容积。

（3）部分装置要求手口协同性。

（四）慢性阻塞性肺疾病急性加重期的治疗

慢阻肺由于患病人数多、死亡率高、社会经济负担重，已成为一个重要的公共卫生问题。慢阻肺居全球死亡原因第三位,在我国慢阻肺同样是严重危害人体健康的重要慢性呼吸系统疾病。因此,目前慢阻肺的治疗应该得到更多的重视,同时强调慢阻肺治疗的规范性与及时性。针对急性加重期的治疗主要包括确定急性加重的原因、诊断和严重程度评估、院外治疗和住院治疗四个大方面。

1.确定急性加重的原因

引起急性加重的最常见原因是气管支气管感染(主要是细菌及病毒感染)、稳定期的不规律用药,当然,环境理化因素改变也起着不可忽视的作用,但仍有 1/3 患者加重的病因难以确定。需注意的是肺炎、胸腔积液、心律失常、充血性心衰及肺栓塞等均会导致与慢阻肺急性加重相似的临床症状,在明确病因的同时应注意加以鉴别。

2.急性加重的诊断和严重程度评估

慢阻肺急性加重的诊断与严重程度评估应主要从患者加重前的病史、症状、体征、肺功能测定、动脉血气检测和其他实验室检查指标进行比较来进行。本次加重期肺功能和动脉血气分析结果与既往对比可提供更为重要的信息。上述指标的急性改变较其绝对值更有诊断及评估的参考意义。对重度慢阻肺患者,除上述指标外,还应时刻密切关注其精神状态,神志变化是病情恶化和危重的指标,一旦出现需要及时送医院救治。

3.院外治疗

慢阻肺加重早期,病情较轻的患者可在院外治疗,但需注意病情变化,病情加重时需及时送医。院外有效治疗包括在确保过去规律用药的前提下增加短效支气管扩张药的吸入频率和剂量,必要时联合应用 2 种或 2 种以上支气管扩张药。对吸入困难或呼吸困难较为严重者可选择雾化吸入。糖皮质激素应用也可缩短门诊急性加重患者的症状持续时间,并改善肺功能,一般选择口服糖皮质激素,泼尼松龙,30～40 mg/d,连用 7～10 d;也可用糖皮质激素联合长效 β_2 受体激动剂雾化吸入治疗。同时密切关注症状改变,出现呼吸困难、痰量增加及脓性痰时,应及时加入抗生素治疗,药物应根据当地常见病原菌类型及耐药流行情况或配合药敏试验结果选择敏感抗生素。主要病原体为流感嗜血杆菌、肺炎链球菌、卡他莫拉菌、肺炎克雷伯菌、病毒等。但目前对较轻症状的慢阻肺急性加重抗生素的使用仍是一个存在争议的话题,也有专家指出降钙素原可用于指导抗生素的使用,其可在一定程度上减少不必要的抗生素应用,同时也不会增加治疗失败、再入院、ICU入院、住院时间和死亡率的风险。

四、中医治疗

（一）辨证论治

1.外寒内饮证

症状：咳逆喘满不得卧，气短气急，痰多稀薄，呈泡沫状，恶寒发热，无汗，渴不欲饮，或渴喜热饮，面色青暗，周身酸楚，头痛。舌质暗淡，苔白滑，脉浮紧。

治法：温肺散寒，解表化饮。

方药：小青龙汤。

加减举例：饮郁化热，烦躁而喘者，加生石膏；肺肾气虚，呼吸浅短难续者，加人参、紫石英、沉香；面色青暗，唇甲发绀，舌质紫暗者，加桃仁、丹参、红花；若水肿，咳喘不得卧者，可合葶苈大枣泻肺汤。

中成药：小青龙颗粒以温肺散寒、解表化饮；或玉屏风丸（颗粒）补脾实卫、托里固表；或人参败毒丸扶正匡邪、疏导经络、益气发汗、散风祛湿。

2.痰浊阻肺证

症状：咳喘痰多，色白黏腻或泡沫，胸满气短，稍劳即著，脘腹痞胀，食少便溏，倦怠乏力，舌质偏淡，苔薄腻或浊腻，脉滑。

治法：化痰降逆平喘。

方药：二陈汤合三子养亲汤。

加减举例：痰涎壅盛，气喘难平者，加杏仁、葶苈子；痰阻中焦，脘痞腹胀者，加瓜蒌皮、枳实、焦三仙；痰郁化热，痰黏不爽者，加黄芩、桑白皮；痰浊夹瘀，唇甲紫暗，舌暗有瘀点者，加桃仁、赤芍、丹参；脾胃虚弱者，加人参、白术、黄芪；卫外不固者，可合玉屏风散。

中成药：苓桂咳喘胶囊温肺化饮、止咳平喘；或茯苓丸燥湿行气、软坚化痰。

3.痰热郁肺证

症状：咳逆喘息气粗，痰黄或白，黏稠难咯，胸满烦躁，溲黄便干，口渴欲饮，或身热微恶寒，舌质红或边尖红，苔黄或黄腻，脉数或滑数。

治法：清热化痰，降气平喘。

方药：越婢加半夏汤。

加减举例：痰热内盛者，加黄芩、桑白皮、瓜蒌皮、鱼腥草、浙贝母；痰多喘息，胸满难以平卧者，加射干、葶苈子、白芥子；腹满便秘者，加大黄；热盛伤津，口干舌燥者，加天花粉、知母、芦根。

中成药:清气化痰丸清肺止咳、降逆化痰;或清金降火丹清热化痰;或小陷胸丸降气化痰。

4.痰蒙神窍证

症状:神志恍惚,嗜睡,躁动不安,谵妄,昏迷,撮空理线,抽搐,咳嗽,气喘,咳痰不爽,痰鸣,唇甲发绀。舌质暗红或淡紫,苔腻,脉细滑数。

治法:涤痰息风,开窍醒神。

方药:涤痰汤。

加减举例:痰热内盛,身热神昏,舌红苔黄者,加黄芩、桑白皮、浙贝母、天竺黄;热盛动风,抽搐者,加羚羊角、全蝎、钩藤;瘀血明显者,加丹参、红花、桃仁;热伤血络者,加水牛角、生地黄、牡丹皮;热结大肠,腑气不通者,加生大黄、芒硝。

中成药:清开灵注射液清热解毒、化痰通络、醒神开窍;或痰热清注射液(片)清热、解毒、化痰;或至宝丹清热开窍、化浊解毒;或涤痰丸降气涤痰;或导痰丸利膈消痞、化痰利气。痰浊阻肺证和此证均可用二陈丸燥湿化痰、理气和胃。

5.阳虚水泛证

症状:面浮肢肿,甚则全身水肿,喘促不能平卧,痰多清稀,腹满脘痞,纳差便溏,尿少,怕冷。舌胖质暗,苔白滑,脉沉细或细滑。

治法:温阳利水,益肾健脾。

方药:真武汤合五苓散。

加减举例:水瘀互结,发绀明显者,加泽兰、红花、丹参、赤芍、益母草;水饮凌心射肺、心悸喘息不能平卧者,加椒目、葶苈子。

中成药:固肾定喘丸温肾纳气、利水定喘;或真武丸温阳化痰、下气利水。

6.肺脾气虚证

症状:咳喘日久,痰多,气短不足息,少气懒言,食少便溏,面色不华。舌淡,苔薄,脉细软。

治法:补脾益肺,化痰平喘。

方药:六君子汤。

加减举例:脾阳不振,形寒肢冷者,加干姜、桂枝;中气下陷、腹坠脱肛者,加补中益气汤。

中成药:固本丸以补益脾肺、祛湿化痰。

7.肺肾两虚证

症状:咳嗽气喘,呼多吸少,动则尤甚,甚则张口抬肩,痰白如沫,形寒怕冷。舌淡,苔白润,脉沉细无力。

治法:补肺纳肾,降气平喘。

方药:补虚汤合参蛤散。

加减举例:肾不纳气,喘逆甚者,加沉香、紫石英;肺虚有寒,怕冷、痰涎清稀者,加细辛、桂枝;阴伤、低热、舌红少苔者,加麦冬、玉竹、生地黄、知母;心脉瘀阻、脉结代者,合炙甘草汤;瘀血甚者,加丹参、桃仁、当归。

中成药:人参固本丸扶元润燥、滋阴养血、清金降火、补精益肾;或养阴清肺丸(膏)养阴清肺、止咳化痰;或橘红化痰丸滋阴清热、敛肺止咳、化痰平喘。肺脾气虚证和此证均可用人参蛤蚧丸补肺益肾、止咳定喘;或百合固金丸滋肾保肺、止咳化痰。

(二)针刺疗法

古代治病,始为祝由,继乃砭石导引,而汤药在于砭石之后。砭石已失传,今之针灸之术即砭石之遗留。《灵枢·九针十二原》云:"余欲勿使被毒药,无用砭石,欲以微针通其经脉,调其血气,营其逆顺出入之会。"用针刺之法疏通经脉调和气血,调整经脉气血的顺逆出入,从而祛邪外出,以治疗患者的疾病,解除患者的痛苦。

慢阻肺属中医"肺胀"范畴。《灵枢·胀论》云:"肺胀者,虚满而喘咳。"《灵枢·经脉》云:"肺手太阴之脉……是动则病,肺胀满,膨膨而喘咳。"肺主气,主宣发,肃降,司呼吸,久病必虚。咳、喘日久,肺气虚损,宣发肃降无力而气机不畅,以致清气难入,浊气难出,气滞于胸中,壅塞于肺,从而肺胀。《灵枢·五乱》云:"清气在阴,浊气在阳,营气顺脉,卫气逆行,清浊相干,乱于胸中,是谓大悗……乱于肺,则俯仰喘喝,按手以呼。"

肺胀者,多为本虚标实,以外感实邪诱发加重,咳嗽喘累为主症,针刺多采用宣通肺气,泻实补虚之法。针刺主穴:风门、肺俞、尺泽、孔最、膻中。操作方法:风门、肺俞针入三分,留捻二分,施补法;尺泽、孔最针入五分,留捻三分,施泻法;膻中以胸骨平刺一寸,令针感向胸骨下放射,留捻三分,施泻法。风门属足太阳膀胱经,为督脉、足太阳之会。针刺风门益气固表,防止外邪进一步侵袭人体。肺俞亦属足太阳膀胱经,通肺脏,是治疗肺脏疾病的要穴,与风门相配,共达宣通肺气,止咳平喘之效。尺泽为肺经合穴,实则泻其子,泻尺泽穴可达泻肺平喘之效。孔最为肺经的郄穴,此穴是肺经脉气所发,经气深聚之处具有肃降肺气,清泻肺热之效。膻中穴泻之,有宽胸利膈,肃降气逆的作用,进一步增强平喘功效。此配穴可起到祛邪补虚,标本兼顾的作用。

若痰湿阻肺者,加足三里、丰隆。足三里针入八分,留捻二分,施补法。

所谓"脾为生痰之源,肺为贮痰之器"。脾失所运,痰湿不化,痰液中阻导致咳喘。足三里为足阳明胃经合穴,可生发胃气,加强脾脏运化。丰隆针入八分,留捻二分,施泻法,此为祛痰要穴,用以利湿祛痰。痰热阻肺者,加合谷、曲池、丰隆。合谷针入五分,留捻一分,施泻法。该穴为手阳明大肠经原穴,属阳主表,取清走衰,宣泄气中之热,升清降浊,疏风散表。而肺和大肠相表里,通过泻大肠经原穴以达泻肺热之效。曲池针入五分,留捻一分,施泻法。此穴属于手阳明大肠经之合穴,有清热解表,疏经通络的作用。与合谷同用共达清热泻肺之效。肺脾肾虚者,加用脾俞、肾俞、太溪。脾俞针入八分,留捻两分,施补法。此穴为脾之背俞穴。肾俞针入八分,留捻两分,施补法,为肾之背俞穴。肺俞、脾俞、肾俞,三俞穴同刺,激发肺脾肾三脏经气,共补三脏之原。太溪针入五分,留捻两分,施补法。此穴为足少阴肾经原穴,有滋阴益肾、固本纳气之效。气阴两虚者,加用阴陵泉、太渊。阴陵泉针入八分,留捻两分,施补法。此穴为足太阴脾经合穴,健脾利水滋阴制阳。太渊针入三分,留捻两分,施补法。此穴为手太阴肺经原穴,八会穴之脉会,集全身脉气会于此处,故能补气、宣肺平喘。痰瘀互结者,加丰隆、血海。丰隆针入八分,留捻二分,施泻法,此为祛痰要穴,用以利湿祛痰。血海针入一寸,留捻二分,施泻法,此属足太阴脾经,为活血化瘀之要穴。两穴均属脾经之穴,增强脾主运化之功,以达祛痰化瘀之效。

(三)拔罐疗法

1.风寒束肺证用走罐法

方法一:

选穴:天突、膻中、风门、肺俞、肾俞。

操作:从天突至膻中,采用走罐法,以皮肤潮红为度。肺俞、风门、肾俞采用单纯拔罐法,留罐 10 min,每日 1 次,10 次为一个疗程。

此方法用于外感风寒所致的表证,症见恶寒发热,鼻塞流涕,咽喉疼痛,咳嗽,咳白痰,胸闷,气喘,舌红,苔白,脉浮。天突穴能通利肺气,主治咽喉疾病;膻中穴属于任脉,是心包经的募穴,八脉交会穴之气会膻中。从天突至膻中采用走罐法,起到宽胸理气,宣肺止咳平喘的作用。风门穴为风邪出入之门户,在该穴施以单纯拔罐,能祛风散寒。肺俞穴调理肺气,用于风寒束肺、肺气失宣的咳喘。肾俞穴与前两穴同属足太阳膀胱经,与风门、肺俞相配,增强祛风散寒宣肺理气的作用。

方法二:

选穴:大椎到至阳直线上的穴位,定喘到膈俞直线上的穴位。

操作:采用走罐法。在走罐部位涂抹医用液状石蜡,以皮肤出现较密集的瘀点为度。走罐后大椎、定喘穴留罐 10 min。每日 1 次，10 次为一个疗程。

此方法用于外感风寒所致的咳嗽、咳喘效佳，大椎具有疏风散寒、肃肺宁心的作用，大椎至至阳属于督脉，用走罐法能达到很好的散寒解表、宣肺止咳的作用。定喘和膈俞位于脊柱旁开 0.5 寸和 1.5 寸，分别属夹脊穴和膀胱经，肺脏一旦感受外邪，邪气阻滞经络，肺气不宣，导致咳喘，用走罐法作用于该区域，能祛邪理气，止咳平喘。

2.肺胀稳定期用火罐法调理脏腑经气

方法一：

选穴：双侧肺俞、脾俞、肾俞。

操作：用闪火法将玻璃罐吸拔于上述穴位上，每次留罐 10 min，每日 1 次，2 周为一个疗程，连续两个疗程。

该方法用于肺胀稳定期阳虚证，症见平素易于感冒，神疲乏力，纳差，四肢不温，小便清长，分别在肺俞、脾俞、肾俞处用闪火罐法治疗，能调理肺脾肾三脏经气，固本培元，用于肺胀稳定期能增加免疫力，预防感冒。

方法二：

选穴：大椎、膏肓。

操作：用闪火法将玻璃罐吸拔于上述穴位上，每次留罐 10 min，每日 1 次，2 周为一个疗程，连续两个疗程。

该方法用于肺胀稳定期阴虚证，症见平素口干，五心烦热，腰膝酸软，喘促气短，咳嗽，痰黏难咳，大椎有清热解毒、肃肺宁心的作用，膏肓有散热达表的作用，用闪火罐法能清虚热，保真阴。

3.肺脾肾虚用灸罐法

选穴：膻中、丰隆、定喘、脾俞、肾俞、关元。

操作：上述各穴拔罐后留罐 10 min，之后上述各穴温和灸 15 min。以穴位皮肤微红，有温热、舒适感为度，10 次为一个疗程。

肺胀属肺脾肾虚者，症见喘促、痰多、咳嗽，胸闷、心悸、畏寒等。病机主要是肺、脾、肾三脏皆虚，导致呼吸功能减退，水液代谢障碍，聚湿生痰。三脏皆虚又以阳虚多见，故表现为畏寒。膻中穴、定喘穴前文已述，丰隆穴为祛痰之要穴，脾俞穴、肾俞穴能通表达里，灸罐法作用于该穴，既能祛除外感邪气，又能调动脾肾两脏经气，一举两得。关元有固本培元、补益下焦之功，肺胀久病必累及肾，肾不纳气导致喘累，于该穴施以灸罐法，能补肾纳气，固本培元。

五、慢性阻塞性肺疾病治疗的评价指标

在已接受治疗的慢阻肺患者中,治疗效果如何是患者最关心的问题。现用于评价慢阻肺治疗的指标有很多种,常用的指标有症状改善、活动耐量(6分钟步行距离等)、外周血嗜酸性粒细胞计数、肺功能检测、慢阻肺急性加重情况、药物的不良反应、肺康复、生活质量、预期寿命等,也会用到综合评估指标包括 BODE 指数和 SAFE 指数等。同时,慢阻肺病程长、病情缓慢进展,不仅常常有心理情绪等改变,而且也常合并其他共患疾病,如心血管疾病、糖尿病、肺癌、骨质疏松、焦虑症、胃食管反流等。因此,评估慢阻肺的治疗效果需要医患双方从多个角度进行长期动态的综合评估。现将常用指标具体介绍如下。

（一）症状

咳嗽、咳痰、气促或呼吸困难是慢阻肺患者常见症状,呼吸困难不仅慢阻肺的标志性症状,也是评价患者治疗效果的重要指标。呼吸困难情况可以用评分表进行量化,当前常用的评分表有 mMRC 评分表及慢性呼吸疾病量表(CRDQ),其中 mMRC 评分表简便易行,非常适用于患者日常自我评估、自我管理,以便动态观察。同时慢阻肺患者也可以采用 CAT 评分表,从整体对慢阻肺症状进行自我评估量化;CAT 评分比 mMRC 评分略复杂但更全面。

（二）活动耐量

随病情发展,慢阻肺患者多伴随不同程度的活动耐量减退,如户外活动减少、出门意愿降低、上下楼梯困难,甚至穿衣、吃饭不能自理,严重影响生活质量。此外,活动耐量的减退也是患者因慢阻肺导致死亡的重要预测指标。很多运动试验均可用于评估运动耐量,如6分钟步行距离、心肺运动试验、往返疾步走试验等。采用何种运动试验评估也需考虑患者疾病状态、可接受性及耐受性,其中以6分钟步行距离最为常用,测试在平直坚硬的走廊里,患者在6分钟内、以可以承受的最快步行速度所行走的距离。6分钟步行距离测试方法简单、易于实施、重复性好、耐受性强,该试验可以很好地反映患者日常活动量。

（三）肺功能

肺功能检查不仅在慢阻肺的诊断、严重度评估中占据重要地位,而且肺功能相关指标在治疗后数值或者治疗前后的改变值也是评估治疗效果重要指标。当前常用的主要指标有第1秒用力呼气容积(FEV$_1$)、用力肺活量

（FVC）、呼气峰流速（PEF）、功能残气量（FRC）、残气容积（RV）、深吸气量（IC）、肺弥散功能（DLCO）、FEV_1 在 $0\sim12$ h 的曲线下面积（FEV，$AUC_{0\sim12\,h}$）。其中以 FEV_1 的变化值最为常用，这主要取决于 FEV_1 在慢阻肺的诊断、分级及病情进展判定中的重要地位，而且 FEV_1 是评价患者对支气管扩张药物反应的客观指标。此外，FEV_1 检测可重复性强、结果稳定，并可通过简易肺功能仪测定。但也要考虑到，FEV_1 对小气道受累评估中敏感度欠佳，且 FEV_1 结果受患者配合程度影响，在评估中需要结合其他肺功能指标予以全面评估。

（四）慢阻肺急性加重

慢阻肺急性加重指的是患者呼吸道症状（咳嗽、咳痰、气促、呼吸困难等）急性恶化，需要调整治疗方案甚至住院。研究表明慢阻肺急性加重次数越多、情况越重，肺功能下降速度越快，临床结局越差。预防和治疗慢阻肺急性加重也是慢阻肺管理核心项目，评价患者急性加重情况也是评价慢阻肺整体治疗效果重要指标。降低慢阻肺急性加重也是当前研究的关注点。

用于评价慢阻肺急性加重的指标主要涉及：第一次出现急性加重的时间、急性加重的次数、单次持续时间、多次急性加重间的时间间隔、急性加重年发生频率、病情严重度、中重度急性加重年发生率、是否住院、需要使用无创通气率、是否入住重症监护室、住院时间治疗方案变化、是否使用急救药物、需要辅助通气治疗情况、复发情况等。预防慢阻肺急性加重，延缓肺功能下降速度，对慢阻肺患者远期生存质量颇为重要。

（五）外周血嗜酸性粒细胞计数

2019 年 GOLD 慢阻肺全球倡议将外周血嗜酸性粒细胞计数首次纳入指南，指出外周血嗜酸性粒细胞计数在指导患者药物治疗、方案调整中的重要地位。同时，外周血嗜酸性粒细胞计数也是指导应用吸入糖皮质激素以预防慢阻肺急性加重的重要生物学标志之一。

（六）生活质量

慢阻肺患者尤其是中重度患者都伴随着不同程度的生活质量下降，直至部分丧失劳动能力甚至生活自理能力。了解患者治疗前后的生活质量情况，也有助于了解患者健康相关的生存状况，同时生活质量也作为许多临床药物试验的研究结局指标之一、用于评估药物疗效。因此，提高患者健康相关生活质量是评估慢阻肺患者治疗效果的另一重要指标。目前，有关生活质量的评价多采用量表测定，量表常涵盖对症状、情绪、活动等多方面的评价。现常用的生活质量量表有圣乔治呼吸问卷、慢性呼吸疾病问卷（CRQ）、

SGRQ-C、SF-12、CRDQ、CAT 等。

（七）肺康复

肺康复对于慢阻肺患者为一长期过程,肺康复相关常用的运动试验包括心肺运动试验、6分钟步行距离、往返踱步走试验等。肺康复评估指标包括患者步行能力、耐力时间、耐力强度、运动方式改变、运动反应性、最大运动能力、全身机体功能状态包括呼吸循环、神经肌肉等多方面的评价。这些肺康复的评估指标与呼吸困难等症状、生活质量改善等的评估交叉融合,有效的肺康复也降低了患者慢阻肺急性加重的情况。

（八）并发症评估

在慢阻肺治疗过程中,除需要对症状、活动耐量、肺功能、慢阻肺急性加重、肺康复等情况进行评估,也需要重视对慢阻肺并发症、全因死亡风险等的评价,如慢阻肺合并胃食管反流、骨质疏松、高血压、心脑血管疾病、糖尿病、营养状况、心理状态等的评估,全面多角度评估慢阻肺治疗效果,以降低慢阻肺相关不良预后。

（九）药物不良反应

慢阻肺为慢性疾病,病程长、需长期用药,为了更有效地获益需要根据药物作用机制、时效不同联合用药,降低不良反应发生。如联合不同作用机制和持续时间的药物进行治疗可以增加支气管扩张的程度,目前联合治疗主要是支气管扩张剂和糖皮质激素之间的联合。长效制剂比短效制剂具有更好的安全性、耐受性和依从性,局部吸入药物较全身用药安全。

慢阻肺为全身性疾病,在慢阻肺的治疗中不仅要针对呼吸系统进行疗效反应评估,更需从整体重视、注重慢阻肺相关并发症的评估,以全面改善患者生存状态、提高生活质量、改善患者预后。

六、预防调摄

（一）未病先防

1.远离烟草、粉尘等有害物质

从西医学角度来看,未病先防即所谓的一级预防。目前,已明确慢性阻塞性肺疾病与有害气体或颗粒相关,那么于个人而言,预防慢性阻塞性肺疾病的发生,最简单、经济、有效的,而且又是最为重要的措施就是拒绝吸烟,减少二手烟环境的暴露。首先,吸烟是导致慢性阻塞性肺疾病的最主要的危险因素。吸烟能使支气管上皮纤毛变短、不规则、倒伏、脱落,以致纤毛运动发生障碍;局部免疫受损,肺泡吞噬细胞的吞噬、灭菌作用受到破坏;且烟草燃烧过程中的产物又能直接引起支气管痉挛,从而进一步增加气道阻力,诱导呼吸道炎症生成并直接损害肺脏,从而导致慢性阻塞性肺疾病的发生。因此,戒烟和避免被动吸烟同样重要。至于大气污染,由二氧化硫、一氧化氮、颗粒物质引起的慢性阻塞性肺疾病,个人所能做到的就是减少废气排放,即所谓的绿色出行。而在临床中不难发现,不少患者慢性阻塞性肺疾病的发生与职业性因素密切相关,即所谓的生产性粉尘。生产性粉尘所致慢性阻塞性肺疾病的作用机制主要包括促进炎性因子大量释放,造成气道损伤,引发高气道反应的形成;通过激活肺部的氧化应激反应,脂质过氧化和细胞凋亡;通过激发蛋白酶-抗蛋白酶失衡,诱导自噬的发生,从而引起肺气肿。目前较为明确长期接触硅粉尘可引起慢性阻塞性肺疾病,另外,煤矿工人、石匠、木匠等职业在的门诊也较为常见。存在生产性粉尘环境的职业均需做好个人防护或远离此环境,避免呼吸道的损伤。此外,因为儿童期呼吸系统感染是慢性阻塞性肺疾病发生的重要危险因素之一,儿童期反复的气道感染可导致气道高反应性,对成年后发展成慢性支气管炎起到重要的促进作用,故对于儿童而言积极预防呼吸道疾病,早期治疗呼吸道感染,防止疾病演变为慢性阻塞性肺疾病。

2.合理饮食

慢性阻塞性肺疾病患者的营养代谢异于常人,其特点为高代谢、高消耗、负氮平衡。故在合理饮食方面需要注意均衡的进食水果、蔬菜、乳制品、肉类豆类、淀粉类、油等,保证充足的能量、电解质、维生素和矿物质等供应。建议多进食纤维素含量高的食物以养成规律排便的习惯。不过需要注意尽量低盐饮食,避免液体潴留增加心脏负荷或导致水肿的发生。但因为水的摄入不足会导致痰液黏稠、难以咳出,又可导致皮肤、口腔黏膜干燥等情况,故平常需要摄入适量的水,尤其存在感染或发热等情况下,需增加摄入量。若患者伴有心力衰竭等情况需控制入量的情况,则需严格控制入量。此外,因为食物消化可产生气体,故需减少进食易产气的食物,避免引起患者气促的发生。

3.药膳同源

"药膳同源",许多食物也是药物,同样可以利用中药的性味理论,日常调理饮食可起到未病先防、既病防变之功。慢性阻塞性肺疾病常为肺、脾、肾三脏虚损,建议患者可平素将粳米、山药、大枣等益气健脾护胃之品煮粥,可运化痰湿,减少病理产物的产生,同样能减少慢性阻塞性肺疾病发作的次数。对于有阴虚表现的患者,平素可以太子参、麦冬等煮汤,可有益气养阴之功。对于气虚表现之患者,以黄芪、人参等补益之品煮汤亦可起到益气功效。此外以莱菔子末与粳米同煮粥，早餐与晚餐各温服一次，具有化痰平喘、行气消食之功效。亦可用粳米煮粥，待粥将成时加入贝母粉，改文火稍煮片刻，早餐与晚餐各温服一次，具有化痰止咳、清热散结的功效。

4.欲病救萌

慢性阻塞性肺疾病在发病之前存在相当长的时间内，有反复咳嗽、咳痰病史，不伴有呼吸困难，且肺功能检查正常，若患者有反复呼吸道感染史及慢性阻塞性肺疾病危险因素的接触史。对于此类患者主要是预防其最终形成慢性阻塞性肺疾病并反复发作。《素问遗篇·刺法论》云："正气存内，邪不可干。"固护人体正气显得尤为重要，上述所言已描述正气如何固护，而"邪气"则是指致慢性阻塞性肺疾病发病的危险因素等。此时，患者应当已有邪气侵袭，故常根据患者体质，遣方用药，如患者平素气虚则处方时予以四君子汤、补中益气汤等益气健脾；患者平素痰湿内蕴则予三子养亲汤等方剂以温肺化痰。

对于此阶段患者，运动同样十分重要。然而不同的体质需选用不同的锻炼方式。如平素气虚的患者不妨选择较为柔缓的传统健身功法，如八段锦等健身气功、太极拳、太极剑等进行锻炼。若为痰湿重者，根据《诊家正眼》云："肥人多中风，以形浓气虚，难以周流，气滞痰生，痰则生火，故暴厥也。瘦人阴虚，血液衰少，相火易亢，故多劳嗽。"痰湿重者多体胖，此时应当选择的运动包括散步、游泳等，在锻炼的同时也避免损伤关节。选择了合适的运动方式后，运动应当循序渐进、持之以恒，切勿盲目冒进或半途而废。

（二）既病防变

1.扶正补虚，补益肺脾肾

慢性阻塞性肺疾病总属本虚标实，其核心病机为肺气虚损，宣肃失司，痰浊瘀聚。本病病位在肺，后期可累及脾肾，引起肺、脾、肾三脏皆虚。慢性阻塞性肺疾病稳定期中，患者临床表现可能相对较少，咳嗽、咳痰、喘息症状较轻，此时并非疾病痊愈，而是邪伏于内，《诸病源候论·咳逆上气候》云："邪伏则气静，邪动则气奔上，烦闷欲绝。"若不慎外感邪气，引动伏邪，则可发生慢性阻塞性肺疾病急性加重。中医学认为"实则治其标，缓则治其本"。此阶段之患者正处于"缓"之时，治病求本正当时。可知肺主气，脾为气血生化之源。脾属土，主运化，为后天之本；土生金，脾肺之间为母子关系，脾之功能直接影响肺之功能，所谓"虚则补其母，实则泻其子"。肺的宣发肃降与脾胃运化相辅相成，一并维持人体正常的生长发育和生理活动。因此，肺主一身之气是以脾为气血生化之源为前提的。又所谓"脾为生痰之源，肺为贮痰之器"。在病理状态下，肺与脾主要表现在气和水液代谢方面。脾气虚弱,生化不足,五脏六腑濡养不足,则肺气虚,最终导致脾肺两虚。且脾失健运,水湿不运,内停而为痰浊,上逆犯肺,肺失宣降,则出现胸闷、咳嗽、咳痰、喘促等痰浊壅肺的表现;若水气内停,上逆犯肺,肺失肃降而出现气喘、浮肿。治则注重固护脾胃,脾胃为后天之本,合用参苓白术散、四君子汤等补益脾胃,且用药时时刻刻关注患者脾胃及二便状态,以相应药物予以改善。肺胀患者进展至后期,多可见肺、脾、肾三脏不足,此时则需肺、脾、肾三脏同治,可应用苏子降气汤上下兼顾,还可用沉香温肾纳气;根据患者病情需要,合用六味地黄丸、左归丸、右归丸等补益肾之阴阳。治疗之外,尚可辨证施膳,选择合适的补益肺脾肾三脏之食物。

2.戒烟避尘

从西医学的角度来看,此环节类似于西医的二级预防,即在疾病出现症状之前将其查出并给予处理以改变其病程。简而言之就是早发现、早诊断、早治疗。因目前诊断慢性阻塞性肺疾病需依靠肺功能检查,故可于定期体检中加入肺功能检查,有助于早期发现慢阻肺,尽早进行干预,避免肺功能进一步恶化。然而肺功能检查成本较高,特异性及敏感性稍有欠缺,故可能需多次检查或提高检查技术。而对于此阶段患者,若患者既往有明确吸烟史或粉尘接触史,应劝告患者戒烟及尽可能避免粉尘接触。此外,建议患者于家中进行长期的氧疗治疗,因长期家庭氧疗能够有效改善患者的日常生活,使患者的耐受力提高,提高慢阻肺患者缓解期的生存率。

3.预防感染

对于医者而言,可通过进一步深入研究其发病机制,患者此发病阶段的病理、病理生理改变,进而对症处理。如目前有研究表明慢性阻塞性肺疾病患者急性发作间隔越短,其肺功能恶化越快。研究表明几乎所有的慢性阻塞性肺疾病急性加重都与传染性病原体(病毒或细菌)有关,故预防感染是避免慢性阻塞性肺疾病急性发作的重要方案。接种疫苗是预防传染病的一个重要手段,GOLD指南早已建议慢性阻塞性肺疾病患者接种流感疫苗和肺炎球菌疫苗。在秋冬季节慢性阻塞性肺疾病急性发作较为严重之时,则提醒患者可接种疫苗以防加重。从中医方面而言,急则治其标,缓则治其本。在慢性阻塞性肺疾病稳定期即是治疗本的时机。中医讲究辨证论治,根据五脏、气血阴阳之虚实情况辨证治疗。如肺气虚,常表现为肺卫不固,易受外邪侵袭则需补肺气、调和营卫,方选玉屏风散等加减;如脾气虚,常表现为咳嗽痰多、神疲乏力、大便稀溏等则需健脾利湿,方选六君子汤等加减;若肾气虚,患者咳喘较甚、呼多吸少、腰膝酸软等,尚需根据其肾阴、肾阳、肾气等具体何方面不足,予以处方。总而言之,中医方面不离"扶正固本"之原则,所谓"正气存内,邪不可干"。

4.康复训练

此外,患者需进行肺康复训练。全面的肺康复计划包括运动训练、呼吸肌训练、健康教育、心理和行为干预及其效果评价,其中运动训练是肺康复的核心。各阶段慢性阻塞性肺疾病患者均可从康复治疗中获益,肺康复可改善患者活动耐量,减轻其呼吸困难,提高患者生活质量,降低住院率及缩短住院时间,提高生存率。在门诊亦建议患者在家里积极进行肺康复训练,尤其注重呼吸肌的锻炼,具体如日常训练腹式呼吸、缩唇呼吸等均可起到锻炼呼吸肌的作用。而运动训练康复较为多样,根据患者自身情况可选择快走或慢跑或骑自行车等日常训练,所选择的运动方式亦应该由简单逐渐过渡到复杂,适宜的运动量判断标准为患者在锻炼过程中自觉气促或者心率较快为止。

综上所述,目前慢性阻塞性肺疾病的发病机制尚不明确,但部分诱因已经明确。作为未发之病,建议避免或尽量减少接触诱因,早期反复的呼吸道感染需尽早控制。作为已发之病,则需要从多个方面进行康复及预防。中医方面,遵循"正气存内,邪不可干"原则,对于未病先防及既病防变均具有重要意义。中西医结合预防慢性阻塞性肺疾病的发生及其急性发作,对于提高人们生活质量具有重要意义。

附:慢阻肺的共患疾病

一、慢阻肺的共患疾病分类

慢阻肺的共患疾病很多。根据发病机制可分为两类:一类是独立于慢阻肺而发病的;另一类是和慢阻肺有共同的危险因素或发病机制。根据系统分类可以分为呼吸系统、心血管系统等。

(一)呼吸系统疾病

1.肺癌

肺癌是慢阻肺患者常见的死亡原因之一。慢阻肺患者中肺癌的发病率为 40%～70%,是正常人群的近 4 倍。众所周知,吸烟是慢阻肺和肺癌的共同危险因素,而且肺癌患者的肺功能损伤更加严重,因此研究者有充分的理由认为慢阻肺和肺癌之间有密切的联系。研究进一步发现,在慢阻肺患者中肺气肿和肺癌的关系比气流受限和肺癌的关系更为密切。慢阻肺患者肺癌患病率的增加可能与患者体内的慢性炎症和氧化应激状态的增加有关,释放大量的促炎细胞因子促进肿瘤血管的生成,基质降解酶也能降解细外基质促进肿瘤侵袭。对于肺癌合并慢阻肺患者的治疗和常规慢阻肺治疗并无差异,然而共患肺癌的慢阻肺患者,通常会因为肺功能的降低限制手术的可行性,有更差的预后和更多的术后并发症。

2.支气管扩张

随着CT越来越多地用于慢阻肺患者的评估,以前未被发现的支气管扩张得以确诊。有研究显示慢阻肺患者中支气管扩张的发病率随着GOLD分级增加而增高。共患支气管扩张的慢阻肺患者预后较差,与病原微生物的慢性感染、细菌定植以及频繁的急性加重相关。

3.哮喘

哮喘和慢阻肺有着相当密切又复杂的关系。哮喘和慢阻肺都是慢性气道疾病,而慢阻肺和哮喘共患的患者不在少数。与慢阻肺患者相比,共患哮喘的患者生活质量受损更严重,急性加重更频繁。关于治疗,对于哮喘和慢阻肺而言,吸入治疗是最基本的手段,目前推荐共患哮喘的患者使用ICS加支气管舒张剂治疗。此外,辅以氧疗、肺康复治疗等其他治疗手段。

4.阻塞性睡眠呼吸暂停(OSA)

阻塞性睡眠呼吸暂停是一种以反复气道塌陷导致呼吸暂停为特征的睡眠障碍。OSA患者共患慢阻肺后会出现更频繁的血氧饱和度(SpO_2)下降,出现低氧血症和高碳酸血症。OSA的治疗在慢阻肺和非慢阻肺患者中没有明显区别。其治疗是通过对组成性疾病的分别治疗,即依照指南要求治疗慢阻肺,同时通过体重减轻和持续气道正压通气以保证充足的氧合作用,防止睡眠呼吸障碍。

(二)心血管疾病

1.缺血性心脏病

慢阻肺患者中缺血性心脏病的患病率为$16.1\%\sim53\%$,包括冠状动脉疾病、心绞痛和心肌梗死等。呼吸系统和心血管系统相互作用的病理生理过程是复杂的,且部分药物治疗慢阻肺的过程中其潜在不良反应可能转换成心血管方面的不良事件。慢阻肺患者缺血性心脏病患病率增加的机制可能和全身性炎症加速动脉粥样硬化和血管内皮功能障碍有关。有研究发现中到重度阻塞的慢阻肺患者患缺血性心脏病的风险更高,其中心电图中出现缺血性变化的慢阻肺患者,6分钟步行距离明显缩短,急性加重发作后症状缓解时间延长,呼吸困难评分增高,这都可能直接导致健康状况下降。另外,在慢阻肺患者急性加重发作期间和30 d后,患有缺血性心脏病的患者心肌损伤的风险更高。不管患者是否患有慢阻肺,缺血性心脏病的治疗都应该遵照诊疗指南。值得注意的是,心脏选择性β_2受体阻断剂的使用对于稳定期的慢阻肺患者是安全的,在急性加重期的患者则要慎重使用。而目前证据支持在患有心血管疾病的慢阻肺患者中,他汀类药物因具有的多效性可同时发挥作用。

2.外周血管性疾病

外周血管性疾病是出现动脉粥样硬化的过程,上下肢动脉都可以累及。在一项大型慢阻肺患者队列研究中发现,在所有不同严重程度的慢阻肺患者中,8.8%诊断为外周血管性疾病,远高于非慢阻肺患者的对照组。慢阻肺患者共患外周血管性疾病后表现出更严重的功能障碍和更糟糕的健康状况。所以临床医生应该充分考虑到慢阻肺患者共患外周血管性疾病时面临的血管事件的风险。

3.高血压

高血压是慢阻肺患者中最常发生的共患疾病。高血压与慢阻肺患者体内全身炎症反应状态增高有关,并且和MRC呼吸困难评分、运动能力下降、气流阻塞有关。在最近的高血压诊疗指南中,选择性β受体阻断剂的地位不再突出,也没有依据认为在慢阻肺患者中β受体阻断剂会降低LABA治疗的获益。因此慢阻肺和高血压的治疗应该分别按照常规的诊疗指南。

(三)代谢性疾病

1.糖尿病和代谢综合征

糖尿病也是慢阻肺患者常见的共患疾病。据报道,在慢阻肺患者中糖尿病的发病率高达18.7%,而代谢综合征的发病率估计高于30%。用以解释慢阻肺和糖尿病之间关系的潜在机制可能是体脂指数的增加、呼吸顺应性的改变、呼吸肌无力和其他还未明确的因素。慢阻肺患者罹患糖尿病和代谢综合征的相对风险比健康人群更高。糖尿病的发病会进一步影响慢阻肺患者的预后,主要表现在缩短第一次住院时间,延长住院天数,增加急性加重时死亡的风险。目前没有证据表明慢阻肺患者共患糖尿病时治疗有何差别,同样按照相应指南进行治疗。

2.骨质疏松

骨质疏松是一种主要的慢阻肺共患疾病,其患病率为8.4%～69%。然而因为症状不显著常常被忽视。慢阻肺和骨质疏松的关系极为密切,不仅表现在拥有共同的危险因素像年老和吸烟等,还进一步体现在慢阻肺患者本身存在系统性炎症反应、活动减少和使用糖皮质激素治疗,这些都是骨质疏松发病的潜在机制。越来越多的证据表明骨质疏松和肺气肿、低体重指数、低体脂相关。慢阻肺患者中骨质疏松的存在对预后有负面影响,主要是由于骨质疏松导致的胸椎压缩性骨折和疼痛从而继发呼吸困难,运动耐量和肺活量降低等一系列问题。慢阻肺患者合并骨质疏松没有特定的治疗方法，一般遵循指南推荐补充钙和维生素 D 等。由于全身糖皮质激素的使用会显著增加骨质疏松的风险，应当尽可能地避免慢阻肺患者反复发作的急性加重。

（四）其他合并症

1.胃食管反流

与普通健康人群相比，慢阻肺患者胃食管反流的发病率很高，但很少有典型的胃食管反流症状，因此很少受到关注。胃食管反流和呼吸系统疾病关系密切，已有研究发现胃食管反流可以通过食管-支气管反射和气道高反应性等机制加重哮喘的症状。在慢阻肺患者中发现患者的缺氧和支气管阻塞与胃食管反流的严重程度相关，并且证实胃食管反流是慢阻肺急性加重的独立危险因素，但其潜在机制现仍不明了。胃食管反流的治疗方案不因慢阻肺的存在发生改变。质子泵抑制剂是胃食管反流的常用治疗药物，一项小型单盲试验发现它能降低急性加重的风险，但能否有效预防急性加重及是否为慢阻肺合并胃食管反流的最佳治疗方案还存在争议，有待进一步研究。

2.焦虑抑郁

在慢阻肺患者中，焦虑和抑郁常常伴随出现。在稳定期慢阻肺患者中抑郁症的发病率为 $10\% \sim 42\%$，焦虑症的发病率为 $10\% \sim 19\%$。焦虑和抑郁作为精神性疾病，其症状往往和慢阻肺的症状重叠，因此时常得不到充分的认识和及时的治疗。慢阻肺与抑郁和焦虑之间的机制尚未确定，但有人认为慢阻肺和抑郁症之间可能存在双向关系，即互为因果。焦虑和抑郁的危险因素包括身体残疾，呼吸系统症状（主要是呼吸困难），共病数量增加，社会经济地位低，生活质量差。此外，焦虑和抑郁代表戒烟的可能性降低，药物治疗以及肺部康复的依从性差。另外，焦虑与抑郁通常还和年轻、女性、吸烟、低 FEV_1、咳嗽、高圣乔治评分和心血管疾病史相关。慢阻肺患者共患焦虑和抑郁预示着生活质量的下降、运动能力下降、住院时间延长和死亡率的增加。目前慢阻肺患者合并焦虑抑郁时同样适用符合相应指南的治疗方法，比如认知行为疗法、抗抑郁药物和抗焦虑药物。

二、慢阻肺和共患疾病的管理

慢阻肺并发症可以分为两类：一类是和慢阻肺有共同的危险因素和发病机制的疾病，即是由慢阻肺引起的疾病；另一类是该并发症本身在普通人群中就表现出较高的发病率才与慢阻肺共存，进而影响住院率和死亡率的疾病。随着对慢阻肺共患疾病的潜在机制逐步深入了解，发现疾病共存以及相互作用的复杂性给管理和治疗带来了难度。

慢阻肺的管理和治疗是以临床指南为基石，通过适当的治疗（药物或非药物）实现减少症状、减轻急性加重频率及严重性、改善健康状况和运动耐量的目的。吸入疗法是慢阻肺治疗的常用治疗方法，减少肺部炎症，从而减少由肺部溢出进入体循环的炎症反应。慢阻肺治疗药物有：β_2 受体激动剂（SABA、LABA），抗胆碱能药（LAMA），茶碱类药物，吸入激素，系统性糖皮质激素，磷酸二酯酶-4 抑制剂等。药物治疗方案都需要针对不同患者制订，以症状的严重程度、恶化的风险、药物的可获得性和患者的药物反应为依据。各种药物治疗时应同时考虑对共患疾病的影响。

（一）激素

（1）吸入激素被广泛应用于慢阻肺的治疗，可单独使用也可和 LABA 联合。它可以降低慢阻肺患者的全因死亡率及心血管相关死亡率。没有充分证据表明吸入激素对慢阻肺的共患疾病有临床获益。有研究发现 3 年内吸入激素没有导致骨质疏松恶化的临床特征出现，但目前还未有长期测量骨密度变化的研究。

（2）口服激素可能会加重共患的心力衰竭，并增加心律失常的风险。当用于慢阻肺患者治疗时，因其具有潜在的不良反应，要密切监测高血压、糖尿病、骨质疏松症等情况，根据指南建议限量服用。

（二）β_2 受体激动剂

有研究认为 β_2 受体激动剂可以增加骨骼肌质量和强度，并防止疲劳，提示有可能改善慢阻肺患者骨骼肌（包括呼吸肌）无力的症状。随之而来的问题是 β_2 受体激动剂的使用和心血管疾病相关。其中 LABA 和心力衰竭患者住院率和死亡率的增高有关，并且和心力衰竭事件风险的增加有关。

（三）抗胆碱药物

越来越多的证据支持乙酰胆碱可以从非神经元细胞如上皮细胞中释放，并激活免疫细胞包括中性粒细胞和巨噬细胞等，这暗示了抗胆碱能药物在慢阻肺患者中可以发挥潜在抗炎作用。噻托溴铵和慢阻肺患者的全因死亡、心血管事件死亡率及心血管事件风险降低有关。

（四）茶碱类药物

小剂量口服茶碱可以减轻慢阻肺患者的中性粒细胞炎症和痰液中的细胞因子 CXCL8，目前仍无依据说明茶碱类药物对慢阻肺的共患疾病有任何获益。同时茶碱类药物和心律失常及房颤的风险增加相关。

　　慢阻肺患者合并隐匿性慢性肾衰竭时，要注意监测通过肾脏清除的水溶性药物引起的相关不良反应，特别是用于治疗心血管并发症的噻嗪类药物和地高辛，以及用于治疗慢阻肺急性加重的抗生素。

　　除了药物治疗，慢阻肺有众多非药物治疗途径包括戒烟，接种流感和肺炎链球菌疫苗，肺康复治疗及运动锻炼等。非药物治疗手段可能对很多慢阻肺的共患疾病有潜在影响。如定期适当运动锻炼对治疗心血管疾病、糖尿病、肌肉骨骼疾病有益。

（朱鹏飞）

第六章　病毒性肺炎

病原分子诊断技术的快速发展使得呼吸道病毒在肺炎中的重要地位逐渐得到认识。据估计全球每年有 2 亿社区获得性肺炎（CAP）是由呼吸道病毒引起的。目前，研究者对流感病毒性肺炎的临床表现、抗病毒治疗和转归了解较多，但对其他呼吸道病毒性肺炎的认识仍存在较大空白。除已经广泛应用的抗流感病毒治疗药物外，多种新抗病毒药物已进入Ⅱ、Ⅲ期临床试验，未来将有更多可选择药物用以治疗病毒性肺炎。

最新流行病学研究显示，欧洲和北美地区成人住院 CAP 患者病毒性肺炎比例近 25%，儿童中病毒检出率达 66%。近期我国两项多中心研究显示，成人住院 CAP 患者中病毒性肺炎比例达 27.5%～37.2%，其中最常见病毒为流感病毒（influenza virus，IFV）、腺病毒（adenovirus，AdV）、呼吸道合胞病毒（respiratory syncytial virus，RSV）、人冠状病毒（hunman coronavirus，hCoV）、副流感病毒（parainfluenza virus，PIV）、鼻病毒（hunman rhinovirus，HRV）和人偏肺病毒（human metapneumo virus，HMPV）（表6-1）。IFV 是我国成人病毒性肺炎最常见的病原体，北方地区于冬季流行，南方地区冬、夏季各有一流行高峰。近年来 RSV 和 HMPV 感染率和病死率在老年人群中呈上升趋势，开始受到越来越多的关注。PIV 分为 1～4 型，3 型感染患者病情相对更重。目前已发现的人腺病毒有 60 余种，重症肺炎多见于 3、4、7、14、55 型感，成人重症患者以无基础病的青年男性多见，局部流行可见于军队内。不同血清型鼻病毒有 100 种以上，无明显流行期，是北美地区住院成人 CAP 最常见的病毒。既往认为，非流感病毒主要在儿童和免疫抑制患者中造成严重感染，但最新研究显示，免疫正常成人中非流感病毒所致肺炎的病情严重程度与病死率与流感病毒性肺炎一致。因此，未来对于非流感病毒性肺炎应予以更多重视。

表 6-1　与社区获得性肺炎相关的病毒

分级	病毒名称
相对常见	流感病毒(甲、乙、丙型) 呼吸道合胞病毒 腺病毒 人偏肺病毒 人冠状病毒(229E、OC43、NL63、HKU1) 人鼻病毒 副流感病毒(1、2、3、4 型) 博卡病毒*
相对少见	肠道病毒 水痘-带状疱疹病毒 汉坦病毒 副肠孤病毒 EB 病毒 单纯疱疹病毒 拟菌病毒 巨细胞病毒 麻疹病毒 严重急性呼吸综合征冠状病毒(SARS) 中东呼吸综合征冠状病毒(MERS)

注:* 表示主要见于儿童。

第一节　病因病机

病毒性肺炎多由病毒性感冒引起。六淫为患,多夹湿邪,是病毒性感冒的主要病因特征。表气虚,卫气同病,气机郁滞是其基本病理特征。病毒性肺炎是在此基础上病毒(湿毒)由表及里,肺失肃降,湿毒阻遏,气血瘀阻不畅而发病。

正虚肺卫不固,湿毒由表入里,肺失肃降是发病的关键。由于表气虚,湿毒外侵而致病毒性感冒,久病不愈或治疗不当,由于肺的卫外功能不固,导致湿毒由表入里,由气入血。肺主气,司呼吸,外合皮毛。肺与自然界息息相通,易受外邪、湿邪侵袭。肺受湿毒侵袭,而使肺的宣发和肃降功能受阻,肺的宣肃失司,呼吸异常,临床上表现为咳、喘、哮等病证。

湿毒阻遏肺络,气血瘀阻不通,肺的宣肃功能进一步受阻而导致其他脏腑功能障碍。气滞血瘀是病毒性肺炎最主要的病理特征。北京友谊医院儿科阎田玉主任对此在《病毒性肺炎与血瘀证》一文中有专门论述。肺朝百脉,指的是全身的血液都通过经脉而汇聚于肺,通过肺进行气体交换,然后再输布全身。当湿毒侵犯到肺的脉络时,湿性黏滞,气机壅滞,肺的宣发肃降功能出现障碍,血脉的正常循环就会出现瘀阻不畅,气滞血瘀,进而影响其他脏器的功能。临床上小儿病毒性肺炎血瘀证多表现为咳嗽重,呼吸困难,心动过速,心音钝,肝脾肿大,舌质可根据病情由轻至重而由暗红进而转为紫绛,指端青紫,舌下静脉曲张,甲皱微循环改变;重者可有 DIC(弥散性血管内凝血)表现,血液黏稠度异常。从病理解剖上,尸解可发现,在坏死的肺间质内可见血细胞凝聚和玻璃样血栓。这些充血、出血、血栓、血流停滞现象均与中医血瘀证相符。

第二节　诊断与治疗

一、诊断

(一)肺组织病理表现

病毒性肺炎肺组织病理一般表现为间质性肺炎伴淋巴细胞渗出,因此也形成了影像学上磨玻璃影的征象。不同病毒和并发症患者肺部组织病理变化不尽相同。呼吸道合胞病毒肺炎死亡患者尸检可见细支气管和肺泡上皮细胞感染,周围聚集大量巨噬细胞和单核细胞,细支气管周围亦可见较多 CD3$^+$ T 淋巴细胞。鼻病毒肺炎可见肺泡内皮细胞的增生和坏死脱落。偏肺病毒肺炎死亡患者组织病理可见出血的支气管肺炎。SARS-CoV、H5N1 和 H7N9 禽流感病毒、新型甲型 H1N1 流感病毒肺炎则以弥漫性肺泡损伤、肺泡壁细胞损伤脱落、肺泡出血、肺泡间隔水肿和透明膜形成为主要表现,亦可见Ⅱ型肺泡上皮细胞增生。合并细菌感染者有相应化脓性肺炎改变。

(二)临床表现

一般情况下,病毒性肺炎患者起病较典型细菌性肺炎慢,发病早期常以上呼吸道感染症状如鼻塞、流涕、咽痛、咳嗽等症状为表现,同时可有发热、肌痛、乏力、食欲减退等不特异的全身症状。尽管目前对于流感病毒的临床表现认识较多,但对于非流感病毒性肺炎的认识还十分有限。RSV 和 HMPV 引起的儿童肺炎常伴有喘息。腺病毒肺炎患者可出现腹泻、肝或肾损伤,少数合并脑炎、心肌炎或弥散性血管内凝血等。水痘或麻疹病毒可出现较为特异的皮疹,其他病毒性肺炎查体则通常无特殊发现。由于病毒性肺炎的病理表现,在评估病情时应更注重氧合指数与淋巴细胞计数的变化间。

虽然一些临床特点有助于区分病毒与细菌性肺炎(表6-2),但准确性欠佳,病毒与细菌感染的临床鉴别仍是肺炎研究中的重要课题。在以往各研究中,由于纳入人群的年龄、病原谱、病情严重程度和入选临床指标不同,所得路径的标志物种类及其分界值存在较大差异。目前,关于降钙素原(PCT)区分细菌和病毒性肺炎的最大样本量研究显示,以 0.1 ng/mL 作为分界值时区分二者的敏感性和特异性仅为 80.9% 和 51.6%。以 40 mg/L作为CRP分界值鉴别儿童细菌和呼吸道合胞病毒肺炎的敏感性和特异性分别为77%和82%,但成人患者的区分度则较差。此外,诸多生物标志物如细胞因子(IL-6、IL-8、IL-10 和干扰素等)、白细胞表面标志物、巨细胞活化标志物(新蝶呤、可溶性 CD163 分子)、杀菌通透性蛋白和中性粒细胞载脂蛋白等亦被尝试用于鉴别细菌和病毒感染,但在肺炎中的表现均不满意。有学者尝试使用患者外周血单核细胞或白细胞特定基因转录水平进行鉴别。例如细菌感染时,与炎症反应和中性粒细胞相关的基因转录水平明显高于病毒感染,而干扰素相关基因则相反。以此筛选出 10 个目标基因区分细菌和病毒的敏感性和特异性均达 90% 以上。吉特罗(Jethero)从细菌或病毒感染的儿童中筛选出 2 个目标基因,具有 95% 以上的敏感性和特异性。从中可以看到,病毒与细菌感染的鉴别由临床表现向炎症反应过程再到基因转录组水平发展,体现的是细菌与病毒不同的感染过程、炎症反应过程和机体抗感染机制。虽然基因转录组显示出了优越的鉴别价值,但面对筛选出的众多目标基因和复杂的检测工序,如何应用于临床及其受发病时间、免疫状态、病情严重程度影响如何都还需要大量的研究工作来证实。

表 6-2　病毒性肺炎与细菌性肺炎临床鉴别

指标	病毒性肺炎	细菌性肺炎
病史	发病慢于细菌性肺炎	急性起病
临床表现	鼻塞、流涕等上呼吸道症状更常见	高热、寒战、脓毒症表现
外周血白细胞计数/(个/升)	$<10\times10^9$	$>15\times10^9$
CRP/(mg/L)	<20	>60
降钙素原/(μg/L)	<0.1	>0.5

指标	病毒性肺炎	细菌性肺炎
影像学表现	间质性渗出	肺泡渗出影
对抗菌药物反应	通常慢或无效	通常反应较快

病毒性肺炎影像学多表现为支气管周围散在分布不均的磨玻璃影、实变影或边界不清的结节渗出影。流感病毒性肺炎多表现为双肺散在的多发斑片状磨玻璃影，伴或不伴有实变。重症腺病毒肺炎可出现类似细菌性肺炎的叶、段大片实变影。鼻病毒肺炎可出现双肺多发的斑片状磨玻璃渗出和实变影，并可见小叶间隔增厚。偏肺病毒肺炎、呼吸道合胞病毒与副流感病毒同属副黏病毒，胸部 CT 最常以支气管周围病变为主要表现，如树芽征、支气管壁增厚、细支气管炎和小叶性肺炎表现。巨细胞病毒肺炎常见于免疫抑制患者，胸部 CT 以双肺弥漫的磨玻璃影为主要表现，在疾病早期难以与肺孢子菌肺炎区分。但巨细胞病毒肺炎或可见到小结节影及实变影，而肺孢子菌肺炎的磨玻璃影则更为均一。水痘病毒性肺炎表现为双肺随机分布的 1～10 mm 大小的结节影，结节周围常有边界不清的斑片状磨玻璃影，可有小叶间隔增厚，病变可出现钙化。肺部病变可随着皮肤病变的愈合而逐渐消失，少数可持续数周。尽管不同病毒性肺炎的影像学表现略有不同，但以上差异并不具备鉴别的特异性。目前，医学界对非流感病毒肺炎的影像学表现还缺乏认识，需要更多的经验和总结。

（三）实验室诊断

可用于病毒检测的标本包括鼻咽分泌物、咽拭子、诱导痰、气管内吸出物、肺泡灌洗液及肺组织标本。病毒性肺炎中，下呼吸道感染部位的标本优于上呼吸道标本，诱导痰能否代表下呼吸道标本尚有争议。目前，病毒的病原学诊断方法可归结为四类。

1.培养法

培养法是诊断病毒的"金标准"，对发现和确诊呼吸道病毒具有重要意义，但设备要求高，耗时长，不是临床常规检测项目。

2.快速抗原检测方法

此类方法包括间接免疫荧光法（DFA）和免疫层析法（ICT），优势在于快速、简便、易推广，是临床病毒筛查常用方法。但 DFA 法需要人工读取结果，敏感性、特异性受人员经验限制。ICT 目前主要用于流感的筛查，结果受采样、感染时间等因素影响，阴性不能除外流感。

3.血清学检测方法

恢复期血清特异性 IgG 抗体滴度较急性期 4 倍或 4 倍以上变化时可确诊。但该方法需要双份血清,多用于流行病学调查。

4.核酸检测方法

分子诊断技术的敏感性是传统病毒检测方法的 5 倍,且耗时短,是目前临床最主要的病毒检测方法。

二、西医治疗

对症治疗和支持治疗仍是病毒性肺炎治疗的重要部分。目前已应用于临床的抗病毒药物种类有限,主要是针对流感病毒。

已应用于临床的抗流感病毒药物主要包括:

(1)M_2 通道阻滞剂(金刚烷胺、金刚乙胺):因广泛耐药不用作一线治疗。

(2)神经氨酸酶抑制剂(奥司他韦、扎那米韦、帕米拉韦):对轻症流感的疗效确切,但对于流感病毒性肺炎尚存在争议。

最高级别证据来自《柳叶刀呼吸医学》(*Lancet Respir Med*)的一项荟萃分析,结果发现发病 48 h 内使用神经氨酸酶抑制剂(NAI)较未使用患者病死率风险降低 50%;即使发病时间超过 48 h,使用 NAI 亦有获益。因此各指南仍推荐流感病毒性肺炎患者尽早使用 NAI。

(3)RNA 聚合酶抑制剂(法匹拉韦):对所有 RNA 病毒有效,已于日本上市用于轻症流感治疗,在我国被批准为有条件上市。

(4)膜融合抑制剂(阿比多尔):作用于流感病毒血凝素(HA),抑制病毒与宿主细胞融合,体外实验发现其对 RSV、PIV、AdV、HRV 等其他呼吸道病毒具有抑制作用,但仅有针对轻症流感有限的临床试验证据。

进入临床的非流感抗病毒药有限,经验多来自病例报道或免疫抑制人群。例如,西多福韦可用于治疗腺病毒肺炎,阿昔洛韦可用于治疗水痘-带状疱疹肺炎,更昔洛韦可用于治疗巨细胞病毒性肺炎。利巴韦林是一种广谱抗病毒药,目前证据显示其吸入剂治疗 RSV 引起的肺炎效果并不明显。静脉滴注利巴韦林的经验主要来自于免疫抑制患者,可尝试用于 RSV、HMPV 及 PIV 引起的重症肺炎。已进入临床研究阶段的新型抗病毒药见表 6-3。

病毒性肺炎是否需要使用抗菌药物尚无共识。首先,医生必须认识到抗菌药物对病毒无效,过度使用会增加细菌耐药和药物相关不良事件的风险。但目前临床难以准确区分病毒和细菌感染,且重症病毒性肺炎死亡患者多合并细菌感染的确是医生经常面临的现实问题。儿童呼吸道合胞病毒肺炎的 RCT 和轻症流感病毒肺炎回顾性研究数据未发现抗菌药物可使患者更多获益,但该结论尚不能推广至成人重症患者。临床实践中,在疾病早期,特别是无细菌感染证据时,不建议使用广谱抗菌药物。目前分子检测平台已实现了病毒、细菌、非典病原体及耐药基因的同时快速检测,显著提高了病原检测的敏感性和检测效率。一项 RCT 证实其可有效指导病毒性下呼吸道感染治疗,安全缩短抗菌药物使用时间,未来有望对病毒性肺炎的临床抗感染的临床治疗方案制定提供重要支持。

表 6-3　目前已进入临床研究阶段的新型抗病毒药物

药物名称	作用靶点	作用机制	体外抗病毒谱	临床试验阶段
Baloxavir	聚合酶 PA 亚基	聚合酶抑制剂	流感病毒	上市
Pimodivir	聚合酶 PB2 亚基	聚合酶抑制剂	甲型流感病毒	Ⅲ期试验失败
GP681(国内)	聚合酶 PA 亚基	聚合酶抑制剂	流感病毒	Ⅱ
TG-1000(国内)	聚合酶 PA 亚基	聚合酶抑制剂	流感病毒	Ⅱ
ZSP1273(国内)	聚合酶 PB2 亚基	聚合酶抑制剂	流感病毒	Ⅱ
AL-794	聚合酶 PA 亚基	聚合酶抑制剂	流感病毒	Ⅰ
硝唑尼特	HA 蛋白	抑制 HA 从细胞内质网转运至高尔基体,抑制 HA 成熟	流感病毒、副流感病毒、呼吸道合胞病毒、鼻病毒、冠状病毒	流感Ⅲ期试验失败
DS181	唾液酸受体	消除人呼吸道上皮细胞多糖结构上的唾液酸受体,阻止病毒黏附	流感病毒、副流感病毒、人偏肺病毒	Ⅱ
GS-5806	F 蛋白	抑制病毒包膜与细胞融合	呼吸道合胞病毒	Ⅱ
AK-0529	F 蛋白	抑制病毒包膜与细胞融合	呼吸道合胞病毒	Ⅱ

　　激素治疗病毒性肺炎来源于重症病毒性肺炎时严重的炎症风暴和免疫肺损伤,但疗效存在很大争议。目前,从呼吸道合胞病毒、甲型 H1N1 流感

病毒、H5N1 禽流感病毒和 H7N9 禽流感病毒肺炎研究和考克兰协作组织（Cochrane Collaboration）最新的 Meta 分析证据看，激素并未改善患者预后。大剂量激素反而会延长病毒复制时间，增加患者继发细菌感染风险，造成缺血性骨坏死等不良事件。个别研究认为激素联合阿昔洛韦可改善水痘-带状疱疹病毒、汉坦病毒肺炎的预后。总体来说，目前证据不支持对病毒性肺炎患者使用激素，尤其应慎用大剂量激素。但这并不是最终答案，与其说"是"与"否"，不如说何种情况下（或者在某种炎症指标指导下）医生应该使用免疫调节药物，并依据病情变化予以调节剂量。在这一点上，风湿免疫类疾病尽管是慢性疾病，但其治疗思路或可作为未来研究的借鉴。

三、中医治疗

本病在应用西药的基础上可加用中药针剂和中药汤剂，疗效更佳。

（一）中药针剂治疗

1.双黄连粉针剂（首选）

双黄连粉针剂由双花（金银花）和连翘、黄芩提取有效成分制成，具有明显的抗病毒、抗菌作用。用法：按 1 g/(kg·d) 计算，加入 5%～10% 葡萄糖 200～250 mL 中静滴。成人可用至 2～3 支，加入 5%～10% 葡萄糖 500 mL 中静滴。针剂每支 20 g(20 mL)。

空军总医院姚秀英等在年龄分布、病情等条件相似的情况下，将 102 例小儿病毒性肺炎随机分成双黄连加青霉素治疗组及单纯抗生素对照组，经过对照观察，双黄连组在退热、止咳、肺部啰音消失及总住院天数等方面明显优于对照组，显示双黄连粉针剂有确切的抗病毒效应。首都医科大学附属安贞医院秦希文等，对小儿病毒性肺炎 55 例单纯使用双黄连粉针剂治疗，也取得了较满意的效果。

2.穿琥宁注射液

穿琥宁注射液具有抗病毒、解热、消炎作用。穿琥宁每支 2 mL，含脱水穿心莲内酯琥珀酸单钾盐 40 mg。肌内注射或静脉滴注：成人一次 40～80 mg，每日 2～3 次，小儿酌减。静滴：成人每天 8 支(320 mg)，加入 5%～10% 葡萄糖 500 mL 中；小儿按每日每千克体重 6 mg 计算，加入 5%～10% 葡萄糖 250 mL 中。

3.清开灵注射液

清开灵注射液是由胆酸、水牛角、珍珠层粉、黄芩苷、猪胆酸、栀子、板蓝根、金银花等经现代科学方法提取精制而成，具有清热、解毒、化痰、通络作用。现代药理学研究表明其有抗病毒、抗菌作用。静脉滴注：每日

20～40 mL,稀释于10%葡萄糖注射液200 mL或生理盐水100 mL中使用,儿童用量酌减。肌内注射:每次2～4 mL,每日2次,儿童用量酌减。

(二)辨证施治

1.热毒犯肺,气阴两虚

病毒性肺炎的初期,主要表现为高热、咳嗽、少痰、口干渴、尿短少、喘促、憋闷、舌质红、少津、苔黄腻。听诊肺内喘鸣音多而水泡音相对较少。病毒性肺炎属中医学温病范畴。湿邪上受,首先犯肺,最易耗伤气血阴液,治疗上宜选用益气养阴、清热解毒的方药。在病毒性肺炎初期,热毒犯肺,气阴两虚型采用扶正祛邪法治疗,取得较满意的疗效,对此临床上多有报道。尤以北京中医医院温振英、大连医学院汪天柱等撰写的《扶正祛邪法治疗小儿病毒性肺炎的临床与实验研究》一文为代表。北京中医医院研制的扶正抗毒合剂(生黄芪30 g,玄参20 g,沙参20 g,天花粉15 g,黄精20 g)治疗小儿病毒性肺炎28例,治愈21例,治愈率75%。治愈的21例中1周后有17例(占81%)T淋巴细胞恢复正常。经大连病毒研究所周德水等对扶正抗毒合剂进行实验研究,证明该合剂是一个多功能、广谱抗病毒的中草药合剂。

2.热毒瘀结,气滞血瘀

此证为病毒性肺炎中晚期。对于病毒性肺炎的治疗,拟订了7个常用处方,根据病情选用。

(1)得生汤:用于气滞血瘀证,药用当归、川芎、赤芍、木香、益母草。

(2)化瘀散2号:用于气滞血瘀证病程较长、病情平稳、肺部啰音消失慢者,七厘散1支,再加乳香、没药、白云香,共研细粉,黄酒浸,加温服用。

(3)桃红生脉液:用于气虚血瘀证,药用人参、五味子、麦冬、桃仁、红花。

(4)化瘀汤:用于气血凝滞者,药用当归、赤芍、川芎、鸡血藤、水蛭、虻虫、牡丹皮、黄芪。

(5)抗毒合剂:用于血瘀气滞、毒热内盛者,药用当归、川芎、桃仁、红花、莪术、黄芩、鱼腥草、三棱、败酱草。

(6)抗毒2号:用于气血瘀滞,邪犯胃肠者,药用丹参、川芎、泽兰、大黄、芒硝、甘草、生地黄、玄参。

(7)平喘2号:用于气滞血瘀、痰涎壅阻者,药用丹参、红花、瓜蒌、乳香、没药、桃仁、细辛。

四、预防

佩戴口罩、保持手部卫生、保持通风、隔离传染性疾病患者以及医务人员充分防护等是防控病毒性肺炎流行的首要措施。

　　疫苗对预防病毒性肺炎的重要性不言而喻。流感疫苗可预防或减轻流感相关症状,对流感病毒肺炎和继发细菌性肺炎均有预防作用,建议高危人群每年接种。抗病毒药物是接种流感疫苗预防流感的辅助措施,但不建议大规模或常规应用。流行期间,接种疫苗后未获得有效免疫力(严重免疫缺陷、疫苗株与流行株抗原差距大)人群、重症高危人群或与患者密切接触的医务人员可考虑奥司他韦、扎那米韦预防。

　　帕里珠单抗可有效预防婴幼儿严重 RSV 感染,降低住院率,但对其他人群和已发病者无效。尽管有多种 RSV 疫苗通过了Ⅰ期或Ⅱ期临床试验,但尚无确切有效的疫苗可应用于临床。2011 年美国批准了针对腺病毒 4 型和 7 型的口服疫苗,并首先应用于军队中,显著降低了腺病毒相关的发热性呼吸道疾病的发生。

(巩雅欣)

第七章　新型冠状病毒肺炎及后遗症

新型冠状病毒肺炎（corona virus disease 2019，COVID-19）是一种新发急性呼吸道传染病，在全球大流行蔓延至全球绝大多数国家，2023 年 1 月确诊病例就超过了 7.5 亿。面对影响如此广泛的传染病，各国临床医生和研究者迅速开展系列研究并建立起该疾病的诊疗体系。仔细思考和梳理系列临床研究，有助于了解一个疾病被认知的全过程，掌握相应环节的研究方法对后续其他疾病诊疗开展临床研究具有参考价值。因此，本章将在疾病认识过程中探讨部分研究方法的内容。新冠病毒具有强烈的传染性并会引起广泛流行，属于中医"疫病"的范畴。《温疫论》有言："此气之来，无论老少强弱，触之者即病。邪自口鼻而入……邪之所着，有天受，有传染，所感虽殊，其病则一。"新型冠状病毒肺炎经过较大规模临床证候调查，主要病性特点为"湿毒"，也可称为"湿毒疫"，主要证候要素是"湿、毒、寒、热、瘀、虚"，在危重型中也可有"闭、脱"的证候特征，其中湿邪致病的特点明显。病位主要在肺，其次在脾、胃，重者累及心、肾。

湿毒疫是以湿毒为典型特点的疫病，起病缓慢而隐匿，传变迅速，易感性强，或夹风，或夹热，或夹寒，夹风则浸淫肌肤，夹寒则阻滞经络，夹热则郁肺闭肺。吴鞠通曰："温疫者，厉气风行，多兼秽浊，家家如是，若役使然也。"秽浊为湿毒所化，因其夹湿，故疫病多缠绵难愈，易生变证。在疾病发展过程中又易出现热化、燥化、寒化等不同变化。因此，应抓住"湿毒"这一核心病理要素，充分考虑新型冠状病毒肺炎不同阶段的"湿、毒、寒、热、瘀、虚"各证素的动态变化。

新冠病毒传染力强，具有隐匿性，多数患者起病缓慢，潜伏期长，症状相对温和，体现出湿邪重浊黏滞、病情缠绵的特征；少数患者中期可发展为痰瘀壅肺、邪毒闭肺、内闭外脱等较重证候；病毒转阴后的恢复期，常见邪气留恋、余热未清的症状和体征，以"虚"为主，部分重型患者免疫功能和组织损伤需要较长时间的修复。

第一节　流行病学

一、流行特征

COVID-19 为新发急性呼吸道传染病,目前已经蔓延至全球绝大多数国家,早期判断该疾病的传播能力和致病性是指导采取何种防控措施予以应对的关键,通过追踪密接人员是否发病并结合病原学的证据可以证实新发突发疾病是否有人际传播。此外,家庭成员之间的传播是判断疾病传播以及传播能力的重要观察对象。确定该疾病可人际传播后,尚需要快速明确新型冠状病毒(severe acute respiratory syndrome coronavirus,SARS-CoV-2)的传播动力学(潜伏期、发病至诊断或就诊时间和基本再生指数 R0),以及判断传播阶段和范围。以上科学问题需要结合现场流行病学和传播模型来解决。简而言之,对流行初期 425 例 COVID-19 患者(报告时间截至 2020 年 1 月 22 日)的回顾性研究表明,平均潜伏期为 5.2 d(95％CI 4.1～7.0);在早期阶段,流行加倍时间为 7.4 d,即感染人数每 7.4 d 增加 1 倍,平均连续间隔(由一人传至另一人的平均间隔时间)为 7.5 d(95％CI 5.3～19),R0 估计为 2.2(95％CI 1.4～3.9),即每例患者平均将感染传给 2.2 人。

SARS-CoV-2 自 2019 年 12 月中旬以来,就在密切接触人群中开始了人际传播。本次 COVID-19 疫情的传播过程,可以分为三个阶段。

(1)海鲜市场暴露所致的局部暴发阶段。该阶段主要在 2019 年 12 月底前,主要在接触海鲜市场的人群中形成局部暴发。这一阶段的病例大多与海鲜市场的暴露有关。

(2)疫情扩散形成的社区传播阶段。SARS-CoV-2 通过接触海鲜市场的人群扩散到社区,形成社区传播,在武汉市多个社区和家庭内发生人际传播和聚集性传播。

(3)疫情蔓延形成的大范围传播阶段。1 月 30 日,WHO 宣布本次疫情为"国际关注的突发公共卫生事件"。2020 年 3 月 11 日,WHO 正式承认 COVID-19 疫情为大流行。需要充分认识流行病学研究给疫情防控带来的指导价值。

二、传染源

由于病毒导致的新发突发传染病均是由动物传播给人类,因此病毒溯源尤其是中间宿主的发现,对控制疫情的扩散以及再发具有重要意义。但

SARS-CoV-2的确切来源至今仍然未知,推测SARS-CoV-2的自然宿主很可能是蝙蝠,而SARS-CoV-2的中间宿主目前仍然未知。在武汉市疫情初期入院的41例患者中,有27例(66%)有当地华南海鲜市场的直接接触史。

众所周知,COVID-19传染源主要是新型冠状病毒感染的患者。但在疫情早期如何界定哪些新冠感染患者具有传染性亟待回答,包括感染者的完整疾病谱(从无症状到重症)、发病时间与传播能力、发病前潜伏期传播能力和病毒动力学(包括呼吸道和肠道)均对判断传染源具有重要指导意义。随着疾病谱的认识,发现SARS-CoV-2感染可以出现无症状感染者,且该部分人群具有传染性。通过对传染源和密接人群发病的观察,发现COVID-19潜伏期1～14 d,多为3～7 d。病毒排毒从症状出现前2～3 d出现,这意味着患者在潜伏期即有传染性。因此,无症状感染者和潜伏期患者无明显的临床表现但却具有传染性,流行病学意义重要。病毒排毒在发病前后达到高峰,患者发病后5 d内传染性较强,纵然此阶段多数患者症状较轻。

三、传播途径

明确新冠病毒的传播途径,可以指导相应接触人员采取正确的防护措施。正因为早期无法明确新冠病毒完整的传播途径,部分医疗机构未采取严格的防护发生医护人员感染。近年来,呼出气和空气采集装置的应用使得明确新冠病毒的传播途径更加高效,但采集的标本通过聚合酶链反应(polymerase chain reaction,PCR)或病毒培养的方法仍为间接证据,尚需要结合实际发生的情况予以评估。

COVID-19人际传播的主要途径为经呼吸道飞沫和密切接触传播,面对面交谈、咳嗽、打喷嚏时产生的飞沫被易感者吸入是最常见的传播模式。但是传播风险的大小和接触模式、所处环境、宿主传播病毒的能力、社会经济因素等多方面因素有关,长时间(>15 min)、近距离(<2 m)接触感染者会增加传播风险,室内、群聚环境条件下病毒传播更为快速。当患者有咳嗽等症状时,传播风险也将增加。

此外,病毒也可通过气溶胶传播,其在气溶胶中可存活3 h以上。气溶胶和飞沫的区别在于气溶胶颗粒直径<100 μm,能稳定悬浮于空气之中,气溶胶颗粒直径越小传播距离越远,易感人群吸入含有病毒的气溶胶是有可能导致感染的。已有在粪便、尿液等排泄物中检测到病毒RNA和分离到活病毒的报道,且有研究提示粪便气溶胶传播很可能是引起广州某高层建筑COVID-19社区暴发的原因。因此,应注意其对环境污染造成接触传播或气

溶胶传播。目前并不清楚气溶胶传播在普通环境中是否具有重要的流行病学意义,在空气中检测到病毒核酸也并不意味着这些空气中悬浮的颗粒就具有传染性。但在相对封闭的环境中长时间暴露于高浓度气溶胶情况下的确存在经气溶胶传播的可能,目前在临床诊疗过程中部分操作容易产生气溶胶,因此医务人员对新冠患者照护时应做好阻断气溶胶传播的防护措施。

接触病毒污染的平面或物品也可造成感染,相较于直接接触患者的分泌物,这种接触传播方式属于间接接触传播,尤其是我国疾控中心在冷链食品外包装上分离到新冠活病毒。研究发现 SARS-CoV-2 可在塑料和不锈钢表面存活长达 72 h,中位半衰期分别为 6.8 h 和 5.6 h,因此,病毒污染物接触传播是完全有可能的。

基于现有的证据,目前认为怀孕患者发生垂直传播的风险较低。

四、易感人群

SARS-CoV-2 这一新型冠状病毒,人群普遍易感,目前已有多种疫苗可供使用。青壮年患者一般病情较轻,常为自限性。而老年人及有基础疾病的患者病情较重,可发展为重型或危重型,预后较差,需要重点加强防护措施。

五、有效防控措施

大规模疫情防控的经验主要来自我国快速有效控制疫情,以及欧美等国家早期采取积极的防疫措施,后续防疫措施松懈导致疫情再次反弹。防疫措施可以分为个人层面和社会层面。

从个人层面而言,公共场合佩戴口罩、保持社交距离、避免前往人群拥挤和聚集的场所、注意手卫生均可以有效避免新冠感染。社会层面而言,需要根据当地疫情的严重程度采取个性化的防疫措施。

(1)输入性个案和密接可明确追踪:传染源的溯源,密接的追踪和筛查。

(2)输入性病例较多且密接已无法可靠追踪:传染源和密接所在地按照高风险地区处理,开展社区人群的筛查。

(3)局部地区出现暴发尚未挤占医疗资源:根据疫区的大小,适当采取封城或高中低风险的管控,并结合积极的新冠核酸筛查。

(4)某些地区出现大面积流行:开展严格的封城,小区严格管理,建设方舱医院积极隔离传染源并救治。

此外,大数据在传染源和密接的追踪方面发挥了较大优势。

第二节 病因病机

一、西医病因机制

SARS-CoV-2 属 于 巢 病 毒 目（Nidovirales），冠 状 病 毒 科（Coronaviridae），正冠状病毒亚科（Orthocoronavirinae），β 冠状病毒属。它是近 20 年以来，继 SARS-CoV 和 MERS-CoV 之后，第三种能够引起人类严重疾病的冠状病毒，也是目前已知的第七种能够感染人类的冠状病毒。SARS-CoV-2 有包膜，病毒体呈球形或椭圆形，直径 60～140 nm，刺突长 9～12 nm。其核酸类型为单股正链 RNA。SARS-CoV-2 和 SARS-CoV 的基因组序列相似性为 79%，而和 2018 年在中国浙江省舟山市的蝙蝠体内分离到的两株病毒（bat-SL-CoVZC45 和 bat-SL-CoVZXC21）的基因组序列相似性为 88%，和早前在中国云南省的中菊头蝠体内分离到的 RaTG13 病毒株基因组序列相似性为 96%。病毒基因组可以编码包括核蛋白（N）、包膜蛋白（E）、基质蛋白（M）和刺突糖蛋白（S）在内的 4 种结构蛋白及 RNA 依赖性的 RNA 聚合酶（RdRp）。核蛋白（N）包裹 RNA 基因组构成病毒的核衣壳，外面围绕着病毒包膜（E），病毒包膜包埋有基质蛋白（M）和刺突糖蛋白（S）等蛋白。

目前认为，SARS-CoV-2 通过其表面的刺突糖蛋白（S 蛋白）与靶细胞表面的血管紧张素转换酶 2（angiotensin-converting enzyme 2，ACE2）结合，随后细胞表面的跨膜丝氨酸蛋白酶 2（transmembrane protease serine2，TMPRSS2）切割 ACE2 并且活化 S 蛋白，从而促使病毒进入并感染宿主细胞。ACE2 在人体肺、心脏、肾脏、肺、睾丸和肠道等多种组织中表达，尤其是呼吸道上皮细胞。病毒进入细胞后脱壳释放出病毒 RNA，随后利用宿主细胞内的低分子物质完成自身的复制以及合成所必需的结构蛋白和非结构蛋白，在完成病毒体的组装后释放到细胞外，感染新的细胞。

除病毒对宿主细胞的直接致病作用之外，通过与免疫系统相互作用，诱发过度的免疫反应造成损伤，也是 SARS-CoV-2 重要的致病机制，尤其对于重型和危重型患者，过度的免疫炎症反应发挥了更重要的作用。

在疾病早期，患者下呼吸道存在很高的病毒量。机体首先启动的是固有免疫抗病毒反应，被感染的肺泡上皮细胞和肺泡巨噬细胞释放多种促炎细胞因子和趋化因子，招募单核细胞、中性粒细胞、树突状细胞等固有免疫细胞趋向性迁移至感染部位发挥抗病毒作用。随后，淋巴细胞被激活和招募,从而启动适应性免疫反应,发挥更特异的抗病毒作用。

在疾病后期,对于轻型患者来说,固有免疫和适应性免疫反应能够有效地抑制并清除病毒,炎症反应逐渐消退,患者恢复健康。但对于重型和危重型患者来说,病毒的清除出现了障碍,当病毒复制加速时,免疫反应过度激活最终失控,伴随大量促炎细胞因子释放,形成细胞因子风暴。此时,在持续、强烈的炎症反应和病毒的感染共同作用下,气血屏障的完整性受到严重损害。除感染上皮细胞外,SARS-CoV-2还感染肺毛细血管内皮细胞,导致血管通透性增加,大量的血浆成分、单核细胞和中性粒细胞汇入。肺间质单个核细胞炎性浸润和水肿出现,在CT影像中表现为磨玻璃影。随后,间质水肿液进入肺泡,出现肺水肿,透明膜形成并充满了肺泡腔,这和早期急性呼吸窘迫综合征(ARDS)的表现一致。总而言之,肺内皮细胞屏障的破坏,肺泡-肺毛细血管的氧传递功能障碍和氧弥散功能受损共同构成了COVID-19的肺部损伤的特征表现。

临床上,部分COVID-19患者会出现败血症(sepsis)的表现。病毒性败血症(viral sepsis)被定义为宿主对病毒感染反应失调导致危及生命的器官功能障碍。病毒性败血症的出现可能进一步导致COVID-19患者多器官衰竭,但其确切机制仍需要进一步研究。

二、中医病因病机

(一)病因

1.外感疫戾之气

疫戾之气是一种特殊的致病物质,有别于一般所指的风、寒、暑、湿、燥、火六淫之邪,主要责之于"非其时而有其气""天地间的不正之气"。疫戾之气作为杂气,夹杂了六气,具有强烈的致病性和传染性,易于流行。吴又可的《温疫论》云:"夫瘟疫之为病,非风非寒非暑非湿,乃天地间别有一种异气所感。"

2.内由正气不足

在疫病流行之际,人的发病与否,主要取决于体质和正气的强弱。《温疫论》云,"本气充满,邪不易入,本气适逢亏欠,呼吸之间,外邪因而乘之""正气稍衰者,触之即病"。若机体脏腑功能正常,卫外固密,则疫疠之气难以入侵而为病。因此,正气充足与否是新型冠状病毒肺炎发病的重要条件,也是疾病转归的重要决定因素。年老体弱及有慢性基础疾病的患者,因正气亏损,更易罹患新型冠状病毒肺炎,并易发展为重型,预后较差。

(二)病机与病性

病机与病性是中医对于疾病整体特点的概括。根据新型冠状病毒肺炎的发病表现,其基本病机可概括为:疫毒外侵,肺经受邪,正气亏虚。病性核心为湿、毒,根据不同气候、地域以及体质而体现出兼夹化风、热、寒、燥等邪气的特点。

"湿"为新型冠状病毒肺炎证候要素之首,湿属阴邪,湿邪为患,起病隐匿,病势缠绵,胶固难解,常阻遏气机。基于目前的流行病学调查,新型冠状病毒肺炎患者潜伏期为 $1\sim14$ d,多为 $3\sim7$ d。其致病范围广,上蒙清窍,中阻枢机,下注旁流,常阻遏气机,湿蕴化毒而伤络。比如有的新型冠状病毒肺炎患者表现为头痛、头晕、意识障碍、味觉减退、嗅觉减退、食欲减退、神经痛等。湿毒为病,变化多端,疾病进展后,有少部分患者病势急转直下,传变迅速,虽复杂多变,但多数还是在气分或气营两燔阶段胶结。成为重型,可以见到闭、脱、虚诸证发生,主要表现为湿毒壅肺、邪毒闭肺等证。新型冠状病毒肺炎病死率高,特别是危重型患者并发出凝血功能障碍后死亡率高,防治难度大。在疫病恢复期,主要是肺脾两虚。

"湿毒"为核心病理要素,"湿、毒、寒、热、瘀、虚"各证素在新型冠状病毒肺炎病程不同阶段动态变化。

第三节　诊断和治疗

一、临床特点

临床特点的规律总结不仅可以有效指导早期传染人群和高危重症人群识别、后续患者疾病严重程度预测和预检分诊等,还为后续临床试验方案制订、人群选择、研究终点确定、给药时机等细节提供了极大的参考价值。该部分研究主要解决新冠患者的完整临床特征、疾病发生发展规律以及准确的疾病谱并对其进行科学分类。所用的临床研究方法为病例系列研究。

发病的危险因素以及重症或死亡的危险因素研究也是临床特征描述的重要组成部分。不同人群在相同情况下接触新冠病毒,可以表现为未感染、无症状感染以及有症状感染,明确发生感染的危险因素有助于保护易感人群和筛查高危人群。此外,有症状感染人群发生感染后,疾病发生发展以及转归差异性较大,也需要明确影响疾病转归或预后的因素,有助于早期识别重症患者,以及针对可干预的危险因素开发药物等治疗措施。例如,一项早期回顾性研究发现 D-二聚体(D-dimer)明显升高是导致住院新冠患者预后不良的重要因素,该研究为后续相关抗凝治疗的治疗措施提供了思路。由于新发突发传染病的特点,病例对照研究和回顾性队列研究是重要的研究方法。

(一)疾病谱

COVID-19 严重程度异质性较大,按照是否出现临床症状可分为无症状感染(asymptomatic infections)和有症状感染。

1.无症状感染

无症状感染者在新冠病毒流行期间所占感染者的比例尚不明确。一项荟萃多项大型基于人群的新冠检测的队列数据描述性研究估计,无症状感染者高达 30%~40%。但这些研究并没有开展后续的随访以明确筛查时无症状感染者后续是否会出现症状。而且,无症状感染者即使没有临床症状,部分患者胸部 CT 仍可以发现影像学异常(如磨玻璃影),甚至部分患者可能进一步发展出现低氧血症。因此,少数筛查时无症状的患者后续也可能出现疾病进展,从 PCR 检测阳性到症状出现的中位时间为 4 d(3~7 d)。

2.有症状 COVID-19 患者的严重程度分类

出现症状的新冠感染患者的疾病严重程度可以从轻症到危重。中国疾病预防控制中心流行病学调查显示,COVID-19 患者中,约 81% 为轻症患者,14% 为重症患者,5% 为危重症患者。临床严重程度分型对临床合理诊疗、医疗资源的合理使用有重要意义。国家卫健委新冠肺炎诊疗方案和 WHO 新冠肺炎诊疗指南均提出了临床分型。两者均将有症状患者分为四种类型,即轻型(mild)、普通型(moderate)、重型(severe)、危重型(critical)。分型依据均为症状、影像学表现、氧合情况等,但是部分细节(如普通型和重型的 SpO_2 界值)稍有不同。

此外,治疗性的临床研究方面还会使用更为细致的疾病分类。曹彬教授等开展的洛匹那韦/利托那韦治疗重症新冠的随机对照临床试验,首次采用了 7 等级量表用于疾病严重程度的分类。7 等级量表包括以下等级:

(1)未住院,且可继续从事日常活动。

(2)未住院,但无法继续从事日常活动。

(3)住院治疗,不需要吸氧。

(4)住院治疗,需要吸氧。

(5)住院治疗,需要经鼻高流量氧疗、无创机械通气或这两者均需要。

(6)住院治疗,需要体外膜氧合(extracorporeal membrane oxygenation, ECMO)、有创机械通气或这两者均需要。

(7)死亡。

世界卫生组织在此基础上进一步提出了覆盖新冠肺炎从无症状到死亡

的 10 等级的分类(表 7-1)。

表 7-1　WHO 的新冠肺炎病程进展量表

分类	定义	评分
未感染	未感染;病毒 RNA(一)	0
轻症流动人群	无症状,病毒 RNA(＋)	1
	有症状,生活自主	2
	有症状,生活需要他人协助	3
中症住院人群	住院,无需氧疗	4
	住院,面罩或鼻导管吸氧	5
重症住院人群	住院,无创通气或高流量氧疗	6
	气管插管机械通气,$PaO_2/FiO_2 \geqslant 150$ mmHg 或 $SpO_2/FiO_2 \geqslant 200$ mmHg	7
	机械通气 $PaO_2/FiO_2 < 150$ mmHg($PaO_2/FiO_2 < 200$ mmHg)或使用血管活性药物	8
	机械通气 $PaO_2/FiO_2 < 150$ mmHg＋血管活性药物/透析/ECMO	9
死亡	死亡	10

但上述的分类对重症人群过于细致,在临床操作或临床试验应用方面存在一定的难度。

(二)临床表现

1.症状

临床首发症状主要以呼吸道和全身症状为主,表现为咳嗽(干咳为主)、发热、干咳、乏力、头痛、呼吸困难、咽痛、腹泻和呕吐,少数患者以嗅觉、味觉减退或丧失等为首发症状。此外,还有部分研究报道新冠患者会出现结膜炎、脱发和谵妄等少见表现。一项来自美国 CDC 总结了 370000 名新冠确诊患者的临床症状分布比例如下。

(1)咳嗽:50%。

(2)发热(包括主诉发热或体温＞38 ℃):43%。

(3)疲乏:36%。

(4)头痛:34%。

(5)呼吸困难:29％。

(6)咽痛:20％。

(7)腹泻:19％。

(8)恶心、呕吐:12％。

(9)嗅觉、味觉丧失,腹痛,流涕等症状:＜10％。

需要注意的是,不同研究的目标人群不同,所得到的比例可能有所差异。不同于流感等其他常见呼吸道病毒感染性疾病,发热并非新冠患者十分普遍的症状。

2.并发症

(1)呼吸衰竭:急性呼吸窘迫综合征(ARDS)是重症患者的主要并发症,可在呼吸困难发作后不久出现。

(2)心血管并发症:包括心律不齐、急性心肌损伤和休克。

(3)血栓栓塞并发症:包括肺栓塞和急性脑卒中(甚至在无危险因素,且年龄≤50岁的患者)。

(4)过度炎症反应并发症:已有实验室证据表明,一些重症 COVID-19 患者存在类似细胞因子释放综合征的过度的炎症反应,伴有持续发热,炎症标志物(如 D-dimer,铁蛋白)升高、促炎细胞因子升高;这些异常的实验室检查结果与重症和死亡相关。

其他炎症并发症和自身抗体介导的临床表现也已经有报道,有患者起病后 5～10 d 发生吉兰-巴雷综合征。COVID-19 患儿还会出现类似于川崎病和中毒性休克综合征类似的多系统炎症综合征。该综合征的特征是炎性标志物显著升高,并有多器官功能衰竭(特别是心力衰竭),但是肺部极少受累。

3.实验室检查

轻症患者实验室检查可无明显异常,重症患者的实验室检查与其他重症呼吸道病毒感染患者类似,主要表现为淋巴细胞减少、LDH 升高、肌酸激酶升高以及肝酶的升高。由于新冠患者可出现明显凝血功能异常,部分患者可出现血小板减少和 D-二聚体升高。此外,少部分患者会出现肌钙蛋白和肌酐升高。但重症新冠患者入院时 PCT 检测值大多在正常范围。

4.胸部影像学

(1)胸部 X 线检查:在早期或轻症病例中,胸部 X 线检查结果可以是正常的。常见的 X 线异常表现是实变和磨玻璃影,多累及双肺,外周和下肺多见;肺部受累随病程进展而加重,在起病后 10~12 d 达到峰值。

(2)胸部 CT:COVID-19 患者的胸部 CT 最常表现为磨玻璃影(ground-glass opacity,GGO)伴或不伴实变,这与病毒性肺炎的影像学表现一致。COVID-19 胸部 CT 异常常为双侧,周围分布,下叶受累。一项对 2700 多名 COVID-19 患者胸部 CT 表现的系统回顾研究中,总结常见的影像学异常如下。

(1)GGO:83%。

(2)GGO 伴实变混杂影:58%。

(3)邻近胸膜增厚:52%。

(4)小叶间隔增厚:48%。

(5)支气管充气征:46%。

(6)其他:少见发现有铺路石征(GGO 伴间隔增厚),支气管扩张,胸腔积液,心包积液和淋巴结肿大。

5.病程发展

重症患者多在发病 1~2 周内出现呼吸困难和(或)低氧血症,严重者可快速进展为急性呼吸窘迫综合征、感染中毒性休克、难以纠正的代谢性酸中毒和出凝血功能障碍及多器官功能衰竭等。极少数患者还可有中枢神经系统受累及肢端缺血性坏死等表现。

6.鉴别诊断

COVID-19 应与所有呼吸道病毒感染相鉴别,应结合患者的流行病学史和不同呼吸道病毒流行季节,予以鉴别。上述临床症状并非 COVID-19 特异性表现,无法用于与其他呼吸道病毒感染性疾病的鉴别诊断。诊断主要依靠病原学检查。目前,尚无新冠与其他呼吸道病毒共感染的流行病学数据。

二、中医证候特点

辨证是中医学认识疾病与诊断疾病的独特途径和方法,开展一线临床证候学调查,分析总结疫情证候特征、演变规律,可为疫情的防治提供重要的理论支持。

新型冠状病毒肺炎临床症状及证候特点如下。

(一)主要症状

新型冠状病毒肺炎患者发病早期以发热、干咳、乏力、胸闷、气喘等症状为主,也可见患者就诊时无发热、咳嗽等典型症状,以乏力、精神差伴胃肠不适为主;病情进展期,多见气喘、乏力、咳痰、大便不畅、纳差等症状;疾病后期以乏力、咳嗽、气喘、虚汗、口干、纳差、大便不畅、心悸等为症状。针对武汉市608例新型冠状病毒肺炎患者的回顾性分析发现,患者以发热(77.9%)、肌肉酸痛(64.1%)、咳嗽(50.8%)、胸闷憋气(46.9%)、乏力(41%)、头痛(41.6%)、恶寒(38.7%)、纳差(36.7%)为主要临床表现。特别需强调的是,在整个病程中,多数患者存在焦虑不眠、烦躁不安、情绪低沉、抑郁状态及恐慌心悸的不良情绪,当予以重视。

(二)舌脉特点

中医学认为"气病察苔,血病观质",疫病诊查最重于舌,舌象对疫病的属性判定、病机传变、转归预后具有重要意义,并可指导临床遣方用药。新型冠状病毒肺炎患者舌体多胖大,色呈暗或边尖稍红。舌苔多腻或薄或厚,其色或黄或白。甚者病患胃中秽浊之气蒸腾于舌,苔如积粉。整体而言,新型冠状病毒肺炎患者出现红舌、暗红舌、裂纹舌和黄厚腻苔、干裂苔、少苔提示病情转重,预后可能不佳。诊断时应临床体征结合症状,注重脉象与舌象动态变化。新型冠状病毒肺炎患者脉象以滑脉、数脉多见,初起可见脉濡或滑,病进为脉滑数,或脉沉细数,病及危重则脉浮大无根。

(三)证候概要

轻型为湿毒邪气初起,症状轻缓,分为寒湿袭肺、湿热阻肺证;邪正交争后进展为普通型,主要证见湿热蕴肺及寒湿郁肺证,并存在不同程度的夹痰夹燥夹瘀,症状主要表现为咳嗽、乏力、胸闷气短、低热、纳呆、舌苔黄腻或白腻、脉滑或濡;若邪气偏胜,毒邪闭肺进一步发展为重型,主要为疫毒闭肺及气营两燔证,可见喘促、发热、疲乏倦怠、咳嗽、痰黄黏少、纳呆、舌红苔黄腻、脉滑数,甚者大热烦渴、喘憋气促、谵语神昏,或发斑疹,舌绛少苔或无苔,脉沉细数,或浮大而数;若正气衰败,四末湿冷,则可进展为内闭外脱的危重型。恢复期以乏力、心悸、活动后喘息、不耐劳作、纳差、干咳或少痰等为主要临床症状,证见肺脾气虚或气阴两虚证;少部分患者有气机不畅、心烦易怒或沉默不语、情绪低落等情志症状。

此外,戾气致病具有地域性、季节性、社会性,在不同地域和气候、社会条件下其致病能力和表现形式有所差别。如华中、华南、华东、西南早期证候表现多以"湿、温、热、毒"为特点;寒冷地区如华北、东北、西北早期证候表现多以"寒、湿、风、毒"为特点。中医治病强调"三因制宜",应根据患者病情及当地气候特点、患病人群的体质等进行辨证论治。

三、病原学诊断

上述临床表现并非 COVID-19 特异性表现,无法用于与其他呼吸道病毒感染性疾病的鉴别诊断。诊断主要依靠病原学检查。目前临床可及的 COVID-19 的诊断性检测包括核酸、抗体和抗原法(表 7-2),其中核酸检测是目前最为常用和重要的新冠现症感染者的主要筛查和检测手段。假阴性是目前新冠病原学检查面临的主要问题。有研究报道基于 CRISPR(规律成簇的间隔短回文重复)技术开发的新冠诊断方法有很高的敏感性和特异性,但尚处于开发阶段,无法用于临床诊疗和社区筛查。

医疗工作者需要充分了解各个方法的特点,根据不同场景选择合适的方法。我国武汉地区首先创造性地采用混合样本的核酸检测,用于大规模的社区筛检,极大地提高了筛检效率。详细的核酸检测方法可参考新型冠状病毒核酸检测相关文件。

四、西医治疗

COVID-19 患者的疾病谱差异性较大,应充分评估患者的疾病严重程度并结合重症高危因素,开展对症治疗和针对并发症的支持治疗。总体而言,目前尚无明确有效的抗病毒药物,仅确证小剂量激素可改善重症新冠患者预后。以前普遍认为疫情暴发时不适合开展严格的临床研究,因为在人们生死之际,所有可能的治疗策略都应该"尝试一下",而不是对其开展严格研究。2018～2020 年西非埃博拉疫情时启动了许多小规模研究,能得出明确结果的研究却非常少,因为面对新发突发呼吸道传染病,有效治疗措施的探索时间窗极为狭窄。本次新冠疫情初期也出现类似的同情或超说明书(off-label)用药,但仍有部分学者坚持随机对照临床试验的原则并快速完成,为疫情期间探索有效药物和疫苗提供了方向。与其开展单臂观察性研究获得不确切的结果,浪费研究者的精力和宝贵的受试者资源,不如努力克服困难,开展随机对照临床试验探明潜在治疗价值药物的疗效和安全性。此后国际社会探索治疗新冠的药物都采取随机对照临床试验的方法,甚至出现了将 15% 的英国新冠患者纳入临床试验的惊人举措(RECOVERY 试验)。新冠治疗药物总结如表 7-3 所示。

表 7-2 新型冠状病毒肺炎的诊断性检测方法

检测类别	主要临床应用	标本类型	性能特征	评论
核酸检测（包括实时聚合酶链反应）	现症感染的诊断	呼吸道标本*	理想情况下，分析灵敏度和特异度都很高 临床性能取决于标本的类型和质量以及检测时疾病的持续时间 报告的假阴性率从5%到40%不等，具体取决于所使用的检测#	检测时间从15 min到8 h不等△ 检测周转时间受所用检测和实验室工作流程的影响 有些监测方法允许使用邮寄来的集中收集的标本
血清学（抗体检测）	既往感染的诊断（或至少持续3~4周的感染）	血	敏感度和特异度是高度可变的，可检测到的抗体通常需要几天到几周的时间形成；IgG通常在症状出现后14 d形成。据报道，与其他冠状病毒有交叉反应 在低血清阳性率的情况下，应谨慎解释个体结果；具有高特异性的血清学检测仍然具有低的阳性预计值	检测时间从15 min到2 h不等 检测周转时间受所用检测和实验室工作流程的影响 目前尚不确定抗体检测呈阳性是否表明对未来感染具有免疫力
抗原检测	现症感染的诊断	鼻咽拭子或鼻拭子	数据有限 抗原检测通常不如核酸检测敏感	检测时间<1 h

注：* 表示CDC建议鼻咽拭子、口咽拭子、鼻拭子（来自两个前鼻孔）以及鼻腔或鼻咽灌洗液。患者可以在现场或在家自行收集鼻拭子。一些数据表明，鼻咽标本的量高于其他上呼吸道标本。对于上呼吸道标本检测为阴性，怀疑有下呼吸道感染的住院患者，可以收集下呼吸道标本。

♯表示单个阳性检测通常可以确定诊断。如果初始检测为阴性，但临床怀疑仍然存在，进行第二次检测可以提高诊断率。

△表示可以在医疗点进行低复杂性的快速检测，并在不到1 h的时间内提供结果。大多数中到高复杂性的基于实验室的检测需要几个小时才能完成。然而，临床医生或患者接收结果的时间取决于运行检测的频率和其他处理因素。

表 7-3 新冠治疗药物总结

疾病的严重程度	临床处理	抗病毒药	免疫调节药
重症患者	住院:收入 ICU 为需要机械通气和(或)循环支持的患者;也包括需要高流量鼻导管吸氧、无创机械通气或高浓度面罩吸氧的患者	瑞德西韦:对于接受高级氧疗支持的患者,有条件使用瑞德西韦(证据尚存在争议)	地塞米松:对于重症患者,建议: (1)地塞米松 6 mg,每天 1 次,口服 (2)静脉输注 10 d 或直到出院 其他免疫调节药(托珠单抗、巴瑞替尼):在临床试验之外不应常规提供妥珠单抗治疗;对于有细胞因子风暴的患者应用可能缩短机械通气时间。但不推荐联合应用
中度患者	住院:收入病房为需要低流量氧疗的患者	尚无高质量临床试验阳性结果的抗病毒药	地塞米松:对于中度患者,建议: (1)地塞米松 6 mg,每天 1 次,口服 (2)静脉输注 10 d 或直到出院 其他免疫调节药:不建议在临床试验以外使用妥珠单抗、巴瑞替尼

疾病的严重程度	临床处理	抗病毒药	免疫调节药
轻症患者	隔离观察:无需低流量氧疗、静脉输液或其他生理支持的患者	新冠小分子药物(Molnupiravir、Paxlovid、瑞德西韦):建议用于门诊轻症的高危患者,可降低转重的风险。上述抗病毒药物均缺乏我国临床试验数据,截至本书出版时尚未通过我国药监局批准 单克隆抗体:Bamlanivimab-Etesevimab、Casirivimab-Imdevimab、Sotrovimab和安巴韦单抗/罗米司韦。其中,安巴韦单抗/罗米司韦于我国批准上市。建议用于门诊轻症的高危患者,可降低转重的风险。但抗体类药物成本较高、需要静脉注射,病毒变异可能影响抗病毒效果	地塞米松不建议用于轻症患者

注:本表中的建议基于最佳可用数据,并可能随着其他数据的提供而更改,仅推荐现有证据显示的有效药物,其他无效/可能有害药物(洛匹那韦/利托那韦、氯喹、羟氯喹、干扰素、恢复期血浆、ACEVARB、阿奇霉素、伊维菌素、硝唑尼特和维生素等)均未列入表中。

(一)抗病毒药物

新冠疫情暴发后,国内外相继开展临床试验探索有效的抗病毒药物,目前仍未有确切结果。由于临床研究入选患者多在病程中晚期,多数患者已经发生炎症风暴或多器官功能损伤,这可能是抗病毒药物未能得出阳性结果的主要原因。在病程早期使用具有潜在抗病毒作用的药物能否改善临床结局需要进一步探讨。目前,不建议住院 COVID-19 患者使用氯喹/羟氯喹、洛匹那韦/利托那韦、静脉或吸入干扰素。由于瑞德西韦的研究结果存在分歧,该药物的抗病毒效果仍存在争议。中和抗体或单克隆抗体、多克隆抗体在临床试验中显示出良好效果。

(二)免疫调节药物

1.糖皮质激素治疗

2003年SARS流行期间,有研究者提出早期大剂量使用糖皮质激素以抑制炎症风暴,随后根据临床实践观察,大剂量激素增加了继发感染的可能,尤其是增加股骨头坏死的风险。因此在疫情早期激素使用在新冠治疗中的作用颇有争议,在国家卫健委最早的《新型冠状病毒肺炎诊疗方案》中,提出慎用激素的建议。我国学者在疫情早期首先总结武汉新冠患者使用激素的经验提出专家共识建议:使用激素应充分权衡利弊,严格把握适应证和剂量,针对适合人群应用低中剂量糖皮质激素以及治疗时机。英国RECOVERY研究证实地塞米松可以降低COVID-19住院患者的病死率。RECOVERY研究中激素的用法和疗程为6 mg/d,应用10 d或直至出院(无论哪个先发生)。基于7项RCT研究的Meta分析,WHO发布了针对COVID-19激素使用的指南,强推荐糖皮质激素治疗重症COVID-19患者,弱推荐轻症COVID-19患者不使用糖皮质激素治疗。糖皮质激素的疗程一般不超过7~10 d,剂量一般相当于甲泼尼龙0.5~1 mg/(kg·d)。

2.其他免疫治疗

与糖皮质激素多途径抑制炎症反应不同,白介素拮抗剂、干扰素和激酶抑制剂等可以通过特异性通路抑制机体炎症反应。白介素拮抗剂主要包括白介素-1拮抗剂、抗白介素-6受体单克隆抗体[托珠单抗(Tocilizumab)和思诺妥单抗(Serclutamab)]和抗白介素-6单克隆抗体(Siltuximab)。托珠单抗和思诺妥单抗治疗COVID-19住院患者的独立随机对照研究均未显示临床获益。目前,无发表的研究评估Siltuximab对于COVID-19的治疗作用。布鲁顿(Bruton)酪氨酸激酶抑制剂和杰纳斯(Janus)激酶抑制剂目前无有力证据支持可以带来临床获益,多种药物临床试验正在进行中。康复者恢复期血浆可能通过直接抗病毒或免疫调节功能发挥作用,目前尚无足够的临床数据证实其有效性和安全性,仍需要进一步评估其实际临床价值。

(三)重型、危重型的支持治疗

在上述治疗的基础上,应积极防治并发症,治疗基础疾病,预防继发感染,及时进行器官功能支持。器官功能支持的重大研究进展较少,可参考国内外诊疗方案执行。

五、中医治疗

(一)治疗原则

1.辨病为主、病证结合、专病专方

《温疫论》中指出:"然则何以知其为疫? 盖脉证与盛行之年所患之症,纤悉相同,至于用药、取效,毫无差别。"治疗上,应当结合疫病自身的特点,迅速掌握其发病特点、主要临床表现、病变本质和传变规律,灵活应用辨病治疗、辨证施治等相关治则,制订专方专药进行有效干预,截断邪气进犯之径,阻断传变,取得治疗先机,控制病情,争取治疗时间。新型冠状病毒肺炎呈蔓延扩展之势,采用普遍服用中药的措施,专病专方,切实可行。在武汉抗疫一线、在隔离点方舱医院的实践就是例证。

2.截断方药,阻其病势

"截断疗法"起源于《黄帝内经》,主要包含"截断"和"扭转"两个方面。"截断"是指采用果断措施和特效方药,以求迅速祛除邪气,拦截病邪深入,从而阻止疾病的发展;而"扭转"是指扭转病势,使疾病向愈发展。先证而治是"截断疗法"思想的具体体现,对于轻型、普通型患者,抓住疫病的根本病机以通治方给药,便是抓住了"证"的先机,可有效降低患者转重率。对于重型患者的辨证论治,则应一人一策,早逐客邪,可以截断重型转向危重型,降低患者死亡率。

3.扶正固本,趋利避害

《黄帝内经》载:"黄帝曰:余闻五疫之至,皆相染易,无问大小,病状相似,难施救疗,如何可得不相染易者? 岐伯曰:不相染者,正气存内,邪不可干。"疫病的严重程度不仅与疫毒的强弱相关,更与人体正气密切相关。对于人体正气的顾护应该贯穿疾病治疗的始终。在疾病初期,治疗以祛邪为主,但不能过分伤及正气;随着病情进展,多见正虚邪实,宜扶正祛邪;病情危重,多属正虚邪陷,当扶正达邪;恢复期,多属正虚邪恋,当以扶正为主,兼以清解余邪。

4.知常达变,"三因制宜"

据流行病学调查,本病重型及危重型患者多为患有基础性疾病的老年患者。《广瘟疫论》载:"时疫较之风寒,本为难治……而以夹脾虚、肾虚者更为难治。"说明疫病的传变和预后与患者的体质特点密切相关。除此之外,疫病还常常受到地域等因素的影响,从而导致疫病的主要症状虽相似,但不同人群的易感性以及临床表现却不尽相同。因此治疗时要在新型冠状病毒肺炎基本病机的基础上，结合"三因制宜"，根据地域差异、个体差异、发病节气等，知常达变，灵活用药，进一步提高临床疗效。

5.中西结合，优势互补

新型冠状病毒肺炎病情变化急骤，治疗上应根据其临床演变规律，分型论治，并且将中西医相结合，优势互补。

（1）轻型、普通型：中医药要及早介入、早期干预，改善症状，治其所苦，尽早祛邪外出，截断病势，防止病情进一步加重，避免轻型和普通型向重型的转化，缩短病程。

（2）重型、危重型：多采用中西医结合救治，针对病症，一人一策，精准施治，在呼吸支持、循环支持等生命保障条件下，及早足量使用中药注射剂，可改善氧疗效果，促进炎症吸收，抑制"炎症风暴"，中西医结合挽救患者生命，提高治愈率，降低病死率。

（3）恢复期：针对患者主要症状给予对症治疗，给予益气养阴、活血化瘀、通络散结等作用的中药调理脏腑，清除余邪，慎防复发。

（二）中医药发挥的优势作用

1.中医治疫历史悠久，经验丰富

《中国疫病史鉴》记载，西汉以来的2000多年里，中国先后发生过321次疫病流行，特别是近些年来，2003年的严重急性呼吸综合征，2009年的甲型H1N1流感，中医药从来没有缺席过，挽救了无数生命，发挥了不可替代的作用。孙思邈的《千金要方》、张仲景的《伤寒杂病论》、吴又可的《温疫论》、吴鞠通的《温病条辨》等经典著作，系统地总结了中医药防治传染病的基础理论、临床实践、方剂药物和技术方法，积累了丰富的传染病治疗经验。

此次新型冠状病毒肺炎疫情暴发之初，对新冠病毒的认识还不够深入，在西医没有特效药、没有疫苗的情况下，中医药正是基于丰富的经验，不局限于病毒本身，以"审证求因"等理念为指导，通过疾病外在的临床表现及当地的气候特点，来推论疾病的病因、病机、病理，结合"整体观念""辨证论治""三因制宜"等理论，很快确定以"湿毒疫"论治新型冠状病毒肺炎，结合临床实践，深入挖掘古代经典名方，总结制订出了行之有效的诊疗方案。

在新型冠状病毒肺炎疫情初起、形势严峻且复杂之时，对发热患者、留观患者、密切接触者和疑似患者的"四类人"采取了"集中隔离，分类管理，漫灌中药"的治疗措施，对患者应收尽收，应治尽治，确诊阳性率随着服用中药汤剂范围的增大逐渐下降，有效阻止了疫情的蔓延。

2.治疗手段多样，参与疾病全程

中医药治疗手段具有多样性，既有辨病论治的通用方，如清肺排毒汤、宣肺败毒方、化湿败毒方等，又有配合使用的辨证论治加减方；既有中药治疗，又有按摩、针灸、穴位敷贴、太极拳、八段锦等综合治疗手段；既有中药汤剂、颗粒剂、口服中成药在轻型、普通型患者中发挥改善症状、避免转重的作用，又有中药注射剂在重型、危重型患者中挽救患者的生命。

这次抗击新型冠状病毒肺炎疫情，中药在预防、治疗、康复的全程中发挥了重要作用。贯彻中医"治未病"的理念，重视预防，对于健康人群，不鼓励人人吃药预防，但对于高危人群，适量服用中药是有预防意义的。对确诊的新型冠状病毒肺炎轻型患者，中医药具有明显的优势，能够有效改善症状，降低轻型转重型比例，提高治愈率。对于重型新型冠状病毒肺炎患者，西医的呼吸支持、循环支持等必不可少，此时中医药作为辅助治疗，不可或缺，尽早足量使用中药注射剂，能够力挽狂澜，挽救生命。对于恢复期患者，中医药能促进患者完全康复，减少后遗症，并且避免病毒"复阳"。

3.中医药有效降低转重率，截断病势

新型冠状病毒肺炎属湿毒疫范畴，以湿毒为典型特点，往往起病较缓，症状看似轻微，但病情复杂，可传变迅速，易生变证。虽然80%以上的新型冠状病毒肺炎患者表现为轻型，但10%～20%的患者可从无症状或轻型进展到预后不良的重型及危重型，出现严重的肺部受累、显著的全身炎症及凝血异常，引起多脏器功能衰竭甚至死亡。新型冠状病毒肺炎患者病情一旦由轻型转重型，则病情进展迅速，病死率明显升高，且治愈后长期症状与后遗症突出，需要定期随访和康复治疗，极大地增加了医疗救治难度和成本。因此，新型冠状病毒肺炎患者转重率是临床治疗的重要关注点与疗效评价的核心指标。有效控制患者转重率是降低新型冠状病毒肺炎病死率的关键环节，也是决定患者获益与预后的临床"赛点"。

有效降低转重率是中医药防治新型冠状病毒肺炎的核心作用之一，通过早期介入，中医药能显著降低轻型患者发展为重型的概率。据统计，在武汉方舱医院诊疗过程中，使用了中西医综合治疗的方舱医院患者转重率为2%～5%，远低于新型冠状病毒肺炎患者通常10%～20%的转重率。尤其是以中医药治疗全覆盖的江夏方舱，共收治564例患者，无一例转为重型，说明中医药在防止新型冠状病毒肺炎患者病情转重方面具有明显优势。此外，多项中医药治疗新型冠状病毒肺炎的临床研究，如金花清感颗粒、连花清瘟胶囊、藿香正气滴丸、宣肺败毒汤、清肺排毒汤、血必净注射液、热毒宁注射液等研究，均证实中西医结合治疗与单纯西药治疗相比，不仅明显改善了患者乏力、胸闷、咳嗽等临床症状，还有效促进肺部炎症的吸收和病毒转阴，尤其明显地降低了患者转重率。因此，中医药早期介入治疗尤为重要，可有效截断患者病情的进一步发展,降低转重率与病死率,提高患者预后和生存质量。运用中医药截断疗法,可化被动为主动,截断病势,达到已病防传、未盛防盛、已盛防逆,充分发挥中医药的优势作用。

4.重视人体正气,体现双向调节

免疫损伤是此次新型冠状病毒肺炎的重要特点之一,临床上表现为正气虚弱,主要为乏力、心悸、多汗、少气懒言、苔腻等。而中医对于人体正气历来就很重视,即所谓"正气存内,邪不可干"。中医药的治疗主要是通过补益气血、充实脏腑,提高人体免疫力,从而抵御病毒。研究发现,中医药对于免疫系统可以起到双向调节的作用,免疫力低下时可提高免疫力,免疫功能亢进时,可予以抑制。同时,中医药也有一定的针对性,对于异常的免疫环节也可通过调节以达到新的平衡。

5.中药简便廉验,副作用少

由于新冠病毒前所未有,西医寻找抗病毒特效药需要一定的时间,并依赖体外实验的提示和临床试验的确认。而目前国家版诊疗方案所推荐的抗病毒药物,大多处于试用阶段,用法用量已超出说明书的范围,不良反应较多,药物安全性问题不容忽视。相比之下,中医药的优势明显,国家版诊疗方案所推荐中药处方大都来源于中医经典古籍,方剂组成为临床常用中药,经历了数百年的临床考验。宣肺败毒汤、清肺排毒汤、化湿败毒汤,辨证施治,疗效明确,不良反应较少,与西药抗病毒药相比价格相对低廉,充分体现了中医药"简便廉验"的优势。

(三)医学观察期辨证论治

1.临床表现为乏力伴胃肠不适

推荐中成药:藿香正气胶囊(丸、水、口服液)。

(1)药物组成:广藿香油、紫苏叶油、白芷、厚朴(姜制)、大腹皮、生半夏、陈皮、苍术、茯苓,甘草浸膏。

(2)功效:解表除湿,理气和中。

(3)注意事项:

①藿香正气水含乙醇(酒精)40%～50%,儿童、不喜酒味及对酒精过敏者建议选用不含乙醇的其他剂型,服用后不宜驾车和操作机器。

②藿香正气水含乙醇(酒精)40%～50%,服药期间不得与头孢菌素类(如头孢氨苄、头孢呋辛、头孢他啶等)、甲硝唑、替硝唑、酮康唑、呋喃唑酮等药联合使用,以免导致双硫仑样反应。

2.临床表现为乏力伴发热

推荐中成药:金花清感颗粒、连花清瘟胶囊(颗粒)、疏风解毒胶囊(颗粒）。

（1）金花清感颗粒

①药物组成：金银花、石膏、蜜麻黄、炒苦杏仁、黄芩、连翘、浙贝母、知母、牛蒡子、青蒿、薄荷、甘草。

②功效：疏风宣肺，清热解毒。

③注意事项：

A.运动员及脾胃虚寒者慎用。

B.既往有肝脏病史或服药前肝功能异常者慎用。

C.服药期间不宜同时服用滋补性中药。

D.服药期间忌烟、酒及辛辣、生冷、油腻食物。

E.本品尚无研究数据支持用于孕妇、哺乳期妇女、儿童及老龄人群。

（2）连花清瘟胶囊（颗粒）

①药物组成：连翘、金银花、炙麻黄、炒苦杏仁、石膏、板蓝根、绵马贯众、鱼腥草、广藿香、大黄、红景天、薄荷脑、甘草。

②功效：清瘟解毒，宣肺泄热。

③注意事项：

A.忌烟、酒及辛辣、生冷、油腻食物。

B.不宜在服药期间同时服用滋补性中药。

C.风寒感冒者不适用。

D.本品含麻黄，运动员及高血压、心脏病患者慎用。有肝病、糖尿病、肾病等慢性病严重者应在医生指导下服用。

E.儿童、孕妇、哺乳期妇女、年老体弱及脾虚便溏者应在医生指导下服用。

（3）疏风解毒胶囊（颗粒）

①药物组成：虎杖、连翘、板蓝根、柴胡、败酱草、马鞭草、芦根、甘草。

②功效：疏风清热，解毒利咽。

③注意事项：

A.忌烟、酒及辛辣、生冷、油腻食物。

B.不宜在服药期间同时服用滋补性中药。

C.风寒感冒者不适用。

D.脾胃虚寒者慎用。

3.证法概要

临床观察期，即新型冠状病毒肺炎疑似阶段，主要是针对密切接触者以及疑似症状患者。此期针对以消化道症状和发热为首发症状的中医治疗，疑似患者尚未确诊,中医强调"未病先防,既病防变",故针对疑似病例的治疗以未病先防、驱邪外出、截断病势为纲。乏力伴有肠胃不适者治以化湿健脾和胃,伴有发热则以透邪解毒为主。

4.临床应用

针对疑似病例通过中医药治疗,治以清解湿毒,透邪外出,邪去则病自愈,可明显减轻患者症状、降低确诊率。

(1)藿香正气口服液在干预新型冠状病毒肺炎前驱症状作用方面效果明显,可起到调节免疫系统、提高免疫力、抗病原微生物、改善水电解质代谢紊乱、抗炎、调节肠道菌群等作用。在疫病早期应用藿香正气类制剂,可协助机体产生特异性免疫并稳定机体内环境,防止病程进一步发展。但部分患者使用藿香正气水引起的过敏反应可能与制剂中的乙醇有关,目前不含乙醇的藿香正气制剂的不良反应未见报道。

(2)金花清感颗粒联合常规治疗,可有效改善新型冠状病毒肺炎患者发热、咳嗽、乏力、咳痰症状,缓解焦虑情绪。金花清感颗粒药物的整体调节作用还体现在提高患者头身痛、咽痛、咽痒、鼻塞流涕、恶心、呕吐等症状的消失率。此外,还有研究指出,金花清感颗粒可能会加重腹泻等胃肠道不良反应,临床应用时可予以关注。

(3)连花清瘟胶囊(颗粒)在改善疑似病例临床症状、缓解疾病严重程度等方面具有良好临床疗效。在联合应用连花清瘟胶囊(颗粒)后,患者发热持续时间有缩短趋势,同时肌肉痛、咳痰、胸闷、呼吸困难等症状显示出向好的趋势,提示连花清瘟胶囊(颗粒)对于治疗医学观察期患者具有重要的临床应用价值。

(4)疏风解毒胶囊联合阿比多尔治疗普通型新型冠状病毒肺炎的回顾性队列研究中,结果表明联合用药比单纯运用阿比多尔具有优势,能明显缓解肺部炎症病变,提高机体免疫力,减少肺组织中的病毒载量,抑制炎性反应。这表明疏风解毒胶囊能有效预防控制病情进一步发展,保证患者获益。

(四)临床治疗期(确诊病例)的辨证论治

1.轻型和普通型

(1)清肺排毒汤

适用范围:结合多地医生临床观察,适用于轻型、普通型、重型患者,在危重型患者救治中可结合患者实际情况合理使用。

基础方剂:麻黄9g,炙甘草6g,杏仁9g,生石膏15~30g(先煎),桂枝9g,泽泻9g,猪苓9g,白术9g,茯苓15g,柴胡16g,黄芩6g,姜半夏9g,生姜9g,紫菀9g,冬花9g,射干9g,细辛6g,山药12g,枳实6g,陈皮6g,

藿香9 g。

服法:传统中药饮片,水煎服。每天1剂,早、晚各1次(饭后40 min),温服,3剂一个疗程。

如有条件,每次服完药可加服大米汤半碗,舌干津液亏虚者可多服至1碗。(注:如患者不发热则生石膏的用量要小,发热或壮热可加大生石膏用量。)若症状好转而未痊愈则服用第二个疗程,若患者有特殊情况或其他基础病,第2个疗程可以根据实际情况修改处方,症状消失则停药。

(2)轻型

①寒湿郁肺证

临床表现:发热,乏力,周身酸痛,咳嗽,咳痰,胸紧憋气,纳呆,恶心,呕吐,大便黏腻不爽。舌质淡胖齿痕或淡红,苔白厚腐腻或白腻,脉濡或滑。

推荐处方:寒湿疫方。

基础方剂:生麻黄6 g,生石膏15 g,杏仁9 g,羌活15 g,葶苈子15 g,贯众9 g,地龙15 g,徐长卿15 g,藿香15 g,佩兰9 g,苍术15 g,云苓45 g,生白术30 g,焦三仙各9 g,厚朴15 g,焦槟榔9 g,煨草果9 g,生姜15 g。

服法:每日1剂,水煎600 mL,分3次服用,早、中、晚各1次,饭前服用。

②湿热蕴肺证

临床表现:低热或不发热,微恶寒,乏力,头身困重,肌肉酸痛,干咳痰少,咽痛,口干不欲多饮,或伴有胸闷脘痞,无汗或汗出不畅,或见呕恶纳呆,便溏或大便黏滞不爽。舌淡红,苔白厚腻或薄黄,脉滑数或濡。

推荐处方:槟榔10 g,草果10 g,厚朴10 g,知母10 g,黄芩10 g,柴胡10 g,赤芍10 g,连翘15 g,青蒿10 g(后下),苍术10 g,大青叶10 g,生甘草5 g。

服法:每日1剂,水煎400 mL,分2次服用,早、晚各1次。

证法概要:新型冠状病毒肺炎起病初期以湿邪初起,直犯肺卫,出现一系列以发热、咳嗽、咳痰、乏力为主的症状。临床治疗时当辨证论治,寒湿郁肺者当治以宣肺透邪,温化寒湿;湿热蕴肺者治以芳香化湿,清热解毒。

(3)普通型

①湿毒郁肺证

临床表现:发热,咳嗽痰少,或有黄痰,胸闷气促,腹胀,便秘不畅。舌质暗红,舌体胖,苔黄腻或黄燥,脉滑数或弦滑。

推荐处方:宣肺败毒方。

基础方剂:生麻黄6 g,苦杏仁15 g,生石膏30 g,生薏苡仁30 g,茅苍术10 g,广藿香15 g,青蒿草12 g,虎杖20 g,马鞭草30 g,干芦根30 g,葶苈子

15 g,化橘红 15 g,生甘草 10 g。

服法:每日 1 剂,水煎服 400 mL,分 2 次服用,早、晚各 1 次。

②寒湿阻肺证

临床表现:低热,身热不扬,或未发热,干咳,少痰,倦怠乏力,胸闷,脘痞,或呕恶,便溏。舌质淡或淡红,舌白或白腻,脉濡。

推荐处方:苍术 15 g,陈皮 10 g,厚朴 10 g,藿香 10 g,草果 6 g,生麻黄 6 g,羌活 10 g,生姜 10 g,槟榔 10 g。

服法:每日 1 剂,水煎服 400 mL,分 2 次服用,早、晚各 1 次。

(4)证法概要:新型冠状病毒肺炎发展至普通型时,湿邪入里,直困中焦,脾胃受损,纳运失常,发为湿浊伤中之证,主要表现为纳呆、脘痞、呕恶等。此时肺气郁闭,湿浊内蕴,湿毒郁肺,当治以宣通肺气,清热解毒,芳香化浊;寒湿阻肺治以宣肺透邪,芳香燥湿。

(5)临床应用:轻型、普通型患者常以发热、咳痰、乏力、咽痛,甚至憋喘、肺部炎症渗出明显等症状为主。从轻型发展成重型、危重型是新型冠状病毒肺炎的发展规律,也是病毒感染的规律和特点。高龄老人或有基础疾病者则更容易进展为重型、危重型,临床需要密切关注和监测轻型和普通型患者的病情变化和各项指标。中医药及早介入治疗,有利于延缓病情进展,有助于提高治愈率,降低病死率。

清肺排毒汤作为治疗新型冠状病毒肺炎轻型、普通型代表方剂之一,可显著改善患者的发热、咳嗽、气喘、乏力等临床症状,阻止病情加重,临床总有效率达 90%以上。在临床使用清肺排毒汤应注意如下事项:

①部分患者表现为汗出增多,由方中宣散肺邪之要药麻黄所致,麻黄以微汗法祛邪、顾津液。多数患者服用后汗出表现为周身微汗出而热解,因此考虑汗出为正常疗效反应,但对麻黄敏感的患者应谨慎选用。

②少部分患者可能出现腹泻,临床观察显示服药后每日 1~3 次大便为正常现象,多数患者诉便后病症亦减轻,表明便畅则病邪得出、肺气得宣。

③舌红少苔、胃阴受损的患者服用本方后,可出现胃脘隐痛、恶心、呕吐等不适症状。

④对高热和不热患者,石膏用药量应有差别,有条件的患者还可服用大米汤。

⑤尚无明显依据表明清肺排毒汤对血清转氨酶有影响,但与盐酸阿比多尔片联合使用时,应注意观察相关不良反应的发生。综上所述,清肺排毒汤作为针对基本病机的专方,具有一定普适性,但通用法不能兼顾个体之差,使用时还应具体辨证施用,针对性选药。

宣肺败毒方适用于新型冠状病毒肺炎普通型湿毒郁肺证的治疗。其来源于经典名方麻杏石甘汤、麻杏薏甘汤、千金苇茎汤和葶苈大枣泻肺汤。由于湿热之邪进一步由表入里，郁而化热，湿毒热盛而伤及肺阴，可出现咳嗽痰少，或有黄痰；湿毒郁肺，困阻气机，肺气不畅，可出现憋闷气促。舌质暗红、舌体胖、苔黄腻或黄燥、脉滑数或弦滑等亦为湿毒热盛之征象，治疗时应重在清热解毒、化痰除湿。在江夏方舱医院、武汉市中医医院、湖北省中西医结合医院开展的三项临床研究证实，宣肺败毒方可改善咳嗽、喘促、乏力、发热、纳呆、气短、咽部不适、腹泻等临床症状。且在临床应用中没有严重不良反应，毒理学研究也证明安全性良好。临床实践证明该方除改善患者临床症状之外，还在促进肺部炎症吸收，缩短住院时间，尤其是在防止病情转重等方面具有明显优势。综合评价，使用本方获益远大于风险。基于临床疗效及药理毒理的观察，在宣肺败毒方原方剂型上进行创新，研制出宣肺败毒颗粒，目前已获得美国食品药品监督管理局二期临床批件。

除去《新型冠状病毒肺炎诊疗方案（试行第八版）》中推荐的用药外，各省市中医药治疗方案在防治新型冠状病毒肺炎轻型、普通型的过程中作用突出。广东省临床应用"肺炎1号方"治疗新型冠状病毒肺炎（轻型）确诊患者50例，显著改善患者发热、咳嗽、乏力的主要症状和恶寒、鼻塞、流涕、胸闷、呕吐、恶心、腹胀、大便稀溏等其他症状，减少平均退热时间，缩短平均核酸转阴时间，促进肺部炎症吸收。蒿芩清胆汤作为清利湿热之良方，可应用于邪郁少阳证的新型冠状病毒肺炎患者的早期治疗，减轻发热等症状，改善患者精神状态，增进食欲，提高血氧饱和度，促进肺部炎症吸收。甘露消毒汤，是"湿温时疫之主方"甘露消毒汤的加减方，临床治疗131例新型冠状病毒肺炎病例分析结果显示，甘露消毒汤能明显减轻患者干咳、咳痰、发热、胸闷、乏力、喘气等临床症状，减小胸部CT显示的病变范围。运用全小林院士创建的寒湿疫方治疗和预防新型冠状病毒肺炎的回顾性队列研究中，结果表明寒湿疫方可有效减少新型冠状病毒肺炎普通型的转重率。

临床回顾性研究分析了湖北省中西医结合医院治疗52例新型冠状病毒肺炎患者的效果，结果显示，中西医结合治疗新型冠状病毒肺炎能显著减轻患者的临床症状，减少体温复常时间，缩短平均住院天数，提高临床治愈率，且优于单纯西药治疗。此外，一项对100例新型冠状病毒肺炎病例的回顾性研究发现，辨证应用中药汤剂治疗可明显减轻新型冠状病毒肺炎患者的发热、咳嗽、纳差、腹泻等主要临床症状，改善血清白细胞、ESR、CRP等炎症指标及$CD4^+T$细胞、$CD8^+T$细胞等免疫指标。在正确使用中药的情况下，不会造成患者药物性肝损伤，后续随访期间还有望减少出院后患者肺纤维化的发生。

2.重型和危重型

(1)重型

①疫毒闭肺证

临床表现:发热面红,咳嗽,痰黄黏少,或痰中带血,喘憋气促,疲乏倦怠,口干苦黏,恶心不食,大便不畅,小便短赤。舌红,苔黄腻,脉滑数。

推荐处方:化湿败毒方。

基础方剂:生麻黄6g,杏仁9g,生石膏15g,甘草3g,藿香10g(后下),厚朴10g,苍术15g,草果10g,法半夏9g,茯苓15g,生大黄5g(后下),生黄芪10g,葶苈子10g,赤芍10g。

服法:每日1~2剂,水煎服,每次100~200 mL,每日2~4次,口服或鼻饲。

②气营两燔证

临床表现:大热烦渴,憋喘气促,谵语神昏,视物错瞀,或发斑疹,或吐血、衄血,或四肢抽搐。舌绛少苔或无苔,脉沉细数,或浮大而数。

推荐处方:生石膏30~60g(先煎),知母30g,生地30~60g,水牛角30g(先煎),赤芍30g,玄参30g,连翘15g,丹皮15g,黄连6g,竹叶12g,葶苈子15g,生甘草6g。

服法:每日1剂,水煎服,先煎石膏、水牛角,后下诸药,每次100~200 mL,每日2~4次,口服或鼻饲。

推荐中成药:喜炎平注射液、血必净注射液、热毒宁注射液、痰热清注射液、醒脑静注射液。功效相近的药物根据个体情况可选择一种,也可根据临床症状联合使用两种。中药注射剂可与中药汤剂联合使用。

③证法概要:重型患者邪气偏盛,毒邪闭肺。湿温之邪未循中焦,而是由表入里,或久恋于肺,湿邪胶固,郁而化热,炼液成痰,痰热壅肺,湿热之毒炽盛,肺气郁闭。法当治以宣肺透邪、芳香化浊、清热解毒、平喘化痰、通腑泄热等。

疫毒闭肺证可以化湿败毒方随证加减,气营两燔证以犀角地黄汤临证化裁。

(2)危重型(内闭外脱证)

临床表现:呼吸困难,动辄气喘或需要机械通气,伴神昏,烦躁,汗出肢冷。舌质紫暗,苔厚腻或燥,脉浮大无根。

推荐处方:人参15g,黑顺片10g(先煎),山茱萸15g,送服苏合香丸或安宫牛黄丸。需要行机械通气伴腹胀便秘或大便不畅者,可用生大黄

5～10 g。出现人机不同步情况,在镇静剂和肌松剂使用的情况下,可用生大黄5～10 g和芒硝5～10 g。

推荐中成药:血必净注射液、热毒宁注射液、痰热清注射液、醒脑静注射液、参附注射液、生脉注射液、参麦注射液。功效相近的药物根据个体情况可选择一种,也可根据临床症状联合使用两种。中药注射剂可与中药汤剂联合使用。

证法概要:病至极期,病至营血分,正气衰败,出现内闭外脱之候,西医对症支持治疗作用有限,结合中医治以清心开窍、益气固脱、息风凉血养阴、增水行舟等,可在提高机体免疫功能、保护脏器功能、纠正电解质紊乱、减轻机体微循环障碍与组织纤维化程度等方面发挥作用。

(3)临床应用:重型、危重型新型冠状病毒肺炎患者多数由轻型和普通型转变而来,病程约1周,因此起病1～2周是病情转化的关键时期;也有部分患者起病就表现为重型。相关研究发现老年男性患者、合并慢性基础病的患者可能为患重型新型冠状病毒肺炎的危险人群。"细胞因子风暴"是导致病情急剧加重的主要病因,临床表现中重型、危重型患者病程中可表现为中低热,甚至无明显发热,仅从临床症状判断可能会遗漏部分病例。因此其相关理化指标更为关键,并可作为重型、危重型临床预警指标,如外周血淋巴细胞进行性下降;外周血炎症因子如白介素-6(IL-6)、CRP进行性上升;乳酸进行性升高;肺内病变在短期内迅速进展。也有相关研究提示,中性粒细胞与淋巴细胞比值(NLR)是新型冠状病毒肺炎非常值得关注的一组数值,如果年龄≥50岁且NLR≥3.13,患者可能转为重型。

此外,中医舌诊对患者转归的预判具有一定的意义。相关研究发现:舌红少苔多见于疾病早期病程较短者(1～2 d),症状多轻微;伴随病程进展(病程≥3 d),部分患者舌苔逐渐增多,表现为厚腻苔,症状以咳嗽、发热的特征性临床表现为主。重型患者表现为舌质暗红或绛紫,舌苔厚腻,若转为舌淡红苔薄白,则预示病情好转。在重型新型冠状病毒肺炎患者的治疗中,当以解毒化湿、清热平喘为核心治法,兼以降浊通腑,益气通络。临床中不仅从"有"处着眼,还要从"无"处推想。

在重型、危重型患者的治疗中,化湿败毒方主要用于治疗疫毒闭肺证。该方体现了麻黄杏仁甘草石膏汤、葶苈大枣泻肺汤、宣白承气汤、藿朴夏苓汤、雷氏宣透膜原法等名方的方义。全方共奏开肺气之痹、化在里之湿、助人体正气之功。临证可进行随证加减。

①清热解毒凉血:邪毒入里,热入营血,高热不退,便秘,舌红赤,脉弦滑。理化检查可见淋巴细胞计数或百分比进行性下降,IL-6和CRP进行性

上升,肺 CT 有加重趋势。此时要加大生石膏剂量,同时选择增加栀子、黄芩、生地、升麻、金银花、大青叶、蒲公英、连翘、玄参等药物。便秘明显者加大生大黄剂量,疏通壅滞,给邪出路。

②活血凉血化瘀:热灼营血,阴血不足,血行滞涩,喘憋,胸闷气短明显,皮肤斑疹,舌质暗,凝血指标如 D-二聚体等升高,甚至有发生弥散性血管内凝血危险。及时加强活血凉血化瘀治疗,如红花、丹参、赤芍、丹皮、川芎、水蛭等,不仅不会引邪入血,反能阻断病邪发展。

③攻补兼施,扶正祛邪:高龄久病体弱者,或邪盛伤正,出现乏力、口渴、纳呆食少,甚至四肢厥冷,理化检查如低蛋白血症、贫血等,辨明气血阴阳、气虚者增加黄芪剂量,酌情增加太子参、黄精、苍白术、炙甘草等;如阴液大伤,应增加麦冬、北沙参、天花粉、五味子等;对于阳气亏虚者,附子、肉桂、干姜等也可使用。

对于重型、危重型新型冠状病毒肺炎患者,西医的呼吸支持、循环支持等是重要的治疗手段,而中医与西医各有优势,通过优势互补可产生协同作用。对于重型、危重型患者,中药在减少肺部的渗出、抑制炎症因子释放、稳定血氧饱和度、减少呼吸支持力度和抗生素使用程度等方面都发挥了作用。重型、危重型患者出现呼吸困难以及血氧饱和度明显下降,需要借助呼吸支持甚至是有创机械通气以及循环支持,此时在西医治疗的基础上联合中药干预,如生脉注射液、参附注射液、血必净注射液等,可以稳定血氧饱和度、改善患者呼吸困难、抑制炎症因子释放等。病情发展到重、危重时,常致脏器损伤,对症支持治疗作用有限,而中医药治法如清心开窍、益气固脱、息风凉血养阴、增水行舟等,可在提高机体免疫功能、保护脏器功能、纠正电解质紊乱、减轻机体微循环障碍与组织纤维化程度等方面发挥作用。在一项对103 例新型冠状病毒肺炎重型患者的回顾性分析中,证实了中药可有效减轻炎症反应、改善预后,中西医结合治疗新型冠状病毒肺炎重型患者的疗效确切。

(4)中药注射剂推荐用法:中药注射剂的使用遵照药品说明书从小剂量开始、逐步辨证调整的原则。注意中药注射剂需要单独使用,忌与其他药品混合配伍使用。若与其他药物联合使用,应以 50 mL 0.9％氯化钠注射液冲管,避免与其他药液在管道内混合。出现不良反应时须及时停药,查找原因,并对症处理。

①喜炎平注射液

适应范围:重型、危重型新型冠状病毒肺炎患者。

中医指征:辨证为痰、热、毒内蕴;症见发热或无发热,咳嗽,憋闷气短,痰黄黏难咳出,大便干燥,舌红,苔黄腻或燥。

西医指征:单纯新冠病毒感染或合并细菌感染者,检查全血白细胞、中性粒细胞计数升高或正常,淋巴细胞计数或百分比降低;CRP、ESR、血清淀粉样蛋白 A(SAA)、IL-6 等炎症因子升高;PCT 升高或正常;肺 CT 表现斑片为单发或多发,斑片状磨玻璃影或合并其他感染表现。

用法用量:0.9%氯化钠注射液 250 mL 加喜炎平注射液 100 mg 静脉滴注,每日 2 次。

②痰热清注射液

适应范围:重型、危重型新型冠状病毒肺炎患者。

中医指征:辨证为痰、热、毒内蕴;症见发热或无发热,咳嗽,喘促气短,痰黄黏难咳出,大便或干燥,舌红,苔黄腻或燥。

西医指征:单纯的新冠病毒感染或合并细菌感染者,检查全血白细胞、中性粒细胞计数升高或正常,淋巴细胞计数或百分比降低;CRP、ESR、SAA、IL-6 等升高;PCT 升高或正常;肺部 CT 表现斑片为单发或多发,斑片状磨玻璃影或合并其他感染。

用法用量:0.9%氯化钠注射液 250 mL 加痰热清注射液 40 mL 静脉滴注,每日 2 次。

注意事项:过敏体质者慎用。伴有肝肾功能不全者禁用。

③血必净注射液

适应范围:重型、危重型新型冠状病毒肺炎患者,出现全身炎症综合征、脓毒血症休克和(或)多器官功能衰竭者。

中医指征:辨证热、毒、瘀内蕴;症见发热或烦躁,咳嗽,憋闷气短,痰黄黏,心悸,大便干燥,舌红或暗,苔黄或腻。

西医指征:单纯感染新冠病毒或合并细菌感染者,病情进一步加重,血常规白细胞及中性粒细胞升高或正常,淋巴细胞计数或百分比降低;PCT 升高或正常;CRP、ESR、SAA、IL-6 等升高;D-二聚体升高;肌酸激酶(CK)、肌酸激酶同工酶(CK-MB)、乳酸脱氢酶(LDH)、肌红蛋白等心肌酶指标升高,或兼见白蛋白(ALB)降低;肺 CT 斑片状磨玻璃影面积较前增大,或有实变。

用法用量:0.9%氯化钠注射液 250 mL 加血必净注射液 100 mL 静脉滴注,每日 2 次。

临床研究:回顾性病例对照研究显示,血必净注射液联合常规治疗对于体温、咳嗽、咳痰、CT 改善的患者人数、IL-6、CRP 等结局指标有明显优势。

不良反应均在药品说明书范围内,出现不良反应后及时对症治疗可缓解。

④醒脑静注射液

适应范围:重型、危重型新型冠状病毒肺炎患者,出现全身炎症综合征、脓毒血症休克和(或)多器官功能衰竭者。

中医指征:辨证热毒内蕴,气营两燔,痰蒙清窍;症见高热烦躁,神昏谵语,喘憋,气短,痰黄黏难咳,舌绛,脉数。

西医指征:病情加重,需有创呼吸机辅助呼吸及其他支持治疗。淋巴细胞计数或百分比降低;炎症指标明显升高,如全血白细胞、中性粒细胞计数、PCT、CRP、ESR、SAA、IL-6 等;淋巴细胞计数或百分比降低;肺 CT 表现加重,磨玻璃影面积扩大或双肺弥漫性病变,或出现肺实变,甚至呈"白肺"表现。

用法用量:氯化钠注射液 250 mL 加入醒脑静注射液 20 mL 静脉滴注,每日 2 次。

⑤参麦注射液/生脉注射液

适应范围:重型、危重型新型冠状病毒肺炎患者,出现全身炎症综合征、脓毒血症休克和(或)多器官功能衰竭者。

中医指征:辨证肺肾气阴亏虚;症见呼吸困难,气促,或需要机械通气辅助,泡沫痰或痰稀,身冷,自汗,夜尿频数,唇青面紫,面色晦暗,舌淡或暗,苔白或白腻。

西医指征:病情危重,需有创呼吸机辅助呼吸及其他支持治疗。淋巴细胞计数或百分比降低;CRP、ESR、SAA、IL-6 等炎症指标升高更明显;D-二聚体升高;白蛋白降低;心肌酶五项较前升高;肺 CT 表现进一步加重,磨玻璃影面积增大或弥漫性病变,伴有实变,甚至呈"白肺"表现。

用法用量:0.9%氯化钠注射液 250 mL 加参麦注射液 100 mL,每日 2 次。

注意事项:辨证阴盛阳衰者不宜使用。禁止静脉推注的给药方法;本品不能与甘油果糖注射液、青霉素类高敏类药物联合使用。

⑥参附注射液

适应范围:重型、危重型新型冠状病毒肺炎患者,出现全身炎症综合征、脓毒血症休克和(或)多器官功能衰竭者。

中医指征:辨证为邪气郁闭,阳气欲脱;临床症状可见呼吸困难,动则气喘或需要机械通气辅助,汗出肢冷,神志淡漠或昏迷,或烦躁,唇青面紫,舌苔腻或燥。

西医指征:病情危重,需有创呼吸机辅助呼吸及其他支持治疗。CRP、ESR、SAA、IL-6 以及其他炎症指标升高更明显;D-二聚体升高;白蛋白降低；心肌酶五项、B型脑钠肽（BNP）较前升高；肺CT表现进一步加重，磨玻璃影面积增大或弥漫性病变，伴有实变，甚至呈"白肺"表现。

用法用量：0.9%氯化钠注射液250 mL加参麦注射液100 mL静脉滴注，每日2次。

⑦其他用法

病毒感染或合并轻度细菌感染：0.9%氯化钠注射液250 mL加喜炎平注射液100 mg，每日2次；或0.9%氯化钠注射液250 mL加热毒宁注射液20 mL，每日2次；或0.9%氯化钠注射液250 mL加痰热清注射液40 mL，每日2次。

高热伴意识障碍：0.9%氯化钠注射液250 mL加醒脑静注射液20 mL，每日2次。

全身炎症反应综合征和（或）多器官功能衰竭：0.9%氯化钠注射液250 mL加血必净注射液100 mL，每日2次。

免疫抑制：葡萄糖注射液250 mL加参麦注射液100 mL或生脉注射液20~60 mL，每日2次。

(5)针灸干预

①医学观察期（疑似病例）的针灸干预

主穴：a.风门、肺俞、脾俞。b.合谷、曲池、尺泽、鱼际。c.气海、足三里、三阴交。

每次每组穴位可选择1~2穴使用。

配穴：兼发热、咽干、干咳，配大椎、天突、孔最；兼呕恶、便溏、舌胖苔腻、脉濡，配中脘、天枢、丰隆；兼疲乏无力、食欲缺乏，配中脘、脐周四穴（脐中上下左右各旁开1寸）、脾俞；兼流清涕、肩背酸楚、舌淡苔白、脉缓，配天柱、风门、大椎。

②恢复期的针灸干预

主穴：a.合谷、太冲、天突、尺泽、孔最、足三里、三阴交。b.大杼、风门、肺俞、心俞、膈俞。c.中府、膻中、气海、关元、中脘。

轻型、普通型患者每次在a、b组主穴中各选2~3穴；重型患者在c组主穴中选2~3穴。

配穴：发热不退加大椎、曲池，或十宣、耳尖放血；胸闷气短加内关、列缺，或巨阙、期门、照海；咳嗽咳痰加列缺、丰隆、定喘；腹泻便溏加天枢、上巨虚；兼咳吐黄痰、黏痰、便秘，加天突、支沟、天枢、丰隆；兼低热或身热不扬，或未热、呕恶、便溏，舌质淡或淡红，苔白或白腻，加肺俞、天枢、腹结、内关。

除了国家发布的中医药防治方案，26个省（自治区、直辖市）的卫生健康委员会和中医药管理局相继发布了各地区中医药防治方案。各地区方案中，从证候分型及治法治则中分析，描述为毒邪的最多，其次为湿邪、湿热之邪，疾病后期多表现为余邪未尽、气阴两虚。很少报告单纯的寒邪致病，多与湿邪并见。虽然各地方案表述有差异，但基本符合"湿、毒、寒、热、瘀、虚"的病机特点。各地区方案在新型冠状病毒肺炎的证候分型和传变规律上的认识是一致的，均在国家方案基础上，结合了本地区气候、人群特点，因地因时因人而制宜，进一步完善了各地区证候分型，提出了具体化的防治措施。同时很多医院也研制了自拟方药，比如北京佑安医院研制"佑安新冠1号方"清肺透邪，"佑安新冠2号方"祛湿化痰益气。诸多临床医家从不同中医思想角度辨证论治新型冠状病毒肺炎，取得良好疗效，比如透邪解毒法、温疫病"截断疗法"，以脾胃为中心提出的清热祛湿泄浊法、"培土生金"法等治疗方法。体现了中医学"三因制宜""病症结合""同病异治"等思想。在预防与治疗中所用中药多为常用药，甚少名贵中药、罕见中药，保证了中药价廉、方便的特点。从多方面发挥了中医药防治新型冠状病毒肺炎的优势。

第四节 新冠肺炎引起心肌损伤

2019年12月以来，中国的武汉市及全球多个不同国家发生了COVID-19疫情。研究发现，新冠病毒是一种传染性囊膜RNA病毒，可直接引起严重的呼吸道、消化道、肝脏、神经及心血管系统疾病，其基因组与严重急性呼吸综合征病毒（SARS-CoV）核苷酸序列同源高达86.9%。目前COVID-19缺乏特效药物，现有抗病毒西药均缺乏足够的循证证据支持。已有文献表明，COVID-19会引起全身多器官功能的异常，其中常见的有心脏并发症如心肌炎等，病情严重者会出现急性心肌损伤，辅助检查表现为高敏肌钙蛋白（hypersensitive troponin T, hs-TnT）升高等，但其具体机制未明，尚缺少针对性治疗。本节通过临床观察、文献研究和病案分析，深入探讨COVID-19引起心肌损伤的机制及中医治疗方法，以期进一步夯实中西医结合治疗COVID-19的理论基础。

一、COVID-19引起心肌损伤的西医机制

《新型冠状病毒感染的肺炎诊疗方案（试行第八版）》中指出，COVID-19患者可能会出现多器官的病理改变，部分心肌细胞可见变性、坏死、间质充血或水肿，以及免疫细胞的炎性浸润；同时，患者全身的小血管可见内膜炎症、内皮细胞脱落、血管内混合血栓形成，甚则血管栓塞，从而发生梗死。既

往分析显示,严重急性呼吸综合征(severe acute respiratory syndrome,SARS)患者合并其他心脑血管系统疾病的比例达17%,而其中转为重症SARS的患者发生心脑血管意外的概率是普通患者的1.819倍。此外,COVID-19患者超声心动图也发现左心室异常包括收缩功能障碍、心肌梗死、心肌炎,以及右心室异常如收缩功能障碍、肺动脉高压或者心脏填塞等。

研究发现,COVID-19并发心血管疾病的患者体内的血管紧张素转换酶Ⅱ(angiotensin-converting enzyme 2,ACE2)水平升高,其中高血压患者还表现出较高的ACE2活性。ACE2是肾素-血管紧张素系统(renin angiotensin system,RAS)的主要组成成分之一,是COVID-19的主要受体。ACE2主要在肺(尤其是Ⅱ型肺泡细胞)中表达,但其在心脏、胃肠道、肾以及大脑中也呈高表达。ACE2作为维持体内环境相对稳定的RAS系统的负调节剂,能够防止RAS系统的过度激活,避免高血压、动脉粥样硬化以及心力衰竭的发生,从而保护心血管系统。此外,ACE2也可将部分血管紧张素Ⅱ(angiotensinⅡ,AngⅡ)转化为Ang1-9或Ang1-7,其中Ang1-7具有调控血压、防止动脉粥样硬化形成以及改善心功能缺血等重要作用。

新冠病毒在跨膜蛋白酶丝氨酸2(transmembrane protease serine 2,TMPRSS2)的辅助下,利用受体ACE2进行内化,而病毒诱导的ACE2下调可能导致抗炎作用减弱,AngⅡ活性增强;同时还可引起淋巴细胞($CD4^+$和$CD8^+$ T细胞)减少,导致免疫反应失衡,病毒清除延迟,巨噬细胞和中性粒细胞过度激活,持续的免疫反应可导致类噬血细胞综合征,细胞因子产生急剧增多,导致患者发生多器官衰竭和死亡。可见患者在感染新冠病毒的同时,由于自身免疫系统的紊乱,局部及全身炎性因子的浸润,心血管疾病的发生率明显增高。

据目前分析,COVID-19对于心血管系统的影响,除了直接造成心血管系统的损伤外,还可能伴随发热、血氧饱和度下降、炎症因子浸润或严重休克等,间接对心脑血管系统造成影响。ACE2在心血管系统中发挥着重要的保护作用,能够平衡RAS系统,并可通过免疫调节,抑制炎性反应、抑制平滑肌细胞增殖等。新冠病毒通过S蛋白与ACE2结合而直接感染细胞,影响ACE2途径,使ACE2调节RAS系统的作用减弱,导致RAS过度激活,造成心血管损伤,于是部分COVID-19患者亦会出现心肌损伤、肌钙蛋白或心肌酶谱的异常。

二、COVID-19引起心肌损伤的中医病机

中医认为,寒疫是因感受阴寒疫毒之气或非时暴寒所形成的急性传染性疾病,包括寒湿疫、寒燥疫等。武汉自 2019 年 11 月中下旬后,长时间气候温燥,骤遇冷空气,转为暴寒。2020 年 1 月中下旬气候干燥,降雨次数增多,气温低且湿度大,阴寒湿冷,加之感受疫毒之气,其符合寒湿疫,故 COVID-19 在中医上属"寒湿疫",病位在肺脾。

由于外感六淫之邪自皮毛或口鼻而入,肺与皮毛相合,故感邪多从肺脏而发。COVID-19 初期大多患者症状表现为发热、咳嗽、乏力,严重者可能同时出现呼吸困难,肺部 CT 影像学表现为明显的磨玻璃影(100%)和实变(63%)。外湿内犯,最易困脾,脾疏布清阳水谷之气以充养四肢,故 COVID-19 的主要症状除发热外,四肢乏力也是其重要的症状之一,为肺病而脾虚不能使中气充养所致。

(一)疫毒犯肺,逆传心包,温家明析

温病学派观点对认识 COVID-19 有所借鉴。王孟英在《温热经纬·三时伏气外感篇》中提到:"此手太阴气分之先为病,失治则入手厥阴心包络,血分亦伤……肺病失治,逆传心包络,人多不知。"而吴鞠通在《温病条辨》有云:"温病由口鼻而入,鼻气通于肺,肺病逆传,则为心包。"

心肺同位上焦,心主血脉,肺朝百脉,心主血属营,肺主气属卫,两者生理位置相近,病理功能相互影响。根据人体五行生克,心属火,肺属金,火克金,而病邪则由肺反传至心,为"逆传"。卫、气、肺、皮毛皆属其表,营、血、心包均为里,温邪致病后,邪气入侵,由表及里。由此可以推得,只要六淫邪气深入,无论在营、在血,皆传于心包,即所谓"逆传心包"。且凡"传"皆认为是"逆",邪出而愈为顺,邪不解而传变为逆,若病邪逆传心包,则提示患者病情危重,出现心慌烦躁等症。

(二)脾虚湿困,肺脏受损,渐伤于心

COVID-19 属于"寒湿疫",寒湿困脾,脾气受损,脾运化水湿功能失常,脾虚湿困加重,出现腹痛腹泻、倦怠乏力、纳呆肢重。脾为气血生化之源,心主血脉,根据五行生克规律,脾属土,心属火,火生土,两者为子母关系,子病及母,脾虚湿困则导致心脉受损,出现心慌心悸的症状。疫毒入侵,脾虚湿困,母病及子,肺脏受损,疫邪鸱张,金气过盛,反侮心火,心气受损。

脾为后天之本,气血生化之源,脾气虚则正虚,脾土足则正气足,正气足方能抗邪。脾气虚则易感邪,肺气虚损,脾肺两虚则中气运化虚弱无力,水湿之气凝聚,加上人体感受寒湿疫毒之邪气,进一步损伤脾土和肺金,正气衰,元气散,不能驱邪外出,导致邪毒传播病变的速度加快,湿毒郁肺,心气受损,最终导致心肌损伤发生。

三、审症求因参机变,培元宣化解毒法

COVID-19 属"寒湿疫",素体脾肺两虚者,脾虚不能运化,肺虚易受外邪侵袭,当疫毒邪气侵犯人体,则患者正虚无以抗邪,脾虚不能运化水湿,则腹痛腹泻、舌苔厚腻;疫毒闭肺,肺失宣降则导致患者出现鼻塞流涕、乏力、干咳、呼吸困难等症状;湿毒化热导致患者出现发热,肺部 CT 也提示有炎性病变;脾虚湿困,肺脏受损,逆传心包,则导致心肌损伤,患者出现心悸烦躁,实验室检查亦可提示心肌酶谱异常。

基于患者的临床表现及辅助检查,温成平团队提出培元宣化解毒法:培元即培土生金,宣化解毒即宣肺疏风、化湿解毒。培元可使脾胃后天之本得以运化水谷,使气血充实,改善患者乏力、腹痛腹泻之症。《素问·经脉别论篇》中说道:"饮入于胃,游溢精气,上输于脾,脾气散精,上归于肺,通调水道。"精气上输补益脾肺,有助于恢复肺之宣发肃降的功能,便可疏散外邪;同时肺可通调水道,脾又可运化水液代谢,故通过培土生金又可健脾益肺化湿,使湿去热孤,有利于患者体温下降。通过宣肺疏风来宣发肺气,肺气宣降则患者呼吸调畅,能够祛散外邪;通过化湿解毒,祛除体内水液停留,则使经络脏腑通畅,可排出疫毒之邪;而脾肺充实,疫毒减轻,逆传心包之症能够得以纠正,心慌烦躁得以改善。

此外,培元、宣化、解毒三者并非孤立,而是如环无端,层层递进,丝丝入扣。因为通过化湿解毒后,逆传心包之症较前改善,脾肺受疫毒之邪的损害也较前减轻,脾土更能生肺金,肺气充实则更能够疏风;脾肺充实则又更能化湿解毒,使心气得以充实,正气则更能抗邪,有利于病退而愈。因此,针对脾肺两虚型的 COVID-19 患者,温成平团队提出培元宣化解毒的治疗方法,具体方药如下:党参 9 g,淮山药 9 g,金银花 12 g,苍术 9 g,茯苓 9 g,虎杖 15 g,生麻黄 9 g,生姜 9 g,杏仁 9 g,厚朴 9 g,炙甘草 6 g。此方在收集和总结浙江中医药大学附属杭州市西溪医院(杭州市 COVID-19 定点收治医院)各例 COVID-19 患者资料的基础上,通过系统辨证组成,配伍灵活合理,用药缜密。方中党参、山药健脾补中益气,苍术、茯苓、厚朴健脾祛风化湿,虎杖、金银花清热解毒,杏仁、麻黄、生姜宣肺化痰、止咳平喘,甘草调和诸药。药理学研究显示虎杖、金银花、苍术等多种药物可有效抑制疱疹病毒、流感病毒、SARS-CoV、呼吸道合胞病毒等多种病毒的扩增。在心血管疾病治疗方面,党参可提高心梗后心肌复极的速度,改善心功能;山药能够有效保护缺血再灌注心肌;金银花提取物可有效对抗心肌损伤,改善患者的心血管功能;茯苓具有宁心作用,可有效增强心肌收缩,改善心肌舒张,增加心血容

量；厚朴通过抗氧化防止心肌损伤，提高心肌细胞能量供应，抑制心血管炎症反应，对于心肌缺血患者具有一定保护作用。

第五节　新冠肺炎引起肺纤维化

一、COVID-19 后肺纤维化的概述及产生机制

（一）COVID-19 后肺纤维化的概述

COVID-19 是继 SARS 和 MERS 后一种由 SARS-CoV-2 引起的急性病毒性传染病，病程较短，因而肺纤维化发生发展的概率比较低，尤其是轻型病患者，大部分不会出现肺纤维化。但是重症、危重症患者容易发生纤维化，尤其是炎症指标高的患者。詹曦等对 60 余例 COVID-19 患者入院时和出院前的 CT 影像进行分析，结论为普通 COVID-19 患者炎症后肺纤维化（postinfla mmatory pulmonary fibrosis，PPF）发生率高达 70%，重症肺炎患者出院时 PPF 为 100%，且 80% 的患者出院时仍有活动后气短。结合以往 SARS 和 MERS 的数据，以及新出现的 COVID-19 大流行数据表明，SARS-CoV-2 感染的重症患者可能会形成严重纤维化后果。许多 COVID-19 患者出院后的随访中表现出明显的实质性异常。但最终是否会发生纤维化，却鲜有报道。医务工作者需要对出院后的 COVID-19 患者进行密切随访。

（二）COVID-19 后肺纤维化的产生机制

随着对 SARS-CoV-2 的深入研究，SARS-CoV-2 导致肺纤维化的机制可能是刺突蛋白（S）通过结合呼吸道上皮细胞表面的血管紧张素转化酶 2（ACE2）进入细胞，介导急性炎症反应，导致肺损伤，损伤后肺泡上皮不能完成正常的再上皮化、修复延迟，并且分泌大量的纤维化细胞因子，启动组织异常修复、肌成纤维细胞及肺成纤维细胞增生，合成大量的细胞外基质（ECM），导致肺纤维化。

二、肺纤维化合并新型冠状病毒感染的病因病机

此次新冠肺炎在中医学中尚无相对应的病名，有些学者根据临床表现将其归入咳嗽、喘证的范畴。笔者通过查阅古籍及近现代文献，结合临床，考虑新冠肺炎的病理变化及影像学特点与肺纤维化有某些重叠和相似之处，同时有肺部基础疾病的患者更容易感染新冠病毒，因此肺纤维化合并新冠病毒感染的肺炎当归属于"肺痹"的范畴比较贴切。肺痹乃肺气闭阻，治

节不行,病位在肺的疾病。或外感六淫邪气,或内伤七情、饮食、房事,加之肺之先天不足等因素,致使气道失司气逆而喘、虚则气短,水液输布失常聚而成痰,脉道闭塞、血行瘀滞,进而胸中宗气下陷,经络虚闭,肺气闭阻,肺络不通,从而发为肺痹。

（一）病因

1.毒

新型冠状病毒,属"外毒"的范畴,为外感疫疠之邪。《素问·遗篇·刺法论》所说:"五疫之至,皆相染易,无问大小,病状相似。"又《诸病源候论·卷十》说:"人感乖戾之气而生病,则病气转相染易,乃至灭门。"吴鞠通《温病条辨》曰:"温疫者,厉气流行,多兼秽浊,家家如是,若役使然也。"由此可知疫邪具有很强的传染性,且疫邪因发生的季节、地域不同,兼加的邪气不同,会出现不同的临床表现。此次新型冠状病毒感染冬季发病,病后除咳嗽、发热以外,还有明显的乏力、腹泻、纳差等症状,因此此外毒应为"寒湿疫疠之邪"。但因目前多数人的体质多火多痰,因此该疫邪侵入人体后很快就入里化热,呈现出典型的湿温疫毒致病的表象。"毒气"入肺,使得肺之宣发肃降失司,进而津停液聚血瘀引发内毒结聚。肺为娇脏,不耐寒热,且"喜通利,恶壅塞",每因外感或者内伤致使肺脏的生理功能失调,病理产物蓄积于体内化为内毒,并由外邪(此为疫疠之邪)引动发为肺痹。其内毒主要包括痰毒及瘀毒。肺纤维化患者平素痰毒及瘀毒久贮于肺,疫疠之邪外袭,耗气损络而引起"上焦不行,下脘不通,周身气机皆阻"的内伤肺痹。

2.虚

"邪之所凑,其气必虚",因此肺痹发病之根本在于正气亏虚,即先天之气亏虚、后天之气失养、吸入之清气不足,均可致子盗母气,母病及子,肺不主气、脾不统气、肾不纳气,邪气阻肺,发为肺痹。

（二）病机

本病为本虚标实之证,以肺、脾、肾亏虚为本,痰瘀毒邪内蕴为标,其基本病机为肺气痹阻不通,肺络闭塞不畅。肺纤维化患者,本身就存在肺肾亏虚,痰瘀之毒渐聚,内虚易招外邪,即更容易感染新型冠状病毒,寒湿疫毒侵入,旋即入里化热,本就正气亏虚,疫疠之邪气由外入里,脏腑功能失调,痰瘀之毒渐聚,内虚招致外邪,外邪引动内毒,最终发为本病。总之,营卫失和,通调失司,脏腑受损内毒化生,外毒之邪引动内毒之邪,反过来进一步损伤人之正气,致使胸中宗气下陷,经络虚闭,邪气闭阻,肺络不通,气闭则喘逆,络阻则闷痛,从而发为肺痹。因此,虚、毒阻络是肺痹发生发展的基本病理特点。

三、COVID-19 后肺纤维化的诊断

COVID-19 后肺纤维化是一个全新的疾病,肺纤维化被认为是部分 COVID-19 患者治愈后遗留的后遗症之一。COVID-19 患者急性期在影像学上主要表现为磨玻璃影(GGO)和不同程度的实变,部分伴血管束增粗及间质性改变。国外报道了一例尸检病例,80 多岁的女性,诊断为COVID-19,既往无肺疾病史,但后来发展为严重广泛的肺纤维化,其 CT 扫描的对比显示双侧先前健康的肺出现广泛纤维化,镜检显示不同区域有急性和组织性弥漫性肺泡损伤及蜂窝样重构和支气管上皮化生的纤维化。泰勒(Tale)等报道了一个中年男性,无既往合并症,发病初期出现干咳、发热和咽痛,胸片显示双侧肺野周边多处不均匀阴影,一周后出现呼吸急促,予以吸氧、低分子量肝素、地塞米松和退烧药保守治疗,其症状有所改善,但在治疗 3 周后仍持续低氧,高分辨率胸部 CT 显示肺纤维化。罗艳等回顾性分析了68 例 COVID-19 的胸部 CT 影像资料,轻型患者出院时 CT 征象基本吸收消失,重症及危重症患者的 CT 征象有滞后,提示肺纤维化是危重症COVID-19患者恢复期的重要病理改变及影像特征。肺纤维化诊断的金标准为病理活检,但由于病理诊断不易获得,临床实施困难。研究已证明 HRCT 能清晰显示 COVID-19 患者的肺部随时间演变的影像学变化,因此医生可以通过随访 COVID-19 患者胸部 CT 进而判断其是否有肺纤维化表现。

在 COVID-19 病变过程中,可通过不规则界面和实质带早期预测肺纤维化的形成,应尽早对 COVID-19 患者进行临床干预,可能会一定程度上扭转肺部疾病的发展,改善预后。目前 COVID-19 感染后导致肺纤维化的预测因子包括高龄、病情严重程度、重症监护病房住院时间和机械通气、慢性酒精中毒和吸烟,我们可以限制疾病的严重程度来降低肺纤维化的风险。

四、COVID-19 后肺纤维化的治疗

(一)抗纤维化

COVID-19 治愈的患者中已经明确诊断为肺纤维化时,何时使用抗纤维化药物是至关重要的。现有的或正在研发的抗纤维化治疗可能对预防 IPF 患者的重症 COVID-19 有价值,也可能对非 IPF 患者的重症 COVID-19 有潜在治疗价值,并且可能对预防 SARS-CoV-2 感染后的纤维化有作用。这表明已经确诊为肺纤维化、重症 COVID-19 患者进行抗纤维化治疗是有价值的。选择哪种抗纤维化药物是临床工作者需要思考的问题。研究证明大

部分 IPF 患者使用吡非尼酮（pirfenidone）和尼达尼布（nintedanib）两种抗纤维化药物中的一种，可以减缓肺功能下降的速度。

吡非尼酮是一种具有多效性的吡啶化合物，作用机制尚不清楚，具有抗纤维化、抗氧化和抗炎特性。在肺纤维化动物模型进程中，吡非尼酮可抑制成纤维细胞的增殖，清除氧自由基从而抑制脂质过氧化反应，抑制炎性因子的合成与分泌而减轻炎症反应。武汉市 COVID-19 重症定点救治医院光谷院区，收治的 COVID-19 患者中，有 33 例患者（其中 21 例为危重型，6 例重型，6 例普通型）为预防或治疗与 SARS-CoV-2 直接相关的肺纤维化使用了吡非尼酮，32 例治愈出院，1 例（危重型）死亡。吡非尼酮对与 SARS-CoV-2 直接导致的肺部纤维化是否产生疗效，需进行临床随机对照试验验证。

尼达尼布是一种多靶点酪氨酸激酶抑制剂，能够抑制血管内皮生长因子受体（VEGFR）、血小板衍化生长因子受体（PDGFR）和成纤维细胞生长因子受体（FGFR），还影响其他激酶，包括 Src、LCK、Flt-3 等。在 15 个国家进行的双盲、安慰剂对照、Ⅲ期临床试验中，有 663 名进行性纤维化间质性肺病患者接受了治疗，接受每天 2 次口服 150 mg 的尼达尼布作为对照，在 52 周内进行评估，在用力肺活量（FVC）变化的主要结果上，接受尼达尼布治疗的患者 FVC 的年下降率明显低于接受安慰剂治疗的患者。有研究表明尼达尼布在特发性肺纤维化和 COVID-19 感染相关病例中是抑制和修正炎症相关纤维化过程的潜在药物。

截至目前，吡非尼酮和尼达尼布仅以口服制剂上市，所以不能用于 ICU 有插管和机械通气的患者，这限制了它们在重症 COVID-19 患者中的使用。目前，有研究正在评估 COVID-19 患者使用吸入型吡非尼酮制剂的疗效（NCT04282902）。希望未来吸入型抗纤维制剂能给重症肺炎患者带来福音。

关（Guan）和同事的研究表明，感染 SARS-CoV-2 轻微的患者发生肾功能不全的可能性较小，但随着 COVID-19 病情的加重，肾功能不全可能成为抗纤维化治疗的重要考虑因素。在感染 SARS-CoV-2 的患者中，肝功能障碍是常见的，吡非尼酮和尼达尼布的不良反应包括肝毒性。因此，对于抗纤维化药物的适应证及禁忌证是需要医生重点把握的方向，同时应以肺纤维化是否进展、肺功能是否持续下降作为判定病情和选择药物治疗的标准。目前 COVID-19 相关肺纤维化治疗的近期临床试验包括吡非尼酮（NCT04282902）、尼达尼布（NCT04338802）等。

安络化纤丸是由三七、白术等多种中药制成，其在抗肝纤维化治疗中具有一定改善作用，能有效减轻患者症状，促进肝功能及组织恢复。肺纤维化的发病机制尚未完全阐明,但其涉及的信号通路和细胞因子与肝纤维化非常相似。目前,一项多中心、开放标签的安络化纤丸治疗严重 COVID-19 患者的疗效和安全性的随机对照研究正在评估中(NCT04334265)。

(二)肺移植

肺移植是目前肺纤维化最有效的方法,能改善患者的肺功能并提高其生活质量,延缓其生命。我国报道了一个中年男性,确诊为 COVID-19,胸部 CT 提示两肺纤维化,肺功能极差,于 2021 年 2 月 28 日在肺移植专家陈静瑜教授团队成功进行双肺移植,为全球首例 COVID-19 病例双肺移植手术。鉴于肺纤维化的渐进性和不可治愈性,通常认为肺移植适用于中度至重度的患者,但由于供体来源稀缺、费用高昂、排斥反应、感染以及并发症,肺移植的应用受到一定的限制。

五、肺纤维化合并新型冠状病毒感染的治疗原则及补肾活血方的应用

陈士铎在《辨证录》中论述"肺痹之成于气虚,尽人而不知也……肺病则气病,而气病则肺亦病。……但肺虽主气,而补气之药,不能直入于肺也,必须补脾胃之气以生肺气……而克肺者有心焉;仇肺者有肝焉;耗肺者有肾焉。一脏腑之生,不敌众脏腑之克,此气之所以易衰,而邪之所以易入也。方用肺痹汤治之。"提出了治疗肺痹重在于气,并论述了病理状态下脏腑的相关性,反复强调了调和脏腑、补虚泻实、扶正祛邪在治疗肺痹中的重要性。因此,根据上述病因病机的分析可知本病以肺肾亏虚为本,湿阻血瘀肺络为标,因此补益肺肾,清热祛湿化瘀通络为其主要治则。"补肾活血方"为在临床实践中治疗肺纤维化行之有效的复方,其药物组成为人参 9 g,黄芪 30 g,熟地黄 15 g,山茱萸 9 g,麦冬 15 g,五味子 6 g,当归 15 g,丹参 15 g,黄芩 15 g,川贝母 6 g,虎杖 18 g,炙甘草 6 g。根据本病将其药物的剂量加减,其方解为:熟地黄、山茱萸滋补肾阴、固本敛气,人参、黄芪补益正气,人参补气、固脱、生津,而黄芪有补气升阳、健脾祛湿之功效,两者配伍既可补益脾肺肾之正气,除湿浊之邪,同时又充分发挥人参纳气固本之功及黄芪升举肺气之效,恢复肺肾主气之功能,四药合用共为君药,以益气养阴、固本敛气,肺脏正常的呼吸之职、宣肃之功得复;黄芩入肺经,善清肺热,川贝以清热解郁、化痰散结,虎杖以清热解毒、活血祛瘀、化痰祛湿,当归、丹参以行气活血、祛瘀通络,五药联用共为臣药,以清肺热、化肺浊、通肺络;麦冬、五味子以滋阴敛肺,共为佐药;炙甘草以清热解毒,同时能够调和诸药,为佐使药。同时根据患者的病情随症加减,便闭、咳喘常加紫菀,痞胀加陈皮、枳壳、桔梗,藿香、佩兰可芳香去秽化湿,使得通而不逆、降而不滞,最终使得通降复而痹自开。轻症者,可原方应用,在病毒感染恢复期可加用益气养阴敛肺之品,如黄芪、太子参、五味子等。

中医注重"未病先防""既病防变""瘥后防复",调整后的复方可用于尚未感染病毒的肺纤维化患者的预防,可用于已感染病毒的肺纤维化的轻症患者的治疗,也可用于正处于病毒感染恢复期的肺纤维化患者的治疗,可取得较好的预防及治疗作用。但对于感染病毒的重症患者,笔者还是赞同张伯礼院士在新华网的专题报告中提到的"提倡中西医结合治疗"的原则和方案。

(巩雅欣)

参考文献

[1]冯素芳,王强虎.冠心病中医治疗与调养[M].北京:科学普及出版社,2021.

[2]韩英.心血管疾病诊疗进展[M].沈阳:辽宁科学技术出版社,2021.

[3]贾如意,徐慧,冯晓敬.中西医结合冠心病诊疗学[M].济南:山东大学出版社,2021.

[4]贾一帆,王娟,梅胜兰.新型冠状病毒肺炎防护知识问答[M].武汉:湖北科学技术出版社,2022.

[5]李瑞书.呼吸系统疾病诊断思维及临床治疗[M].长春:吉林科学技术出版社,2019.

[6]李冀,于波,吴树亮.冠心病诊疗与康复[M].北京:科学出版社,2021.

[7]刘江波,徐琦,王秀英.临床内科疾病诊疗与药物应用[M].汕头:汕头大学出版社,2021.

[8]彭军,褚剑锋.中西医结合高血压研究[M].北京:科学出版社,2021.

[9]汪道文.暴发性心肌炎诊断与治疗[M].北京:科学出版社,2021.

[10]王为光.现代内科疾病临床诊疗[M].北京:中国纺织出版社,2021.

[11]王宪衍,朱理敏.高血压[M].3版.北京:中国医药科技出版社,2021.

[12]王洋,陈智慧.冠心病中医药临床疗效评价方法与技术应用实践[M].沈阳:辽宁科学技术出版社,2021.

[13]王志刚,李建真.新冠肺炎中医药防治经验医案集[M].兰州:兰州大学出版社,2022.

[14]徐金富,瞿介明,宋元林.支气管扩张症[M].北京:人民卫生出版社,2021.

[15]杨焕斌.中西医结合诊治心力衰竭[M].福州科学技术出版社,2021.

[16]钱叶长,吴先正.支气管哮喘中西医结合防治手册[M].上海:上海科学技术文献出版社,2019.

[17]袁鹏.常见心血管内科疾病的诊断与防治[M].开封:河南大学出版

社,2021.

[18]张春来.心力衰竭诊断与治疗新进展[M].北京:科学技术文献出版社,2019.

[19]张群.中医肺系疾病诊疗辑要与特色疗法[M].北京:科学技术文献出版社,2021.

[20]郑梅生.高血压中医临证方略[M].合肥:安徽科学技术出版社,2021.

[21]周京敏.心肌病与心力衰竭病例解析[M].上海:上海科学技术出版社,2020.